U0249347

行动孕育希望

焦点解决会谈在自杀和危机干预中的应用

Hope in Action
Solution-Focused Conversations About Suicide

[加] 希瑟·菲斯克（Heather Fiske） 著

骆 宏 杜 奕 倪牧宇 林颖悠 译

宁波出版社
NINGBO PUBLISHING HOUSE

献给我的祖母和外祖母

弗洛伦斯·欧文·朗利和琼·萨瑟兰·菲斯克

两位在生活中践行"行动孕育希望"的女性

目 录

第一部分 基 础 · FOUNDATIONS

第 1 章 什么是有效的：从经验中发展而来的实践原则

第2章　将原则付诸实践：问有用的问题

第二部分　应　用 · APPLICATIONS

第 3 章　关于生死的三个对话

第 4 章　运用焦点解决模式应对危机事件

第 5 章　与"小黑狗"做朋友：应对抑郁的方法

第6章 解决之道的长期尝试：面对反复自杀的当事人

第7章 即便是儿童：针对儿童的自杀干预

第8章 希望和能量：针对青少年的自杀干预

序　言

在面对一个想要自杀的人时，风险评估是危机干预的通用标准。作为一名精神科医生，在和病人讨论自杀时，你必须按照要求评估当下状况的严重性：你有想过自杀吗？你以前有过这样的尝试吗？你过去是怎么做的？你开始制订自杀计划了吗？你开始着手准备了吗？你的抑郁程度如何？你有滥用药物或者酗酒的问题吗？等等。

挑战这些风险评估规范是有风险的，但希瑟建议我们可以做点不一样的事。我相信，一些在自杀预防领域工作的人会觉得这本书所表达的想法和观点听上去很荒谬，或者令人吃惊。这是一个好的信号："思想和行为的所有进步在刚出现的时候都显得离经叛道。"（George Bernard Shaw）"如果一开始这个想法并不荒谬，那么它也就没什么希望了。"（Albert Einstein）

希瑟在面对有自杀风险的当事人时，提出了一种截然不同的会谈方式，且极富说服力。基于广泛的研究和丰富的个人经验，她强调关注生活的意义，并从希望和生存机会的视角来间接评估自杀风险。在与当事人的对话中，治疗师应当积极主动建构当事人对生活的希望和对生命的渴望。她说得很简单，当你意识到这一点的时候，你就会发现这是不言而喻的："努力增加或强化生存的理由，总比试图削弱或推翻死亡的理由更容易一些。"

这本书建议我们在面对当事人时应该具备一种心态，即我们在一起，希望就会在。当事人及其人际关系中的其他人都会希望生活越来越好。然而，仅仅有这种想法是不够的，治疗师需要在会谈中利用一些工具来让希望成为现实。在这本书中，希瑟恰恰就提供了这样一个工具。通过介绍焦点解决会谈，她让我们知道如何挖掘希望，并使之转化为行动，同时确保当事人的安全。

这本书是对焦点解决治疗领域和自杀干预领域的实践性补充。它将全球通行的自杀风险评估转变成生存机会评估。其核心立足于焦点解决短期治疗的基本原则，它既是一种技术，也是一种世界观。

这本书包含许多精彩又感人的故事：希瑟讲到了"阻抗"，讲到了她与不同团体工作过程中发生的改变，讲到了"做父母能做的"，讲到了阿什莉的故事，等等。这本书的内容涵盖众多实践领域，无论实践者是处理急性还是慢性危机事件，这本书都派得上用场。

针对心理健康专业人士面临的一些最麻烦的情境，希瑟已经找到了一种应对方法。我认为《行动孕育希望：焦点解决会谈在自杀和危机干预中的应用》是一本真正伟大的书。它孕育着希望，绝对值得你去买一本然后用起来！

哈里·科曼（Harry Korman），医学博士

瑞士，马尔默，私人诊所

《谈及奇迹》（*Snacka om Mirakel*，1994）作者

《超越奇迹：焦点解决短期治疗》（*More than Miracles: State of the Art of Solution-Focused Brief Therapy*，2007）合著者

前　言

希望和治愈的故事

我知道一个故事:海龟的背上有一片土地,它随着海龟浮出水面……这个故事我听过很多次,每次有人讲述这个故事,它都会有所不同。有时,不同在于讲述者的语气;有时,不同在于细节;有时,不同在于事件的发生顺序;有时,不同在于围绕故事所产生的对话,或者是听众的反应。但是,在所有版本的故事中,土地永远不会离开海龟的背,海龟也永远不会游走。

托马斯·金(Thomas King, 2003)

《故事的真相:本土叙事》(*The Truth About Stories: A Native Narrative*)

我知道一个故事。这个故事我听过很多次,每次人们讲这个故事的时候,它都会发生变化。这是一个关于自杀的故事。在这个故事的所有版本里都有着痛苦、恐惧以及孤独。但是,对一些讲述者和听众来说,这也是一个关于忍耐的力量、前行的勇气、人与人之间的温情、希望之光与治愈的力量的故事。

十五年前,我了解到可以用一种新的方式来讲述我的工作故事,这种方式被称为"焦点解决短期治疗"(Solution-Focused Brief Therapy, SFBT)。当然,关于如何与有自杀念头和行为的人进行对话,或者与那些亲人因自杀死亡的人进行有效工作，它并不是唯一的方法。它并不是魔法。弗洛伊德（Freud）说过："心理治疗有很多不同的方法和途径，只要有助于康复，就是好的。"（1904/1959, p. 252）我同意这个观点。

同时，焦点解决取向的实践让我倾听和讲述了很多故事——在过去的一些自杀干预专业性会谈中没有被听到或理解的故事。这些故事与人们的痛苦有关，但用焦点解决的语言来讲述这些故事时，讲故事的人甚至可以提到过去和现在的优势、资源和成功。他们想要一个更好的未来，他们发现了运用和赞美自己独特能力的特有方式。

作为故事的讲述者，我是一个新手（有时也被称为"治疗师"）。幸运的是，在焦点解决取向的实践中，像我这样的新手总是可以与"专家"或者"大师"（有时也被称为"患者"或者"当事人"）合作。如果新手能够带着尊重和好奇心进行实践，并愿意向真正的专家学习，那么我们发现和复述富有希望的故事的能力就会得到锻炼。

在本书中，我将使用许多惯用的语言表达方式来讲述如何帮助绝望的人做出改变。我的目标是利用所有已知的有效方法，用焦点解决的语言来进行实践。我会聚焦于起效的部分以及如何把它们用在助人会谈当中。我希望，也可以说是建议，如果我们进行的会谈没有起效，那么就可以谈点不一样的。这样更好，也可以说更简单。

不可避免的是，我可能会对自己听到的一些故事有所误解，或者对讲述者的本意有所误解。我希望即使我误解了，个别误解也是有用的误解。

致　谢

　　感谢我的良师益友们，那些每天教我如何带着希望、尊严和幽默生活的当事人。感谢史蒂夫·德·沙泽尔（Steve de Shazer）和茵素·金·伯格（Insoo Kim Berg），他们两位的所做所思彻底地改变了我的工作和生活。感谢布伦达·泽尔特（Brenda Zalter），她的专业操守和友善一直塑造和影响着我。感谢我生活过的"大家庭"，安大略自杀预防网络、加拿大自杀预防协会（Canadian Association for Suicide Prevention，CASP）、焦点解决短期治疗协会（Solution-Focused Brief Therapy Association，SFBTA）创始人团队。这里聚集着一群平凡但优秀的人，他们改变着这个世界。在这里，我还要特别感谢 SFBTA 夏季临床强化学习小组的全体教员，你们的工作激发了我在临床方面的思考。感谢多伦多高等职业教育学院和其他地方的学员们，他们提出了大量的好问题，帮助我将我所做的事以文字的方式记录下来。

　　本书的出版得到了很多帮助。感谢托拉纳·尼尔森（Thorana Nelson）自愿为本书提供丰富的编辑专业知识。感谢彼得·弗勒赫利希（Peter Froehlich）和布兹（Buzz）孜孜不倦地帮助我查找那些模糊不清的参考资料。感谢珍·巴维拉斯（Jan Bavelas）在我需要的时候帮助我找回我的洞察力。感谢玫德莲·希尔(Madelaine Hill)帮我去图书馆查找研究资料。感谢戴维·马斯卡(Dave Masecar)帮我收集了北方的故事。感谢比阿特利斯·特劳伯-韦纳(Beatrice Traub-Werner)和希尔利·伯格曼(Shirley Bergman)花时间阅读了部分手稿,并给出了令人信服的反馈以及友善的鼓励。特别要感谢詹姆斯(James),感谢他提出的宝贵编辑建议。

我想感谢高级编辑特里·特雷伯(Terry Trepper)以及丛书编辑伊冯娜·多兰(Yvonne Dolan)给了我写这本书的机会。在整个过程中,伊冯娜都是最支持、鼓励我的人。她对我的工作表现出了极大的兴趣,和她一起工作绝对是一件愉快的事情!

感谢我的朋友们在我写这本书的过程中表现出的耐心与关心(虽然他们在去年夏天度假的时候说了我一通)。在他们的支持下,有他们作为榜样,我希望自己能做得更好。

感谢我最亲爱的家人们 —— 马迪、迈克、内莉、克莱尔、拉尔夫、谢里、德文、凯西、凯莉,特别是我的丈夫阿德里安。我是个幸运的女人。

导　言
如何使用这本书

请用任何对你有用的方式来阅读这本书。

第一章介绍了一系列焦点解决短期治疗的实践原则，以及如何将它们应用于自杀危机案例当中。第二章介绍了在治疗性会谈中如何应用焦点解决对话工具。后续章节介绍了具体的应用示例和故事。

如果你对相关的实践案例感兴趣，你可以从第三章开始阅读，这一章包含三个带有部分会谈逐字稿的个案示例。或者你也可以直接翻到后面的任意一章，只要你对这一章的具体应用方法感兴趣。在开始阅读第一章的总体框架和第二章的应用策略之前，你可以浏览一下本书的内容，找到那些对你的实践工作有实际意义的内容。

如果你对相关研究不感兴趣，请跳过包含大量参考文献的内容（例如第一章的大部分内容）。如果你喜欢用一些研究数据来评估和理解事物，可以阅读附录 B 中实证研究的相关内容。

如果你之前从未接触过焦点解决短期治疗（SFBT），你可以先看看附录 A 中关于这个方法的一些基础知识。如果你想要了解更多关于如何开展焦点解决实践的知识，可以去阅读彼得·德·容（Peter De Jong）和茵素·金·伯格合著的《建构解决之道（第 3 版）》（*Interviewing for*

Solutions，Third Edition，2007）。

如果你想了解焦点解决的哲学思想，可以试着阅读史蒂夫·德·沙泽尔的著作，特别是《语词本身的魔力》（*Words Were Originally Magic*，1994），或者是他的一本合著书《超越奇迹：焦点解决短期治疗》。史蒂夫本人可能会推荐阅读维特根斯坦（Wittgenstein）的著作（如 1968 年和 1980 年的作品）。为了更好地理解 SFBT 的理念和假设，你还可以去观摩一些治疗性会谈或者阅读个案的逐字稿，看看能观察到什么（不是去推论，而是去**观察**）。

如果你想要知道焦点解决模式背后的理论基础，好，我可以和你谈谈后现代主义和社会建构主义以及其他一些所谓的主义。不过，这个模式真正建立在两个基础之上，一个是实践，另一个是对于**当事人**针对实践中的不同情况所产生**的反应**的认真评估。

如果你是一名临床实践人员，特别是你希望开始学习这种方法，那么就试着把一些案例对话的文字稿大声地读给你的同事们听吧！看看这种戏剧化的呈现对你或者当事人，会起到什么作用。你可以考虑用哪些焦点解决问句会对你的当事人有帮助，并试着用出来，然后再将你的实践体会与书上的内容进行对照。如同茵素·金·伯格（以及我的祖母）说的那样，要尝过布丁才知道它好不好吃。选择性阅读，抱着怀疑的态度阅读，感兴趣的就读，不感兴趣的就略过，就如同在布丁里寻找梅子。你可以在这本书中找到任何适用的点滴内容，将它们应用在某些特定的当事人身上，并整合进自己已有的实践当中。

还有许多重要的应用实践和相关内容没有包含在这本书里，理由很简单。因为我选择了自己熟悉的、有所体会的、接触过的这部分内容，并把转化和吸收的任务留给了读者，以便读者能够真正地学以致用。

如果你想要了解更多焦点解决模式在相关的各个领域的应用信息，可以登录网站 www.sfbta.org，或者考虑参加 SFBTA 的年会活动。 我一般也会参加，我很期待与你见面。

如果你想要了解更多关于幸存者、研究者、从业人员的研究工作，想要听到来自预防自杀一线工作的声音，可以登录网站 www.suicideprevention.ca（加拿大自杀预防协会）或者 www.suicidology.org（美国自杀学协会）了解这方面的最新进展。

我希望能够听到你对本书中提到的想法和实践的看法，也特别好奇你是怎么将这些内容整合进自己的实践当中的，或者说，你是怎么做到和过去有所不同的。你可以通过我的电子邮箱 heatherfiske@yahoo.ca 联系我。

PART I
FOUNDATIONS

第一部分
基 础

第 1 章 · Chapter 1

什么是有效的：
从经验中发展而来的实践原则

What Works? Building on What We Know to Develop Practice Principles

在这一章里，我提出了一系列关于自杀风险治疗性对话的实践原则，这些原则基于以下几点：

1. 不同情境下的临床经验 —— 当事人告诉我们什么是有效的。

2. 幸存者（这些人已尝试过自杀行为）来之不易的经验智慧以及第一手声音（来自那些一直在和自己的自杀念头以及行为共存、作斗争的人）。

3. 焦点解决短期治疗（SFBT）的应用心得，这一疗法是由密尔沃基短程家庭治疗中心的茵素·金·伯格、史蒂夫·德·沙泽尔以及他们的同事共同发展起来的（e.g., Berg & de Shazer, 1994；Berg & Dolan, 2001；De Jong & Berg, 2002；de Shazer, 1985, 1988a, 1991a, 1994；de Shazer et al., 2007）。

4.现有的文献能告诉我们什么是有效的(有关循证研究的讨论参见附录B)。

这些原则并不是规则、指南、理论或者所谓的"最佳做法"。在焦点解决治疗中,"最佳做法"指的只是对特定的当事人和治疗师**有效的做法**。目前在自杀危机干预当中,到底哪些方法是有效的,相关的经验积累还十分有限(Comtois & Linehan, 2006; Hawton, 2000; Heard, 2000; Linehan, 1999a, 2004; Rudd, Joiner, & Rajab, 2001)。因此,我们的最佳做法准则或者陪护标准只能被视作暂时的,还在不断发展的。我们必须时刻准备"在不完备的知识体系下采取行动"(White, 2004)。下列这些实践原则描述了我是如何采取行动的,即如何利用那些关键资源去帮助正在与自杀念头和行为作斗争的人,而这些关键资源是当事人自有的知识、能力以及社会支持。

自杀干预的实践原则

· 利用当事人所具有的资源。

· 聚焦于活下去的理由。

· 让每一次干预都有效果。

· 接纳危机。

· 挖掘希望。

· 帮助当事人设定建构性目标。

- 与当事人和同事们合作。

- 利用系统工作。

- 保持正念。

- 注意你的语言！

- 评估有效性。

- 做自己能做的。

利用当事人所具有的资源

"**利用**"的概念和实践是米尔顿·埃里克森（Milton Erickson）在助人领域的诸多贡献之一（de Shazer, 1988b）。埃里克森常常利用当事人自身具有的能力和信念去创造有效的干预方式。这一实践原则在超过四十年的时间里得到了趋同效应研究结果的支持，即"当事人因素"对有效干预结果的贡献最大，占了 40% 的方差；而相较之下，某种特定的治疗模式或者技巧仅仅占了 15% 的方差（Asay & Lambert, 1999；Lambert, 1992；Tallman & Bohart, 1999）。

我最喜欢的一个埃里克森的故事里讲到，他遇到了一位老妇人（这个故事有许多不同的版本，e.g., Bertolino & O'Hanlon, 2002；Gordon & Meyers-Anderson, 1981）。这位老妇人独自生活在一个老房子里，她的健康状况每况愈下，她离不开轮椅，因此活动空间变得十分有限。她的生活看上去充满了绝望，了无生趣。这位老妇人有一位住在另一座城市里的亲戚，这位亲戚因为担心她的状况，所以求助于埃里克森。埃里克森医生给这位老妇人打了个电话，在电话那头，她很有礼貌，但明显不愿与他多说些什么。于是埃里克森请求登门拜访，这次拜访之旅非常快就实现了。埃里克森看到老妇人的家非常沉闷和杂乱，家里唯一生机勃勃的是一盆非洲紫罗兰。埃里克森医生建议她，如果愿意的话，她只需要做一件非常容易办到的事情，他就会马上离开并且再也不会来打扰她。当她接受了这个提议后，埃里克森让她找到社区里那些最近经历过重大事件的家庭，比如出生、死亡、订婚、结婚、丧葬等，然后给这些家庭各带去一小盆非洲紫罗兰。然后，埃里克森就离开了，从此双方再也没有见过面。

当然，这个故事有一个奇妙的结局。后来有一天，当地出现了一则新闻，新闻标题是"非洲紫罗兰女王去世，上千人缅怀悼念"。

我非常喜欢这个简短但又极富内涵的故事，它证明了埃里克森医生特别善于捕捉当事人的关注点，并将其作为当事人的资源加以利用。他帮助这位老妇人迈出了一小步：第一，这一小步存在于她自己的现有生活经验

小贴士：如何利用当事人的资源

· 记住："如果想要帮助别人改变，你首先要做的就是吸引他们的注意。"（Berg，1989；强调非原注）

· 为了吸引他们的注意，我们应该聚焦在那些对他们来说明显的、与他们密切相关的、重要的事情上。

· 找到方法让你和你的当事人能：
　　——多加利用已经发生的事情（他们已经在做的有效的事情）；
　　——多加利用对他们来说重要的事情。

里；第二，这一小步让她在已有的生活中做出了一点改变，而这个改变引发了更多的改变。

　　幸运的是，在日复一日的生活中，我们很少要像埃里克森那样去帮助别人。人们通常会说出什么对他们来说很重要（他们自己的"非洲紫罗兰"是什么），他们还会告诉我们如何利用自己的资源帮助自己重建生活。而我们的任务仅仅是观察和倾听关于紫罗兰的故事。从哪里开始并不重要，只要我们能够关注**任何**对当事人来说鲜活的、真实的、富有意义的事情就可以了。

聚焦于活下去的理由

　　如同前文那位老妇人的故事告诉我们的那样，非洲紫罗兰作为她的生存理由是非常有效的。对有的人来说，他们把死当作解决问题的方法。这时，识别、强调并强化他们活下去的理由就十分关键。为此，"作为一名临床工作者，我们应当毫不畏惧地在当事人的生活中积极寻找他们赖以活下去的理由"（Jobes，2006，p. 87）。

　　长期以来，与自杀密切相关的现象和行为都与**矛盾心理**（ambivalence）有关（e.g.，Shneidman，1993）。一个想死的人，同时还会有一点点想活的念头，即使这种念头很微弱。我们的许多自杀干预实践都是在关注这种矛盾心理中当事人想死的想法，并尝试通过深入剖析当事人的矛盾想法来进一步了解他们选择死亡的理由。我建议纠正这种关注上的失衡，至少分配同样多的时间来关注当事人活下去的理由。

　　一些研究结果也证实了保持关注上的平衡的重要性。例如，"对生的渴望"常被视为自杀风险中的一个重要变量，关注"对生的渴望"应当同关注"对生的厌恶"与"对死的渴望"一样重要（Muehlenkamp，2003）。海塞尔（Heisel）和他的同事已经证明，生活的意义和对生活的满意度是自杀念头的预防性因素（e.g., Heisel & Flett, 2000）。

玛莎·琳恩涵（Marsha Linehan）和她的同事编制了"生存理由量表"（Reasons of Living Scale）。在量表的验证工作当中，当生存理由被纳入自杀风险评估时，预测准确率有了显著的提高（Linehan, Goodstein, Nielsen, & Chiles, 1983; Strosahl, Chiles, & Linehan, 1992）。另外，仅仅是填写生存理由量表就可以在治疗会谈中激发一些新的、有用的对话，为治疗师提供新的治疗方向以及不同的有用素材（Linehan, 1999a）。

在实践中，关注生存理由意味着着手于对当事人来说**显著的、与之相关的、重要的**事情。从任何当事人能够赖以活下去的理由入手，并跟随这些线索的引领，这是最简单，通常也是最快了解当事人真正的或者潜在的生存理由的方式。对此，我始终铭记着那位老妇人的教诲：即使在最黑暗的地方，非洲紫罗兰也能生存。

小贴士：聚焦于活下去的理由

治疗师需要问问自己：

· 我是否花费了同样多的时间与当事人讨论生存理由，如同讨论自杀的理由那样？

· 对当事人来说，什么因素是显著的、与之相关的、重要的？

· 当事人的"非洲紫罗兰"在哪里？

让每一次干预都有效果

任何一种心理治疗模式（最常见的那些）的会谈次数都是一次（Talmon，1990）。此外，"由于这种（自杀和自伤的）当事人群体的性质，第一次治疗也是最后一次治疗的可能性甚至比一般的心理治疗模式更大"（Callcott，2003，p.76）。因此，对一个有着自杀想法、计划或者行为的人来说，我们需要最大限度地发挥会谈的有益影响，这可能是我们改变现状的唯一机会。

几乎所有的专业期刊上都有关于自杀干预的临床工作的文章，它们都着重强调风险评估。自杀学研究主要侧重于流行病学和风险因素研究，在实践层面侧重于风险评估和预测。

大量的定量研究发现了数百个有显著意义的风险因素，从性别到抑郁症家族史，这些都能够为我们提供不少信息，告诉我们该如何进行一级预防（e.g., Jenkins & Singh, 2000; White & Jodoin, 1998）。然而，风险预测研究似乎只能提供一份调查问卷，供有问题的人群临床使用（Chiles & Strohsal, 1995; Goldney, 2000; Rudd et al., 2002; Sakinofsky, 2000）。众所周知，"自杀在个体层面上是很难预测的"（Sakinofsky, 2000, pp. 393–394）。关于自杀评估最有效也最可信的两个评估维度——（自杀）**意图**和（计划和方法的）**致命性**，都是需要被评估的个体来确认的。专业人员既无法凭借自己的判断与当事人达成一致，也不能完全信赖当事人自我评估的有效性和可靠性（Furst & Huffine, 1991; Joiner, Rudd & Rajab, 1999）。可以说，还没有哪一种风险评估访谈可以帮当事人点燃"希望的星火"（Quinnett, 2000, p. 205）或者激发当事人对生命的好奇，从而带来改变的可能性，给绝望的当事人一个延续生命的理由。进一步来讲，传统风险评估中的那种"一问一答式访谈"可能会"占据整个会谈议程，却冒着令当事人反感的风险"（Callcott, 2003, p. 76）。奇利斯（Chiles）和斯特罗萨尔（Strosahl）（2005）警示我们：

按部就班地按照教科书上讲的那样进行自杀风险因素评估可能是徒劳的。这样做，只会让你的当事人产生一种不被他人理解的感受，只会起到反作用。**我们必须去收集一些能够用来进行积极干预的信息。**（p. 74；强调非原注）

如果我们把第一次会谈中的宝贵时间花在对当事人做风险评估上，而且**仅仅**做这一件事，那么我们可能会错过最佳的，也或许是唯一的能够提供帮助的机会。

我的同事迈克尔·肯尼迪（Michael Kennedy）是一位经验丰富的焦点解决实践者，他同时也是多伦多大型教学医院急诊部门的教授。他和他的同事们常常需要在非常短的时间里（有时只有 20 分钟）与有自杀危机的当事人会面，有时当事人甚至有尝试自杀的行为。在这么短的时间里，他们不得不按照医院出诊记录的要求收集病人的既往史、症状和精神状态等信息，**同时**还要决定如何诊断、是否转介以及给出治疗建议。尽管有着这样的压力和要求，肯尼迪坚持"让每一次干预都有效果"（个人通信，2002 年 10 月 3 日）。他的这一观点对我来说特别的重要。

肯尼迪发现，当应用焦点解决模式来帮助当事人时，他通常会获取他所需要的关于当事人的问题以及既往史的信息，但他并没有把当事人放在一个"问题模式"当中。这一点让我颇受触动。相反，在会谈中，肯尼迪会着重突出那些对促进改变有用的信息，包括当事人怎样的改变会是有用的以及当事人能够用来促成改变的个人优势和资源（Michael Kennedy，个人通信，2002 年 10 月 3 日）。

在这一点上，肯尼迪与我和其他熟悉自杀风险评估的焦点解决实践者不谋而合。例如，瑞典精神科医生哈里·科曼（Harry Korman）总是在做"生存评估"而不是风险评估，重点关注那些与当事人生存理由息息相关的信息

（个人通信，2006年4月24日）。他的方法和在儿童福利工作中寻找"安全标记"（signs of safety）有点类似（Turnell & Edwards，1999）。

托马斯·乔伊纳（Thomas Joiners）提出了人际心理学理论，该理论将许多相关研究数据合理地整合到一个逻辑清楚的模型中，帮助大家更好地了解了自杀风险因素（Joiner，2005；Stellrecht et al.，2006）。他提出了三个主要的自杀风险因素。第一个因素是**习得的自杀能力**。这里，他指的是能够让一个人克服对致命自我伤害的本能抗拒的经验总和。这些经验包括所有自我毁灭的想法、感觉和行为。随着时间的推移，这些想法、感觉和行为会让人对痛苦的自我伤害脱敏，并且会让人对自杀而死进行"预演"。自杀预防研究者及倡导者德昆西·莱辛（DeQuincy Lezine）患有双相情感障碍，曾经三次自杀未遂，他用日常用语来解释"习得的自杀能力"：

想到要结束自己的生命，人们总是惶恐不安的。人们可能会在脑海中不断排演各种场景，直到自己能够接纳过去的一切。有些人则会觉得饮酒能更快地帮助他们达成这一目的。（Bright Mind，2006，p.14）

乔伊纳（2005）在总结"习得的自杀能力"时强调了在治疗中对**任何程度**的自我伤害认知及行为进行处理的重要性。这与进行风险评估的做法恰好相反。后者总是通过一整套评估流程找出最危险的一个因素来为当事人提供帮助，从而忽略了其他因素，有时候甚至连随访也没有。

乔伊纳（2005）提出的第二和第三个自杀风险因素与个人对死亡的渴望有关。第二个因素是**受挫的归属感**（"我无法融入"）。第三个因素是**主观负担感**（"他们没有我会过得更好"）。这两个因素对我来说都意味着需要立即采取有用的行动。临床人员不需要了解完整的病史，也不需要完成长达一小时的综合评估以做出有益的反应。我们可以识别、强调、强化与受挫的归属感和主观负担感等消极想法不一样的观点,支持当事人换个角度思考其他的可能性,借助与当事人的互动方式和内容在现场创造替代性体验。

然而,我想知道常规的、重复的风险评估工作所带来的影响,这一工作经常被用在有风险的当事人身上。我更能接受最近在相关研究中备受支持的关于自杀预防的普遍看法,这一看法在不断被重申,即询问一个人关于自杀的情况不会使他们更想自杀或做出自杀行为。然而,乔伊纳(2005)认为,反复进行自杀计划的认知预演是一种脱敏,实质上是一种自杀的"心理练习"。如果是这样,在每次治疗过程中要求当事人谈论他们的自杀计划是否会提升他们的自杀能力?医院里的住院患者,或者那些在多个心理机构中接受咨询的当事人,他们中的一些人一天内需要多次回答同一组关于自杀的提问,他们该怎么办?这样的评估浪费了多少本可以用来帮助他们的时间?对于评估和重新评估风险的做法,我们是否可以有所改变?

我想,语境和平衡再重要不过了。如果这些提问是在良好的关系背景下提出的 —— 无论这段关系是多么陌生、短暂,这些提问都是会让人觉得真诚、体贴和尊重人的,会带来什么不同?当然,有关治疗结果的文献,还有我们的临床经验都表明我们应该这么做。如果当事人发现整个会谈都聚焦于"什么能够帮助我更好地活着",而不是"什么导致了我想自杀"或是当事人认为我们"为了避免惹上麻烦而不得不问一些关于自杀的问题"(这种说法我听过太多次),又会有什么不同?无论是研究人员还是临床治疗师,我们都有更多的工作要去做,我们需要考虑会谈后给予当事人的信息是什么性质的以及这些信息会带来什么影响。

我建议,把即时的、个性化的助人需求放在首位,这并不会影响处理有关风险的问题。作为一名焦点解决实践者,我总是在第一次接触当事人时就尝试对他进行积极的治疗。对于信奉或被要求完成正式风险评估的专业人员,我建议参考以下几点,它们同样可以满足评估的需要:

1. 重点聚焦在能够给予的即时性帮助上。

2. 更为个性化或者以当事人为中心的取向。

3. 评估风险因素的同时评估保护性因素。

4. 更多地关注成功战胜、应对和克服某事的经验，而不仅仅是关注缺陷、病理以及创伤。（让一个人描述他应对问题的方式却不去描述问题本身，这几乎是不可能的，但这样的会谈方式已经与过去聚焦于问题的会谈方式大不相同了。）

小贴士：让每一次干预都有效果

治疗师需要问问自己：

·在寻求有益改变的可能性和理解当事人的问题上，我是否花了同样多的时间？

·当事人想要什么？

·什么样的改变会给当事人带来影响？

·当事人能带回家的信息是什么？

接纳危机

最近，抗抑郁药物有增加自杀风险的副作用一事得到了广泛关注，这提醒我们，治疗有时可能会**增加**自杀风险（Montgomery，1997）。虽然这些担忧可能被夸大了（Beautrais，2004；Bostwick，2006），但毫无疑问，对一些人来说，药物治疗确实会增加风险。更常见的是，一些好心的治疗师可能会由于一直关注当事人与消极情绪、想法以及经历相关的一些痛苦细节，从而加剧施奈德曼（Shneidman）（1993）称为"痛苦、不安和压力"（p. 42）的体验，这更有可能造成医源性影响。在危机情况下，即在个体即时自杀行为风险很高的时候，更是如此。即时自杀风险存在于自杀危机或"自杀模式"中，它与生理唤醒有关，也就是说，它往往会进一步激活自主神经、运动和感觉系统（Rudd，Joiner，& Rajab，2001，p. 24）。所以，施奈德曼（1985，1993）在自杀干预的早期阶段就持续专注于平息当事人的不安，是有充分依据的。

因此，在自杀危机中关注身体安全的同时，当事人的安全**感**，或者说是"情绪安全"，也应该引起关注。害怕被迫去面对和"处理"那些击垮自己的痛苦情绪，特别是同时坚信在治疗中自己必须要面对这些情绪，这可能是陷入困境的人不愿意接受帮助的原因之一。自杀危机对治疗师来说意味着一个时机，这个时候，着手于"问题的表面"，是最明智的选择（de Shazer，1994，p. 29）。伊冯娜·多兰（1991）会直接告诉处于创伤中的当事人，她只会让他们去回忆"那些对治愈来说有必要的内容"（p. 142）。不管是通过外显的还是内隐的沟通方式，我们都要告知当事人，他们对我们的会谈内容始终有着相当大的控制权，并且我们感兴趣的是那些能给他们带来即时性帮助的事情，而非揭示他们问题的根源。当助人者这样做时，当事人可能会变得：第一，更畅所欲言——一个在实践工作中显而易见的悖论；第二，在治疗过程中更加投入；第三，在需要时更愿意再次寻求帮助。其中，最后一点最为重要，因为那些因存在自杀风险而被评估为最需要治疗帮助的当事人对转介和进一步治疗的依从性往往很低（Berman，2005；Appleby，Amos，Doyle，Tomenson，& Woodman，1996）。

自杀一直被认为是"多维度不适"（Leenaars et al.，1998，p. xix）。在多重因素的综合作用下,人们几乎总是认为自杀是首选的解决方案。好消息是,在当事人的"问题清单"中,我们总能够找出**一些**能够立即设法解决的问题。助人者不一定能够马上"修正"当事人自我怨恨、孤独、滥用药物的模式,也不能帮助当事人治愈慢性病或找到一份工作,但他们可以做点什么来让当事人"问题清单"上的某一项朝着积极的方向发展,例如:提供安慰、认可和尊重;对他们在困难情境下做出的努力表示欣赏;递上一杯茶、一个汉堡、一个玩具;让他们回想起自己拥有的一段良好关系,以从中获得某种支持;教他们如何进行呼吸练习;让他们寻求医生或者理疗师的帮助来改善睡眠状况或者缓解疼痛;让他们打电话了解一下复训项目。

总而言之,在自杀危机情境中,最好放弃那些治疗性"揭露"工作,转而做出如下努力:第一,建立安全感(包括情绪上和身体上的);第二,(使当事人)缓解或至少能够**接纳**痛苦和不安。实际上,接纳意味着使用平和的语气,引导和强化当事人平静的一面,询问封闭式而非开放式问题,聚焦在已有的资源和可能的改变上,并仔细关注一切能够即时缓解当事人的痛苦

小贴士:帮助当事人接纳危机

· 尽快地聚焦于**任何**可以帮助当事人缓解痛苦和不安的事情,哪怕只是一点点。

· 记住短期治疗的首要原则:**慢慢推进**。

· 尊重和认可当事人为承受痛苦和不安所做的所有努力。

· 认真考虑你的提问内容和措辞。

和不安的事情,不管这些事情在他人看来是多么"微不足道"。一旦奏效,接纳就可能带来希望的曙光,毕竟一些痛苦是可以避免的,最终会结束的,也是可以承受的。这样的希望感能够抵消与自杀死亡者相关的三种认知,即问题**不可逃避**、**毫无止境**以及**无法忍受**(Chiles & Strosahl, 1995, 2005; Strosahl, 1999)。

帮助当事人设定建构性目标

治疗目标可以通过多种方式来"建构"。解决方案可以通过各种小的方面的积累以及"建构"而成。这种方法与我们将自杀理解成"多维度不适"不谋而合。该方法也算是一种实用主义的方法,允许人们利用任何存在的资源,在任何有机会的时候进行干预。

目标的建构可以围绕当事人的资源、优势、成功以及**活下去的理由**进行,而非聚焦于如何修复存在的缺陷或者是对病理的治疗。

目标旨在帮助当事人建构应对或者解决问题的能力。技能建构常常被认为是减少易感人群的自杀风险因素以及自杀行为的一种有效方法。许多应对策略,包括提升情绪耐受度(例如,自我安慰、改善当下;Linehan, 1993a, 1993b)、挑战消极认知和鼓励积极的自我对话等技能,都是有用的(Brown et al., 2005)。

我们可以选择那些**可实现的**目标。这一过程特别有建构意义。一个人认为问题不可逃避、毫无止境以及无法忍受等的消极看法,会因这个人朝着期望的方向的一些小的积极改变而产生转变,让这个人聚焦在一些可能发生改变的细节上,也可能实现转变。

目标设定的过程及其本身能够帮助治疗师和当事人建立积极的工作关系。当然,这种关系不会自动建立,它建立的前提是治疗师认真倾听、对当

小贴士：设定建构性目标

制定的目标需要具备如下特点：

· 共建的（治疗师与当事人合作）。

· 可实现的。

· 具体和可观察的（是去做什么，而不是不做什么）。

· 循序渐进的，即每次解决问题的某一个方面。

· 对当事人是有意义的和重要的。

事人在乎的事物表示好奇，以及努力探寻那些会带来不同的事情。设定目标有助于发掘或加强当事人的希望。

挖掘希望

患者需要体验到自己身上并不都是问题，只有这样，他们才有动力去处理自己有问题的一面。（Gassmann & Grawe，2006，p. 2）

迈克尔·肯尼迪将自己与因声称自杀或有自杀行为而被送来急诊室的当事人之间的沟通称为"希望会谈"（个人通信，2003 年 10 月 3 日）。直到现在，作为一个保护性因素，希望仍然很少在研究中被提及。相反，**无望感**则被广泛研究，它常常被视为导致自杀行为和死亡的风险因素（e.g.，

Abramson, Metalsky, & Alloy, 1989; Beck, Brown, Berchik, Stewart, & Steer, 1990; Beck, Kovacs, & Weissman, 1975; Rudd, 2004）。

希望是有力的。在自杀预防一线工作的许多前辈（e.g., Ackerman, 1997; Quinnett, 2000），尤其是那些真正的专家 —— 我们的当事人，总是能看到哪怕是一点微弱的希望所带来的不同（Quinnett, 2000, p. 205）。当我们和当事人一起探讨什么是有帮助的，他们通常会描述最初的那一丝希望。他们会谈论如何发掘"足够多"的希望来帮助自己"熬过"痛苦的治疗过程，或者是尝试做点不一样的事情。他们通常会直接告诉我们他们看到的那一点希望（正如我的一个当事人所说的："隧道尽头的那些光亮不仅仅意味着一辆火车。"），而这一点希望将帮助他们活下去。

前人的一些研究表明，无论治疗方式为何，希望都是治疗性改变的基础，也就是说，希望是成功的治疗中作用最大的共同因素之一（Snyder, Michael, & Cheavens, 2000）。对包括希望在内的积极情绪的研究表明，即使很短暂，即使是在人非常痛苦和绝望的时候，积极情绪体验都预示着康复，而且积极情绪体验和学习新行为、新技能的能力以及思考方式相关（Frederickson, 2000; Frederickson & Joiner, 2002）。"患者的积极情绪状态可以帮助他们在治疗中更开放地思考、学习、实践一些技能，从而最大限度地提高获得这些技能以及从治疗中获益的可能性。"（Wingate et al., 2006, p. 270）已有研究证明，针对有自杀念头和行为的个体，可以多加利用积极情绪状态的积极作用（Joiner et al., 2001）。

希望基于特定的思维方式。施奈德（Snyder）（2000）描述了希望认知的两个基本组成部分：第一，"路径"思维（p. 130），即看到从当前的地方通往更好的地方的路径；第二，"动力"思维（p. 130），即相信一个人能够采取行动走完上述路径。这似乎暗示我们以下做法可能会是有用的：我们可以邀请当事人考虑一个不同的、更好的未来，然后帮助他们建构可以实现这一未来的目标（焦点解决的关键部分）。正如伊冯娜·多兰指出的那样，**不去**问当事人关于未来的想法也有看不见的影响：我们可能在传达我们不相信他们有未来（Cooper, Darmody, & Dolan, 2003）。

希望是有感染力的：

> 许多（自杀）患者说，……能够让他们走下去的一个最重要的原因就
> 是治疗师对他们的信任。……正如患者感知到和记住的那样，正是治疗师
> 对于治疗会产生积极结果的这一坚定信念，让他们最终战胜绝望，放弃永别
> 的决定。（Quinnett, 2000, p. 204）

在当事人感觉到他们的治疗师对他们满怀希望时，积极的治疗结果才最有可能出现（Bachelor, 1991）。这一发现并不意味着我们应当对每个遇到的当事人都衷心地表示"我对你充满希望！"。然而，它的确表明，作为助人者，我们有明确的责任去做任何有必要的事情来保持那份希望感。此外，治疗师应当考虑哪些实践和态度可以向当事人隐晦地传递与希望相关的信息。施奈德和他的同事发现，很多报告都指出积极经历和生活中的成功体验，常常会激发当事人的希望感（Snyder, Michael, & Cheavens, 2000）。这一发现与加斯曼（Gassmann）和格劳（Grawe）关于"资源激活"在成功的治疗互动中的重要性的研究一致（p. 1）。"似乎成功解决患者问题的先决条件是激活当事人资源的氛围。"（Gassmann & Grawe, 2006, p. 10）我认为，帮助营造"激活当事人资源的氛围"对治疗师来说也有积极作用，因为它为治疗师对当事人充满希望提供了一些具体的理由。询问、观察、"揭示"以及强化当事人的积极经历和成功体验的这一过程，同样也传递和强化了治疗师自身的希望感。

光有希望感是不够的，我们还需要做点什么。麦克劳德（MacLeod）的研

究（MacLeod, Pankhania, Lee, & Mitchell, 1997; MacLeod, Rose, & Williams,
1993）指出，有些被无望感推动着而自杀的当事人有时能够看到未来的目
标，但对能够达成目标却不抱期待。对这样的个体来说，扎实地聚焦在积
极的改变上就显得特别重要。"希望和行动是相互作用的，希望既能够激
发我们朝着积极的方向迈进一小步，也能够因我们迈进一小步而被激发：
感到更有希望←→做得更好"（Taylor & Fiske, 2005, p. 82）。我们的助人
任务之一就是与当事人合作，以激发并维持这样具有建设性的循环关系。

希望是始终存在的。作为一名焦点解决治疗师，我认为希望是可以获
得的。我的任务不是去**创造**希望，而是从现有的资源里去"挖掘"希望（如果
希望被埋藏的话）。

小贴士：挖掘希望

· 寻找并倾听当事人满怀希望的理由。

· 采用"有希望"的做法，包括：
　　—— 关注当事人的资源和对资源的利用。
　　—— 询问当事人期望的未来。
　　—— 回顾优势和成功体验。

保持正念

正念 ……（就是）对当下经验有意识的、公平的接纳。（Boorstein, 1995, p.4）

不在之外，仅在此刻，无限渺小，无限伟大，全然活在当下。(Iris Murdoch, in Eisen, 1995, p. 179)

如果我在"思考"，例如告诉自己接下来该做什么，我就无法听到当事人在说什么。我会忙于关注自己以至于无法做出有用的反应。(de Shazer et al., 2007, p. 141)

正念源自东方传统思想，尤其是佛教思想（Langer, 1989）。我第一次听到茵素・金・伯格（1989）将它用在治疗中时，我以为它的意思是非常努力地集中注意力。当然，我的想法是错误的。其实正念是需要治疗师放空大脑、保持平静，或者是至少处于一种开放的状态。

这似乎是个合理的概念，来自不同背景的治疗师都在努力做到"不妄下判断"，而正念的理念似乎与此相当吻合。过去我在应用正念时碰到的问题在于我的大脑被训练成总是忙个不停，**特别是**当我面对当事人的时候。毕竟，我的大脑里装着 DSM（*Diagnostic and Statistical Manual of Mental Disorders*，《精神障碍诊断与统计手册》）决策树，还有可能的处置和转介列表，我还在想写个案报告时该如何措辞，对于当事人讲的话我该如何进行解读，让我在会谈中总能先当事人一步……以及……还有……甚至当我在治疗过程中恪守专业的训练方法，绝不带入任何的个人想法时，我的大脑也不得安宁。

在大脑一片嘈杂的情况下工作面临的挑战是，它对我们投入与另一个人的对话的能力产生了影响。这一能力也许是我们工作中最重要的——尽我们所能对当事人的观点和经历表示欣赏。实践正念可以帮助我们在此时此地更加投入于与当事人的对话，跟随当事人的脚步，而不是按照我们自己的议程（对当事人来说可能既陌生又毫无用处）来进行。正念对于我们理解和实践"退后一步的引导"十分关键，这样我们就有机会看到当事人所看到的(Cantwell & Holmes,1994,p. 18)。然后我们就可以根据当事人所知道的来开展工作,而不是根据我们所知道的或者我们对当事人的假设(或预设)来让自己忙个不停,甚至忽略了倾听。

正念可以让我们用一种"初学者的心态"来倾听(Duncan,Hubble,& Miller,1997,p. 45),这个概念有点类似于中国的**无为**,一种"来去自由"的状态,这种状态能让我们保持"警觉但不紧张,既不主动也不被动,既放松又注意力集中"(La Cerva,1999,p. February 9)。正念能让我们腾出时间去**聆听**。在中文中,"聆听"意味着"一种用心、用眼、用耳、用脑去听的状态"(La Cerva,1999,p. September 17)。

请注意,在面对当事人时保持正念,或者说保持一种"未知"的心态,并不意味着治疗师什么都不知道:"随我一同来到这儿的有我的过往经历、从书里学到的知识、价值观,它们总是如影随形地跟着我,但我不想让它们来影响我或引导我。"(Harlene Anderson,in Malinen,2004,p. 73)

用正念的方式学习,可以帮助我们获取技能,从而提高我们根据环境变化做出微小调整的能力,而非在一个方向上教条式地学习(Langer,1997)。这种能力对治疗师来说非常实用。

从我的同事们(e.g.,de Shazer,2004)在最短的时间内,用最少的语言跟当事人进行有意义的沟通中,我观察到了正念在实践中的力量。当事人知道我们在听他们说话,也就是说正念式倾听似乎能在对话中提高我们思考的专注度,这一点当事人是能感受到的。这么做的"副作用"之一是没有对问题进行深入探索的需求。

作为从业人员,我们有必要在面对当事人时找到方法,更多地使用正念。对我们中的一些人来说,这可能意味着将正式的正念练习,例如冥想,融入我们的日常工作和生活。而对其他人来说,这可能意味着找到一种能够经常练习并保持平静的有效方法,并将其作为日常实践的一部分。

教会我们在意又不在意

教会我们静坐（Eliot,1930/1969,p.90）

小贴士:保持正念

· 获得心灵平静的体验。

· 在治疗中练习。

· 注意结果:
　——为你;
　——为你的当事人。

注意你的语言!

你绝不可能通过猜想来了解一个人……这就是人类发明语言的原因。
（Hoffman,1995,p.290）

焦点解决实践的一部分是仔细关注我们使用的语言是如何帮助或妨碍当事人达成积极结果的。语言不是治疗师用来引发改变的唯一工具。对绝大多数人来说,语言是一个最基本的工具。因此,我们有必要仔细思考我们使用的语言是如何产生影响的。

与自杀和自杀预防相关的语言问题

明确相关术语的定义并在定义上达成共识一直是自杀学面临的挑战

（Dear, 2001; DeLeo, Burgis, Bertolote, Kerkhof, & Bille-Brahe, 2004; Egel, 1999; O'Carroll et al., 1996; Rudd, 1997）。我特别感兴趣的则是那些可能会影响当事人的认知和治疗进展的术语。

加拿大自杀预防协会（2005）在《国家策略蓝皮书》（*Blueprint for a National Strategy*）中使用了"自杀死亡"（died by suicide）这个说法。这个说法相对清晰和中性，要比一些其他常用的说法好很多：

1. **图谋自杀**（committed suicide），这个说法让许多自杀死亡者的家属都觉得不舒服，因为它表明他们的亲人"图谋"犯罪（Sommer-Rotenberg, 2005）。

2. **成功自杀**（successful suicide），这个说法给人的感觉好像是没有自杀成功就是失败的。

3. **完成自杀**（completed suicide），这个说法给人的感觉是决定活下去好像是有什么任务"未完成"。

仅仅这一个例子就表现出语言中潜在的陷阱和敏感问题。

在写这本书的时候，我一直试图避免用**自杀者**（suicidal person）以及类似的字眼。因为在很多方面，重要的是不要用一种特定的疾病、缺陷或者问题来识别和标记一个人。我们已经学会说**一个患有艾滋病的人**或者**一个患有精神分裂症的女性**，而不是说**艾滋病患者**或者**精神分裂症患者**。我们也可以学着说**一个与自杀做抗争的人**、**一个受自杀影响的人**，甚至可以说**一个与自杀意念周旋的人**，或者，如果当事人觉得可以，我们也可以说他是**消费者**、**第一手声音**或者**幸存者**。

许多自杀学专家和从业人员常用**自杀企图**（suicide attempt）这个术语来表示一心一意想求死的行为，用**自杀姿态**（suicidal gesture）来描述"看上去"

想死但没有死亡意图的行为，例如，"求助的呼喊"的行为。自杀预防资源中心（Suicide Prevention Resource Center, SPRC; www.sprc.org）最近开始倡导进行上述的分类（What's in a Name? 2006）。然而，我多年的实践经验告诉我，采用**自杀姿态**这样的描述是不准确、不合乎逻辑的，同时也是存在潜在风险的。

如前所述，临床医生并不能辨识自杀意图。虽然自杀方法的致死性常被用来辨识自杀意图，但它是不可靠的。因为人们或许会选择高度致命的方法，却并不了解或不认为那可能是致命的。相反，人们可能会死于那些看上去自杀意图不强的方法，或者说他们坚信自己选择的方法不会杀死自己，或者期待得到及时救援。

基于这些事实，我认为用**姿态**这类字眼会削弱、低估，甚至是否认自杀行为的严重性，并且会否认一个人真实经历的痛苦和不适。这可能会使治疗师建立积极关系的努力白费，同时也可能削弱很多积极干预的效果。

把明显的自杀行为仅仅看成当事人摆出的某种**姿态**，可能会造成的一个明显后果就是缩短了给当事人提供帮助的过程。对被诊断为边缘型人格障碍的人来说，这种影响很普遍，也很危险（Joiner, 2005）。

使用**姿态**这类说法的另一个后果是可能会减少重要他人对当事人的健康和幸福的关心和担忧。然而，这种关心和担忧实质上可能会让重要他人参与到当事人的治疗中来，例如让家庭成员更愿意支持或者参与治疗，这对治疗来说是有益的。此外，我曾经见过家庭成员的失望或愤怒迅速盖过关心，仅仅因为我们把自杀看成一种**姿态**。我建议，与其轻视自杀危机的危险性，不如利用它来推进必要的治疗，缓解当事人的痛苦和焦虑，并用明确的信息来说清楚发生了什么，以及可以做些什么来提供帮助（e.g., Fiske, 1992, 1998b; Zimmerman, Asnis, & Schwartz, 1995）。

把某些自我伤害的行为称为**姿态**，可以减少我们作为助人者的焦虑。我认为，如果我们能够找到更好的方法来处理自己对于当事人的自杀行为的焦虑，那么我们可以睡得更安稳，也能更好地服务于当事人。例如，我们可能会开始主动提供帮助，让我们的支持和咨询网络运转起来，学习更多有效的干预方法，或者是更关心自己。

最后，我想说明，正如乔伊纳（2005）警告的那样，即使是最显而易见的良性"标志性"自我伤害行为，也可能会被付诸实践，导致当事人脱敏，从而提高当事人最终自杀而亡的可能性。每一个这样的行为都应该被视为痛苦、风险和需要帮助的迹象，从而被认真对待。我们的底线是，要在关于自我伤害行为的对话中，警惕使用**姿态**这个说法。

事实上，面对那些考虑、计划或者实施自杀行为的人，要警惕以**只是**（just）或暗含此意的说法开头。一个常见的例子是**只是想引起注意**。哈佛的自杀学专家帕姆·坎托（Pam Cantor）博士提到："如果人们做这些事情是想引起注意，那我们就该注意了！"（《危机中的年轻人》，*Young People in Crisis*，1990）对专业人员、志愿者以及企图自杀的当事人的朋友和家人来说，**只是想操控**可能是他们怨恨与排斥的信号。另外一个例子是**只是喊着寻求帮助**。如果当事人真的是如此迫切地需要帮助，以至于选择了用这么危险的方式来传达这一信息，那么我们就应该提供帮助（当然，我们可能也想帮助当事人建立更加细致入微的自我预警系统，但不容忽略的是"喊着寻求帮助"的确也是一个**好消息**）。同样的，将自杀行为解释为**只是一种习惯性行为**或者**只是一种习得性行为**，会让我们将这类行为正常化并打消我们的顾虑。这会导致当事人处于强烈的痛苦中，使他们得不到需要的帮助，无法培养新的习惯或者学习可替代的应对方法。

认识到语言是一个流动的过程非常重要。我们努力地使用语言，反映了我们努力地应对问题，反之亦然。今天我们所用的一个中性词，明天就可能带有负面含义。为此，我们需要经常反思、提炼与自杀相关的语言的内涵。

焦点解决语言实践

焦点解决短期治疗有时被错误地描述为"积极重构"，或者被说成是"将劣势转化成优势"。一些反对将焦点解决短期治疗应用到自杀干预中的观点正是基于这种误解。貌似确实如此。在我看来，"重构"那些让人们走上自杀道路的痛苦和悲伤，是非常不尊重当事人的。焦点解决语言并非硬要把"积极"塞进当事人充满问题的故事里。相反的是，我们总是对**整个**故事都表现出一种尊重：发现、凸显和强化那些被现实困难所掩埋的真正优势以及可能性。"治疗师……倾听着整个故事：困惑和明朗；苦难和承受；痛苦和应对；绝望和渴望"（Duncan & Miller，2000，p. 70）。我们用语言来实现这样一种转变，这一点具体会在第二章中详述，也会在后续章节中通过案例来说明。

简而言之，焦点解决语言承认一个人真正的痛苦和压力，同时也会囊括其他更具建构性的方面——一个人的经历和能力。在焦点解决对话中，当事人负责倾诉，治疗师则负责倾听并提问。尊重和好奇是焦点解决对话最基本的立场（Berg，1992）。在提问中传达一种好奇，这本身就是对当事人表示出的一种尊重：我不能假设自己知道当事人的经历、观点或者期望，我只有通过提问来了解。我从其他当事人处得知的信息，甚至是在不同时间从同一当事人处得知的信息，都不能被假定为可以适用于**这一天**面前的**这个**当事人。当事人是专家，治疗师提出问题就是为了从当事人处了解怎么做会有帮助。

焦点解决语言的另外一个重要特点就是尽量反映或积极借鉴当事人的语言；而其他助人方法总是在训练当事人使用治疗性语言。

"短期咨询师要避免成为语言教师。"（Littrell，1998，p. 19）我们努力学习和使用当事人的语言有几个目的。首先，焦点解决短期治疗的一个基本假设就是我们必须同当事人一起，关注那些对他们来说重要的、显著的以及与之相关的信息。"只有当我们时时刻刻与当事人一起，并且紧跟他们的需求时，我们的对话才会是有治疗意义的。"（Omer，1998，p. 425）采用当事人的用词和用语能让我们更好地理解他们是如何看待问题和可能的解决方案的。总的来说,当事人的语言可以让我们一瞥他们理解自己和世界的方式。

其次,采用当事人的语言能够让当事人知道,我们是站在他们的角度来倾听和理解他们的,这同时也会让他们对治疗感到更为满意(Patton & Meara, 1982)。让当事人感觉到自己的痛苦和困难能够被接纳,他们的问题对生活造成的影响能够被看到,有助于为后续的改变建立合作基础。这些是治疗成功的重要因素。在自杀干预中,这些也是至关重要的。当事人需要把自己的故事说出来,也需要知道我们听到并理解了他们的故事。

再次,在治疗性会谈中采用当事人的语言,能使会谈更容易地从问题过渡到可能的解决方案,当事人也更愿意接受治疗师的建议。不管是直接采用当事人的语言,还是运用与当事人的信念、世界观、成长水平以及目前的状况相符的观点,都有作用。

注意,针对在自杀中挣扎的当事人,我们使用的语言能在可能是唯一一次的会谈机会中产生积极的影响。

小贴士:有效地使用语言

· 避免贬义词。

· 谨慎使用诊断用语。

· 使用与当事人的观点相符的语言,用当事人的语言表达清楚,并促进有益的行为。

· 选择暗含希望和可能性的说法。

利用系统工作

作为一名焦点解决治疗师,我最初的兴趣在于**利用整个系统资源来工作**,而非研究系统性的病理学或发病机制。面对有自杀风险的当事人,充分利用系统性合作有很多好处。第一,有着自杀痛苦的人通常并不想单独面对痛苦,他们需要的是一个支持性网络、一个支持性团队。治疗师当然可以成为这样的支持性团队中的一员,但我们不可能靠自己去组建这样的一个团队。治疗师应该去发现当事人支持性网络中的其他成员或潜在成员,不管他们是在治疗室内还是治疗室外,这是我们与当事人共度治疗时光的一种有用的方式。让这些成员或团队"走进治疗室",是一种更有用的做法。在理想情况下,我们可以通过面谈做到这一点。当潜在的"团队成员"不在场或者我们无法随时与他们取得联系时,我们仍然可以引出和利用当事人与他们之间的关系,诸如他们之间的故事细节,来"邀请他们走进治疗室"。任何可能有帮助的关系都值得我们去挖掘:与家人、朋友、同事、老板、老师、服务者、邻居、新认识的人或宠物、名人或英雄等的关系,无论这些人是老还是少,是生还是死,是可见的还是不可见的,是虚构的还是真实的。

系统工作的第二个好处是,支持性团队可以为面临风险的当事人提供更稳定、更安全的"保护网"。第三个好处是,支持性团队成员可以提供更广泛的信息来源,让我们了解哪些信息是有用的,包括当事人过去的成功和复原力,以及当事人的需求、优势和资源。系统工作的第四个好处是,能够让更多的支持性团队成员成为当事人努力改变的见证者,从而强化和巩固当事人的改变(White & Epston, 1990)。第五,有组织的、协同合作的团队也意味着更合理、更可行的责任分担。第六,一个关键性的好处是,激活当事人的社会支持系统本身就可以产生直接的治疗效果,特别是可以减少乔伊纳(2005)提到的两个风险因素的出现，即受挫的归属感和主观负担感的痛苦体验。

对我来说，在和当事人合作利用系统资源时，最大的挑战之一是从家庭治疗中脱离出来，去考虑更多生活中多维的、重叠的系统和可用的资源。我发现，记住迈克尔·拉特（Michael Rutter）（1987）的提醒很有帮助。早在大家对保护性因素和复原力产生兴趣之前，迈克尔就开始研究那些"不易感"儿童，也就是那些有着高风险家族史和过去史，却生活得很好的孩子。相关长期追踪研究的一个重要发现是，对易感儿童来说，保持**好的社会关系**具有重大的积极影响。我想知道好的社会关系是否也会给我的当事人带来积极的影响，所以在治疗中我一直在留意这样的可能性。

系统思维和相关的实践也带来了一些挑战。其中的一个挑战就是不仅要学会从不同的个人关系视角思考问题，还要学会思考个体与多元化的**社会群体**之间的关系可能会带来什么帮助。人们都归属于相关的社会群体，比如，有共同宗教信仰的群体、有共同生活背景的群体、有共同兴趣爱好的群体、相互支持或有着共同目标的群体等。我们可以从当事人与这些群体的联系中挖掘出改变的可能性。

第二个挑战在于充分理解当事人在自身所属的系统中的角色，以便采取有益的行动。第三个挑战是与潜在的"支持性团体成员"建立合作关系，他们对于到底什么才能帮到当事人这一问题的考虑可能与我们大不相同。

小贴士：系统性思考

请对以下问题进行思考：

· 在当事人的生命中，有哪些重要的人或社会群体？

——家庭／日常交往；

——朋友、爱好、娱乐；

——工作、学校、社交网络；

——邻居、宠物；

——精神或宗教信仰／意象；

——虚拟的或真实的英雄人物。

· 他们是如何能够帮助当事人的？

· 我怎样做才能够强化或促成这些帮助？

· 我第一个应该找谁？

与当事人合作

即使有很多支持系统，挽救自杀风险人群的机会还是会从我们身边溜走。已有研究显示，不少人即便已经在几个月或者几个星期内看了医生，最后依然会选择自杀（Appleby et al., 1996; Luoma, Martin, & Pearson, 2002）。所以说，对治疗的依从性成为摆在我们面前的一个严峻问题，也就是说，有高自杀风险的当事人，同时也很容易拒绝治疗、失约或无法完成转介（Appleby et al., 1996; Vieland et al., 1991）。因此，在与存在自杀风险的当事人第一次接触时，我们就需要与之建立起合作关系，使他们得到需要的帮助。

当存在各种各样的问题、处于各种各样的助人情境中的当事人认为自己能够与治疗师建立起合作关系时，他们会表现得更好（e.g., Geller, Brown,

Zaitsoff, Goodrich, & Hastings, 2003）。在治疗中，让当事人共同参与决策（被我称为合作性治疗的其中一个方面）的这一方法在健康和精神卫生的许多领域中都被证实和治疗效果的更高满意度存在密切关系（e.g., Brown, 2001; Holman & Lorig, 2000）。

焦点解决治疗师总是主动地探询、理解当事人的观点和偏好，同时也积极地聚焦于基于此方法的可能的解决方案。这些个性化的解决方案都可能成为自杀的替代选择：

把自杀看成解决问题的一种方法（但是这仅是众多方法中的一个），你可以减少对当事人的指责，并且理解当事人的困难处境。你可以邀请当事人一同思考，自杀是否真的是唯一可行的方法。这样做可以激发出最大的好奇，让你与当事人进行最大限度的合作，而不是让当事人不得不解释问题的严重程度，以及他们的自杀选择是多么正确。（Hawkes, Marsh, & Wilgosh, 1998, p. 103）

这样的互动过程更有可能被当事人视为一种共同参与，而非被动地接受自杀风险评估，或者说，只是被治疗师当作实施治疗计划的对象。这样做对治疗师也有好处，可以让当事人承担一部分责任和工作量，以在治疗过程中达到一种平衡。让当事人分担责任和工作量在自杀危机干预中是非常重要的，毕竟自杀危机的负担是非常沉重的。

目前，已有很多关于"反移情"（countertransference），或者说，助人者对于有自杀危机的当事人的个人反应的文章（e.g., Maltsberger & Buie, 1974; Zimmerman, 1995）。这样的反移情常常是建立合作关系的壁垒。这类状况常常发生在治疗师和两类当事人之间：第一，被视为不合作或者"抗拒"的当事人，例如被诊断为有"品行障碍"（conduct disorder）、被看作"无药可救"的年轻人；第二，反复出现自杀行为的当事人，人们常常会用"装装样子""慢性自杀""边缘型人格""操控他人""引发关注""情感勒索"等说法来形容这类人。这些标签都会让他们无法与治疗师建立起积极有效的治疗关系。

助人者可以采取一系列措施来促成进一步的合作关系。简而言之，包括以下几步：

1. **留意、描述以及重述**那些先前提到过的**有积极结果的故事**。

2. **注意做会谈记录**。一个有用的方法就是假设当事人正准备浏览我们的记录（这种情况越来越多），并基于此去思考我们的措辞。我觉得这种假设最大的作用就是让我们时刻都对当事人保持尊重与客观，并确保当事人在读到我们的会谈记录时感觉到自己受到了尊重。

3. **改变我们对"阻抗"的看法**。例如，我们可以不去关注当事人本身存在的一些令其难以与人相处的特质，转而关注治疗师与当事人的互动上出现了哪些问题。后者更有利于改善我们与当事人的关系和促进当事人的改变。

4. **注意我们的行为所传达的信息**。例如，戴维·乔布斯（David Jobes）（2006）建议，为了更好地与当事人交流，临床工作者应当坐在"当事人——其自身经验的专家"（p. 41）身边，进行评估并形成治疗计划。

> 你（与自杀念头）努力抗争的答案就在你心中，我们会一起找到答案，并将答案作为治疗方案的一部分，看到未来的可能性，从而找到比自杀更好的应对方法。（p. 41）

无论我们选择怎样安排座位，只要找到向当事人传达上述信息的具体方法，就有助于我们建立更好的合作关系。

5. **练习正念和接纳**。这是建立合作性治疗关系最简单、最有效，也许也是最具挑战性的方法。我曾经听到茵素·金·伯格多次强调，无论一个备受痛苦的人外在表现得如何不理智、挫败或者是"抗拒"，我们都要坚信："**你一定有自己的理由**"。

合作性目标

我想，如果当事人愿意和我们交谈，那么选择自杀以外的解决方案就是有可能的。因此，其实我们已经有了一个合作的基础。也就是说，当事人本来可以选择**不**和我们交谈，比如他们可以制订一个有效的自杀计划，或者说服重要他人（包括治疗师）同意或帮助他们实施这样的计划。所以，治疗性对话包括对那些重要的、显著的、与之相关的目标的探索，基于这些目标，我们**可以**进行合作。这个过程可能还包含缓解目前的痛苦和焦虑、找到更有效的与重要他人沟通的方法，或者帮助当事人应对制度性障碍或者现实困境。目标的即时效果要比它的内容重要得多。我们的任务就是努力在治疗中发现一些除自杀以外的（或者至少是减少自我伤害的）目标，这些目标将真正带来改变，而找到合作性目标的努力本身往往也会产生治疗效果。

与同事们合作

我们与同事间的合作对当事人来说是非常有益的。助人者进行良好的协作，可以减少安全网上的"漏洞"，当事人更有可能及时得到自己需要的帮助，并有机会获得更多有帮助的资源（如住房支援、职业康复、生活技能训练等）。另外，助人者在面对有自杀风险的当事人时也需要团队的支持。当我们有了后援时，我们的工作会更有效，我们也能更好地与当事人进行合作。

在我的临床实践中，与同事合作可以避免我只从自己的角度考虑问题，从而错失了理解他人观点的机会。当然，与同事合作也可能是个挑战，特别是那些虽然能帮到当事人，但理念与实践和我们截然不同的同事。（学校董事会、医院、福利机构的工作人员什么时候才能意识到，如果他们理解我的方法……？）比起在治疗中使用，在团队合作中使用正念更具有挑战性。

作为训练有素的助人者，即使是在困难或有压力的情况下，我们也拥有建立合作关系的技能。事实上，我们每天都在努力和当事人建立良好的关系。只要我们花点时间去了解同事们在工作中遇到的困难、付出的努力以及所做之事的价值，通常就能让接下来的讨论变得更容易、融洽，从而进行更好的合作。

小贴士：加强与当事人和同事们的合作

· 找到共同点。

· 建立共同目标。

· 认可并欣赏合作伙伴的专业技能。

评估有效性

我们怎么知道治疗措施对当事人是有用的？考虑到自杀行为的严重性、我们能投入工作的时间以及对当事人生活产生影响的有限性，我们需要知道我们的努力起到了效果。我这里所讲的是怎么在日常临床工作中从微观角度来评估有效性，而非从宏观角度大规模地进行效果量化评估。我是如何评估此时此地对某位特定的当事人来说，哪些治疗关系和程序是有效的，哪些是无效的呢？

此外，我们如何从以下四个方面来评估有效性呢？一、有效性；二、及时性；三、时效性，这是最重要的；四、维持积极结果的效果，提升单次助人工作的效果。这些都是很有挑战性的，因为真正决定治疗有效性的是治疗**之外**发生的事。虽然我们向当事人的家人、朋友、同事、同学等了解治疗效果确实能帮助我们回答这类问题，但是在有限的条件下，这样做的可行性不大，也不能立即给治疗过程带来帮助。

对于这类问题，焦点解决式答案是通过询问当事人来实现的。焦点解决取向的实践通常都会从当事人的角度来评估治疗的有效性。常用的方法是用评量问句（e.g., Franklin, Corcoran, Nowicki, & Streeter, 1997）。我们请当事人评估自己的进展、会谈的总体有效性以及具体行动方案的有效性。然后，也是最重要的，我们应用这些持续的反馈来改善治疗环境、过程和结果。标准化问句也被用来征求当事人的意见，这样可以让当事人将自己的智慧及时地运用于自己的治疗。在选择评估工具时，要注意保持评估内容在生存导向和死亡导向之间的平衡，或者在问题导向和解决导向之间的平衡，这是很有帮助的。使用工具的顺序也很重要。我总是建议使用更具"希望感"的工具来结束治疗，例如应对方式清单或生存理由清单。

当然，这些评估方法并非焦点解决治疗独有的。例如，在自杀的协同评估与管理（Collaborative Assessment and Management of Suicidality, CAMS）模型中，"患者的视角被视为评估的黄金标准"（Jobes, Wong, Conrad, Drozod, & Neal-Walden, 2005, p. 484）。结果评价问卷 –45（OQ-45; Lambert et al., 1996）也常被用来评估每次治疗的进展。乔布斯的患者被要求同时评估生存理由和死亡理由，评估性会谈会以一个问题结束，即"会有一件什么事让你觉得不想去自杀？"（Jobes et al., 2005, p. 486）。 米勒（Miller）及其同事则利用简易

小贴士：评估有效性

· 把评估性问题和／或正式的评估工具作为整个治疗常规的一部分。

· 尽可能收集系统和背景信息。

· **什么事都要问当事人。**

· 运用当事人提供的反馈。

版 OQ-45 问卷和会谈评定量表（Session Rating Scale，SRS；Johnson，Miller，& Duncan，2000），后者有四个条目来让当事人对助人关系进行各个方面的评估（Miller，Duncan，Sorrell，& Brown，2004）。

做自己能做的

"做我们能做的"听起来很简单，但就像许多其他简单的想法一样，知易行难。在自杀预防工作中，无论是当事人自己**还是治疗师**，有时都会对当事人问题的数量和严重性感到不知所措。在这种情形下，我们很容易丧失期待、方向和希望。专注于做**能**做的事，而不是做所有的事，或做完美的事，可以让我们继续前行。采取这种现实的、有用的立场，对当事人来说可能是有效的。做我们能做的事情，强调具体的、可实现的、可衡量的目标，这还特别包括"减少伤害"的方法，例如，限制或使当事人选择的自杀方法复杂化。

在实践中，我经常提醒自己这一点。例如，当我被当事人多种复杂的需求和所有可以完成的事情压得喘不过气来的时候，我会问自己："还有哪一个电话是我可以打的?"虽然在利用当事人的相关系统方面，我总是有很多事情要做，但无论如何，我总能找到时间去打这个电话。

我经常用杰罗姆·莫托（Jerome Motto）（Motto & Bostrom, 2001）所做的开创性工作来提醒自己。他的"明信片研究"（postcard study）仍然是唯一一个对照研究的例子。该研究表明，通过对有自杀风险的人进行实验性干预，自杀死亡人数有所下降（Comtois & Linehan, 2006）。这个研究中的干预非常"可行"：莫托给一半因抑郁或自杀状态住院后出院的病人（这些病人拒绝或停止了后续治疗）发了简单的明信片。这些明信片上有打印或手写的不同内容，表达了对病人健康的关心，并邀请病人回复。"我们只是简单地想让那个人知道，我们仍然关心他或她的存在，并对他或她一直有着积极的情感。"（Motto & Bostrom, 2001, p. 829）在收到明信片的病人中，出院后两年内因自杀身亡的人数显著减少。

小贴士:做自己能做的

问问自己：

· 对我来说，能马上做的并且能够让当事人有所不同的第一件事是什么?

如果你没有找到答案：

· 问问当事人。

· 试着做点什么。

　　"做我们能做的"可以帮助我们维持一种重要的平衡，一方面有助于我们更好地理解，即便我们尽了最大的努力，自杀仍会发生；另一方面有助于我们继续保持干预服务所需要的精力和乐观态度，无论是对于预防自杀还是减少自杀的毁灭性影响。

第2章 · Chapter 2

将原则付诸实践：问有用的问题

Putting Principles into Practice: Asking Useful Questions

所有的提问都是有方向的提问。(Hoyt & Berg, 1998, p. 209)

诺贝尔物理学奖获得者伊西多·艾萨克·拉比(Isidor Isaac Rabi)曾说："有的提问带来启发，有的提问则带来破坏，(我们应当)去实践前者。"能够问出一系列有效的、欣赏式的问题的治疗师应当能够理解提问本身就如同一把语言的利刃，我们必须确保它是用来雕琢出优势和美德的，而不是削掉它们的。(McGee, DelVento, & Bavelas, 2005, p. 381)

在自杀干预的治疗性会谈中，焦点解决提问的作用就如同"轻拍肩膀"(Berg & de Shazer, 1994)。它会把当事人的注意力更多地吸引到他们自己的生活经历中更积极或更有建设性的方面，而这些经常被他们忽略甚至"埋葬"，因为人们常常会更关注那些令人痛苦和不安的事情的细节和原因。

在电影《辛德勒的名单》(*Schindler's List*)(Spielberg, 1993)中有这样一个场景。实业家辛德勒在集中营拯救了一群犹太人并向他们告别,准备开着车离开。忽然,他开始责怪自己没有卖掉汽车,他本来可以用这笔钱去挽救更多的人。辛德勒变得越来越沮丧和激动,直到一位工人走到他身边,拍了拍他的肩膀,说:"不要去看那些了,看看我们,你已经帮助了这么多人。"(Spielberg, 1993)焦点解决治疗师可以将这句话转变为一个提问,引导辛德勒去思考一个完全不同的现实,而不是他所纠结的那个痛苦的现实:"你怎么看待你**已经**做了的这些事情?"

这就好像提问者指了一个特定的方向,而回答者必须停下来,看看提问者所指的方向,把事实放在一个大背景中去思考,然后根据所处的情境做出回应。这样一来,回答者就参与了一个意义创造的过程,运用了逻辑思维和想象力。在这个过程中,提问者的视角既穿透了回答者混乱的世界,又被它所包围。(McGee, DelVento, & Bavelas, 2005, p. 381)

开　始

治疗其实就是两个人进行谈话,并试着弄明白其中正经历苦难的那个人究竟想要什么。(John Weakland, in de Shazer, Berg, & Miller, 1995)

自杀是他们达到目标的唯一方法吗?(Hawkes, Marsh, & Wilgosh, 1998, p. 98)

了解当事人想要什么是至关重要的。在会谈中,我们通常需要对什么可以带来不同有一个大致的概念,而且越早越好,通常在讨论具体的目标之前。只有在知道当事人想要什么时,我们才能够提供对他们来说有用且重要的帮助，这可能会使他们改变想法或者行动，从而改变他们对问题的看法和做法。

施奈德曼（1993）把自杀者看作**在试图解决一个问题**的人。一些自杀学家也赞同他的观点，他们认为自杀行为是这些人尝试解决问题的一种方式（e.g., Chiles & Strosahl, 2005; Michel & Valach, 2001），就像有的青少年会被描述为"自杀幸存者"一样（Paulson & Everall, 2003, p. 309）。从这个角度出发，自杀是一种终结问题的方式，而非一个真正的目的。这样的观点能够让临床工作者和自杀者建立合作。即使当事人的思维受限，他们被"卡"在"SOS"的思维模式中——"自杀（是）唯一的解脱之道"（Suicide [is] the Only Solution），**他们仍然会想要改变些什么**。如果我们发现他们想要的改变是什么，我们就可以开始寻找一些自杀以外的替代性选择，至少能给他们一部分他们真正想要的东西：

把自杀看成一种解决问题的尝试，你就会减少对当事人的指责，并开始重视他们处境的艰难。你可以和当事人探讨这是不是唯一的解决方案……通过发现其他的问题解决方案，勾画出一条达到目标的新路径……你能够帮助当事人获得价值感并开启新生。（Hawkes, Marsh, & Wilgosh, 1998, p.103）

用施奈德曼（1993）的话说，聚焦于当事人想要的，即聚焦于当事人想要通过自杀而尝试达成的，这样一来我们就打断了他们自杀的心理"预演"，阻止了最终的自杀行为。"他们开始将自杀（行为）与他们想要的改变（可能与死亡无关）区分开来。"（Hawkes, Marsh, & Wilgosh, 1998, p. 103）

在第一次会谈中，大多数治疗师在对当事人表示欢迎之后，便会提供一些方向明确的信息，并讨论法律意义上的知情同意。例如，在我的实践中，我会向当事人介绍自己是怎么做治疗的，并就在会谈中做笔记征求他们的同意,同时我也会介绍保密原则及其限制,以及在发现有自杀风险时我的职责是什么。(据我所知,这种事先告知还从来没有影响到当事人在治疗中透露自己自杀的想法和计划。)

接着我可能会这么问:"所以,是什么让你来到这里的? 今天我可以怎样帮到你呢?"更多的时候,我会通过一个更明确的问题来引出当事人究竟想要怎样的变化。

开场提问

· 今天需要发生些什么,会让你下周再次咨询时说来这里是个不错的选择?

· 你对今天这次会谈最大的期待是什么?(Iveson,2003)

· 如果今天的会谈对你有所帮助,你会如何知道这一点?

· 你希望来这里会给你带来什么不同?

· 你觉得生活中发生怎样的变化就意味着你不需要来这里进行治疗了?(Kreider, 1998, p. 346)

· 你最好的朋友说什么可能对你是有帮助的?(de Shazer, 2004)

根据我的临床经验,对正在经历巨大痛苦和困扰,并与自杀念头作斗争的当事人来说,这些开放式提问触及了问题的核心。**有**什么是值得期待的吗? 什么是**能**发生一点点改变的? 还有什么可能会有帮助? 通常,他们对这些提问的回答会立刻让我知道,他们一直在考虑自杀,同时也会让我一瞥什

么可以给他们带来有意义的改变。有关当事人怎么会知道治疗是值得的这类提问的另一个作用是，"间接地告诉当事人你坚信他是解决自己的问题的专家"（Dolan，2002，p. 3）。

表 2.1　改变假设

当当事人把问题看作	利用语言提示当事人问题是
永久的	暂时的
不可改变的	不断变化的
超出控制的	可以预见的，受当事人影响的，取决于当事人的选择的
无法忍受的	有时候是可以承受的
影响了整个生活的	生命中重要的事情之一

表 2.1 的每一个提问都在邀请当事人考虑改变的可能性。即使当事人的回答是有关问题的描述（事实上他们经常这样做），他们也会谈论**他们想要的或者是希望改变的一些东西**。通过倾听以及共情，治疗师可以对它们进行强化，例如：

当事人　后来工厂被卖掉了，我也下岗了。我甚至不能养活自己，只能依靠救济。所以我就放弃了。我知道这是没有希望的。

治疗师　所以，在经历了这么多之后再失去工作，生活似乎是没有希望了。看来工作、养活自己和感到独立对你来说是很重要的。

当事人　是的。

治疗师　这就是你真正需要的。

对于这位当事人，现在我们知道有三件事情需要改变：

1. 工作。

2. 养活自己。

3. 感到独立。

现在，治疗师可以与当事人探讨生活中与上述三者有关的内容，并且寻找方法帮助当事人达成某一部分，而不是任其被无望感压倒。

平衡认同和可能性 [1]

我主张把两种倾向整合在一起：内容丰富的治疗性会谈常常包含积极和消极两种倾向，让每种倾向都有显著的、适切的作用 …… 因此，干预的目的是给那些易被头脑中简单的思维框架排除在外的选择以及更深入的想法腾出空间。(Omer, 1998, pp. 414-415)

有时候，当治疗师能够示范如何同时接纳积极和消极的力量时，治疗最有效的时刻就出现了。(Chiles & Strosahl, 2005, p. 99)

当事人需要告诉我们他们的故事，并且知道我们在倾听他们的故事。可以说，反思的、共情的倾听和回应是助人会谈的核心和灵魂。

我经常会提到一个例子。有一天，凌晨三点左右，我接到一个电话，电话那头的女士准备结束自己的生命，同时她又很好奇我会对此说些什么。

---

[1] 这一说法基于巴特勒（Butler）和鲍尔斯（Powers）的讨论（1996），他们引用奥汉隆（O'Hanlon）（1993）的相关理论作为他们观点的基础。—— 原注

我提出了所有反对这样做的理由并和她一起分析利弊。最后，她答应推迟她的自杀计划，并在当天上午九点来见我。她按时出现了。一见面，她就告诉我："医生，你可能弄错了，你昨晚说的那些对我的影响很小，但如果要说有什么对我是有用的，那就是我们的会谈本身了。我在半夜这么打扰一个人，他不但没有生气，还耐心地听我说了半个小时，还鼓励我。我当时就想，如果这种情况都可以出现，那还是值得我给自己的生命另一次机会的！"（Frankl, 1997, p.12）

　　在刚开始尝试把焦点解决态度和方法应用在实践中时，我会犯这样的错误：急于跳到探讨解决方案上，而对当事人的问题视而不见。幸运的是，这个过程是可以被修正的。当事人很快就教会了我，就算是要运用那些最为巧妙的焦点提问技术，我也必须先听完当事人的故事。

　　对我来说，充分倾听包括提出以下的问题，例如："情况这么糟糕，以至于你想自杀吗？"带着真诚的关心去问，这样一来，提问就给当事人传达了治疗师理解他们的痛苦和压力这一信息。如果这个问题的回答是"不"，那么我就可以对当事人是如何找到积极力量以让自己可以忍受这么困难的情境表达出好奇。如果当事人确实有自杀的想法和行为，无论从伦理、专业、法律还是治疗的角度来说，了解这一点都是很重要的。我认为，资源取向、焦点解决取向的方法意味着直接并清晰地谈论自杀的相关想法、计划以及行动。我甚至怀疑焦点解决从业人员或许比其他流派的从业人员**更**能面对自杀或其他"难搞"的话题，这是因为：

1. 他们明白会谈还包括探讨希望和建构解决方案的内容。

2. 他们真的在分担让当事人做出改变的责任。

3. 与日俱增的焦点解决取向临床经验让从业人员对当事人应对生活中主要问题的能力更有信心:"在这个时候,如果还**没有**出现进展,我反而会感到有些惊讶。"(Korman, 2005)

通常情况下,在准备做出改变之前,来访者需要用大量时间来告诉我们,他们有什么问题,在极少数情况下需要一次以上的会谈。更常见的情况是,在第一次会谈之初他们就愿意考虑问题的可替代性方案。首先让我惊讶的是,就算是自杀事件中最棘手的当事人,被施奈德曼(1993)称为"高风险者"(p. 147)的人在这些方面也没有太大差别。以接纳、谨慎的态度与当事人的需求保持一致的步调,采用各种办法,只要能表达出我们对当事人困境的尊重,包括沉默,都能帮助当事人一点点地从问题中走出来,去寻找解决方案以及目标。就算一个简单的词"当然",当咨询师用坚定的语气说出来时,也能传递出理解和共情。

当事人　自从约翰过世后,我只是……[1] 我只是觉得一切都太艰难了。
治疗师　……当然,一直都……那么这段时间你都是如何应对的呢?

在不少助人会谈中,我们一直在接纳、肯定当事人的努力和帮助当事人建构解决方案之间走钢丝。如果我们太执着于理解和弄清楚问题到底是什么,无论是我们还是当事人都不会有任何进展;如果我们不能接纳当事人的痛苦,他们就会感到被孤立、排斥、误解——一种非常不利于合作解决问题的状态。我们的任务之一就是评估如何认可以及多大程度上认可当事人的痛苦、怎样引入以及何时引入"解决谈话"。这没有固定的公式可以遵循,我们要关注当事人的语言和反应。

---

[1] 个案记录中的省略号代表说话时的停顿。——原注

> **当事人**　每件事都让人心寒,一点希望都没有,我真的是不能忍受了。
>
> **治疗师**　看上去是不能忍受的。
>
> **当事人**　是啊。
>
> **治疗师**　你还记得最近一次感受到哪怕只有一丝丝希望的时候吗?那是什么时候?
>
> **当事人**　嗯……我感觉,或许是老板来电说,我需要休息多长时间就休息多长时间,而我的工作也不会丢。

对上述情境中的当事人和治疗师来说,在这个特定的时间,这段对话达成了一种可行的平衡,即认同当事人的困境(使用当事人的语言)与开始寻找可能的解决方案(在这个案例中,采用了"例外"提问技术)之间的平衡。

用好语言

在表示认同和探讨可能性之间保持一种可行的平衡的做法之一是,进行语言上的小转换,淡化当事人对自己和问题的消极看法。比如:

> **当事人**　我看不到任何出路。
>
> **治疗师**　到目前为止,你看不到任何出路。

治疗师的回应既准确地共情了当事人,又向当事人传达了问题并非永久、不可改变的,它可以是暂时的。奥汉隆(Bertolino & O'Hanlon, 2002)称之为整体**纠偏**陈述。

再来看一个例子:

> **当事人**　这一切对我来说都不再重要了。

治疗师	似乎没什么重要的事了。
当事人	就是这样。
治疗师	这的确让你感到困扰。
当事人	是这样。
治疗师	你想要有一些对你来说重要的事情,对吗?
当事人	……可能是的。
治疗师	那些你觉得重要的事情可能是什么呢?

"似乎没什么重要的事了"和"没什么事是重要的"是两种完全不同的表述。甚至"想要去想要"(wanting to want to)(de Shazer, 2004)也是朝着挑战问题的权威迈出了一小步。知道什么是重要的或什么事可以成为重要的事,是寻找到未来目标非常有用的第一步陈述。

第三个微小但有意义的转变的例子如下:

当事人	当我的朋友杰克进来的时候,我不得不先停下(我的自杀企图)。
治疗师	所以他进来了,你就决定停下了。

治疗师再次提到了当事人的行动,同时又把当事人可以做决定或选择的这样一种理念传递给了当事人。

最后再看一个例子:

当事人	我还活着只是因为我太懒了。
治疗师	所以说,懒帮了你,让你还活着。

治疗师一方面认同当事人对自己的评价,同时又根据上下语境把这种

定性的"懒"（可能是种负面评价）转化成一种让当事人还活着的例外方法。

总之，所有语言上的小转变都可以带来改变的可能性。

扩大改变的可能性

"例外"

例外是个会让人有点困惑的术语。它最初是用来描述与问题不一致的一些状况，指的是在当事人抱怨"总是"这样的时候，可能存在的一些"例外"（de Shazer, 1988a, p. 4n）。它有点像叙事治疗师讲到的**独特结果**（White, 1991）。然而，"没有什么事情会一直发生"（de Shazer, 1988a, p. 52）。即使问题在一个人的生活中显得无处不在、令人不堪重负，也不会一天 24 小时，一周 7 天不间断地，以同样的强度、频率和影响力发生。**凡事总有例外**。**例外**，并非真正意义上的"例外"（独特结果也并非一定独特）。它们实际上代表了一种期待，一种追求，一种用来建构解决之道的方法。不管怎样，只要当事人没有完全被淹没在问题之中，很多时候他们就会发现，最简单、有效的解决办法就存在于那些例外之中。一些实践者认为，例外很多时候代表了"很多不同的想法和行为方式 —— 其他新的想法和行为的线索"（Omer, 1996, p. 330）。换句话说，例外：

意味着当事人生活中已经出现的"微解决方案"或当事人已成功使用的一些方法。它们可以被看作进一步进展的线索。如果能被意识到和理解，它们就有可能被扩大和重复。（Sharry, Madden, & Darmody, 2003, pp.45-46）

对于那些将自杀视为一种解决问题的办法的当事人，例外就像在"问题的盔甲上敲出的一道裂缝"（Sharry, Madden, & Darmody, 2003, p. 45），为找到可替代性解决方案提供了一些路径。

通过提问寻求例外的示例

· 在遭遇情感危机时，如果你没有把自杀当作解决方案，那么情况会和现在有什么不同？

· 最近什么时候你感觉从痛苦中走出来了，事情有了一点点好转？

· 当你不想着自杀的时候，情况和现在有什么不同？

· 还有呢？

· 尽管还承受着痛苦，你能记起最近一次对工作（家人或未来）感到满意的时候吗？可以告诉我那个时候是什么样子的吗？

· 下面这些情况出现时，会有什么迹象？
　　—— 事情开始好转的时候；
　　—— 事情可能好转的时候；
　　—— 事情没有变得更糟糕的时候。

例如，一位 67 岁的老人，他 45 岁的妻子一年前因为心脏病过世了。他深陷丧妻之痛，同时又忍受着风湿性关节炎带来的痛苦。最近，他常常想到用死来结束自己的痛苦生活。

当事人　上个礼拜我基本上是躺在床上度过的。

治疗师　哦，天哪。有你想方设法把自己从床上弄起来的日子吗？

当事人　这只在我不得不照看孙子、孙女的时候出现过。

对这个几乎无法起床的人来讲，依旧照看孙子、孙女就是个令人吃惊、具有启发性的"例外"，**但不至于不同寻常或不太可能发生**。接着治疗师该如何将之扩大并使之重复呢？面对这样一个"例外"，在建构解决方案的过程中有很多路可以走。考虑一下由下列提问引出的对话会给当事人带来什么不同。

通过提问扩大"照看孙子、孙女"的例外的示例

· 你是怎么做到的？

· 你首先做了什么？

· 你是如何让自己起床的？

· 你都和自己说了什么？

· 还有什么是帮助你起床的？

· 孙子、孙女和你说的什么给你带来了不同？

· 你做的什么给你的孙子、孙女带来了不同？你的所做所为又给他们的父母带来了什么不同？

· 还有谁知道你在这样做？

· 你能这样做，谁听到后会觉得很惊讶？

· 得知你在这样做的人会因此有什么不同？

· 你妻子看到你照看孙子、孙女，会说什么？

· 如果用 1 到 10 分来衡量，10 分代表没有自杀的想法，完全

安全，1分代表沉浸在自杀的想法中，你现在会给自己打多少分？你躺在床上的时候呢？你照看孙子、孙女的时候呢？

· 告诉我一些关于你孙子、孙女的事情（询问细节，特别是他们之间的互动）。

· 假设你的孙子、孙女能用语言进行表达，你认为他们对你的期望会是什么？

· 你的孙子、孙女哪些地方比较像你？

· 你对孙子、孙女最大的期望是什么？

· 作为爷爷，你觉得自己最值得称赞的品质是什么？

· 孙子、孙女觉得你最值得称赞的品质是什么？

· 有一天当孙子、孙女也长大，有了自己的孩子，你觉得他们会说你什么？你希望他们怎么描述你？

生存理由

生存理由可以被看作一种特殊形式的"例外"。在对那些与自杀作斗争的当事人进行干预时，生存理由是一种重要的保护性因素（Malone，2000）。在先前的这个例子里，照看孙子、孙女可能就是一个生存理由。或许，发现当事人的生存理由最可靠的方法，就是去倾听和讨论活着的可能性，比如：

当事人 我的爱人去世了，我也无法很好地照顾孩子，活着还有什么意思？我活着一点意义都没有。

> **治疗师**　听上去,照顾孩子对你来说真的很重要。
>
> **当事人**　那当然,任何做父亲的人都会这样认为。
>
> **治疗师**　既然这件事对你来说这么重要,那么你能多和我谈谈孩子的事情吗?

抓住和利用任何能扩大生存理由的机会,比如倾听细节,把这些关键性因素"带入治疗室"(也就是说,在当下的会谈中吸引当事人的注意力)。当然,我们也可以直接问一些有关生存理由的问题,以下是一些示例。

询问生存理由的示例

· 你活下去的理由是什么?

· 活着的理由呢?

· 支撑着你活下去的最重要的理由是什么?

· 你最亲密的人觉得你活着的一个最重要的理由是什么?

· 是什么让你能坚持下去的?

· 是什么在帮你对抗(自杀的念头)?

· 你怎么知道这对你活下去很重要的?

· 你是怎么决定要继续活着,日复一日地活着的?

· 如果现在有一个值得你为之活下去的理由,它会是什么?

· 你以前有这样的想法的时候,是什么让你活了下来?

> ·一年后，当你回头看过去的自己，你认为让你坚持下来的最
> 重要的理由是什么？还有什么？

会谈前改变

会谈前改变，也被称作**治疗前**或者**干预前改变**，它的操作性定义是
"在预约电话之后和第一次正式会谈之前，当事人所做的改变"（Johnson,
Nelson, & Allgood, 1998, p. 159）。临床实践和研究都表明，会谈前改变是一
种很常见的现象，它预示着当事人在治疗目标（也就是说，积极结果）方面
的进展，同时能够提高当事人对治疗的依从性，治疗师对会谈前改变的关注
可以促进这些有益的影响（Allgood, Parham, Salts, & Smith, 1995; Howard,
Kopta, Krause, & Orlinsky, 1986; Johnson et al., 1998; Lawson, 1994;
Weiner-Davis, de Shazer, & Gingerich, 1987）。

治疗师可以从当事人对自己的故事的讲述中辨别出会谈前改变，也可
以直接问当事人，或者是在第一次会谈时采用评量问句来发现，例如：

让我们用 10 分来代表你已经解决了现在的问题以及你希望达到的生活
状态，用 0 分代表你打电话来预约时事情最糟糕的那一刻的状态，在 0 到 10
分之间，你会给自己现在的这个状态打几分？（Berg & Miller, 1992, p. 83）

任何不是 0 分的评分都意味着此刻已经和过去不一样了。这些不一样
蕴藏着丰富的例外，同时也是搭建进一步改变的一块块积木。对一个决定
来寻求治疗师的帮助而非完成自杀计划的当事人来说，会谈前改变是重要
的生存理由。

应对提问

我们可以这样进行应对提问："尽管有 ……（困难的问题）存在，你是怎么采取 ……（做过的、说过的、想过的有用的方法）来应对的？"应对提问常常能带来很多关于例外的有用信息，也能让我们在承认当事人的问题的同时表达一种改变的可能性。通常，应对提问还包含了隐晦的赞赏，比如：

治疗师 在觉得生活总是如此令人难受的时候，你是怎么做到还能日复一日坚持工作的？

当事人 我从来都没有认真考虑过这个问题，我只是告诉自己必须坚持下去，因为我知道老板指望着我呢。

从这段对话中，治疗师了解到了当事人的优势 —— 她是有责任心的、工作努力的、忠诚的，同时也了解到了一个当事人已经在使用的应对技能 —— 积极的自我对话。在成功的治疗里，责任心和努力工作都是很有效的因素，忠诚也是一个重要的积极关系因素，同时当事人积极的自我对话可能会成为一种重要的干预手段。

考虑到想自杀的当事人有时会有被压垮的感觉，治疗师应该寻找"组织应对提问的方法，在对当事人对于生活的无望感表示尊重的同时，邀请他们探讨如何才能继续活下去"（De Jong & Berg, 2002, p. 228）。

保护性因素

我一直在收集一些与自己职业相关的零碎资讯，我会仔细观察并把那些"闪光点"加入我的收藏。我尤其会收藏那些对身处痛苦中的人们来说有用的，和风险同样重要，甚至比风险更重要的信息。我对治疗师能做什么很感兴趣,但对当事人的行为、状态、信念、经历和关系这些具有保护价值的内容也同样感兴趣。我记得,在那些有效的治疗中,**当事人自身因素**(占比40%)对成功的治疗效果来说是最大的影响因素(Bohart & Tallman,1999;Lambert,1992,2004)。关注当事人身上的这些因素,能够让我保持希望感。在当事人面前指出这些因素,无论是直接指出还是隐晦地指出,都能激发当事人的希望感。有时候,我会在会谈结束给予当事人反馈的时候,把自己收集到的这些因素反馈给当事人,同时我也会利用这些保护性因素来和当事人一起建构可能的问题解决方案。

然而,比文献中引用的一般性保护性因素更重要的是当事人的特殊积极经历、能力和信念:他们独特的例外、应对策略和生存理由。作为治疗师,去留意、留心和强调当事人身上的这些优势和资源,是焦点解决实践中最核心的部分。

回应及利用例外

茵素·金·伯格非常擅长在会谈中通过瞪大眼睛,微微倾着头,用柔和的声音说"真的! 你真的这么做了?!"来向当事人表示,刚刚他们提及了一件很好或很重要的事。在治疗会谈中,这类"打断式回应"强调了当事人的能力、想法或者成就的重要性。我们可以借助很多方法达到这样的效果:语言上,可以通过用感叹词、嘟哝或"呃";也可以用抬眉、露出惊讶的表情、做记录等非言语的表达方式。对当事人优势的强调也可以更加明确地用语言表达出来,如在会谈过程中或在会谈结束的反馈中。

墨菲(Murphy)和邓肯(Duncan)(1997)归纳了"5E"法来表示如何利用例外:引发(eliciting)、阐释(elaborating)、扩展(expanding)、评估(evaluating)和赋能(empowering)。有关的应用方法在表 2.2 中有具体阐述。

关于"赋能"这个概念,我同意史蒂夫·德·沙泽尔的观点:"不需要治疗师也能赋能。人可以给自己赋能，我们能做的就是提供一些条件和情境让它更可能实现。"（de Shazer, Berg, & Miller, 1995）

表 2.2　应用墨菲和邓肯（1997）的"5E"法来利用例外

方法	定义	提问示例
引发	通过倾听、观察和提问来发现例外	· 你说你几乎没什么安全感。那么在那些极少数你能感到安全的时候，和现在有什么不一样？
阐释	引出有关例外的更多细节	· 你觉得什么时候和妹妹在一起是安全的？和妹妹在一起时是什么帮到了你，让你觉得是安全的？ · 你是怎么计划去看她的？多久一次？你同时还做了些什么？
扩展	探讨进入例外情境或者多做一些例外行为的可能性	· 如果再频繁一些去看妹妹，会让你有什么不同？ · 为了有这样的机会，你还要做些什么？ · 妹妹在旁边的时候，你会对自己说些什么？
评估	问一些关于差异的定性和定量问题	· 当你和妹妹在一起时，你感觉差不多，还是更缺乏安全感了，或更有安全感了呢？ · 在 1 到 10 分的刻度尺上，如果 10 分代表感到非常安全，你和妹妹在一起的时候有几分？当你自己一个人的时候有几分？当你一个人但看着跟妹妹的合照的时候有几分？当你一个人但在和妹妹通电话的时候又有几分？
赋能	通过提问邀请当事人看看在他们正在做的事情中，有哪些可以帮助创造更多的例外	· 你有一个能让你感到安全的妹妹，你是怎么和她建立关系的？ · 知道你和妹妹已经建立了这种很安全的关系，你会和现在有什么不同？你认为她会有什么不同？你会怎么看待这些不同？ · 你说上周仅和她通话就让你觉得更安全了些，你会怎么利用这些通话让自己感觉更安全些？你注意到什么了吗？

更好的未来：奇迹问句（"你问他们什么？"）

未来是协商和创造出来的。（de Shazer et al., 2007, p. 3）

面向未来的思考、找到更好的解决方案的能力、滋养希望感的能力,这些都是将重心由死亡理由转移至生存理由的关键。(Jobes, 2006, pp. 86-87)

我们的目的是邀请当事人进入寻求替代性方案的会谈,并且开启更好的未来,从而让自杀不会成为一个潜在的选择。(Sharry, Darmody, & Madden, 2002, p. 302)

奇迹问句(见附录 A)是焦点解决短期治疗的一种核心方法,或许也是最为核心的方法。它让当事人想象没有当前问题的未来。如果要回答奇迹问句,当事人不仅要想象积极的变化,还要想象日常生活中那些积极变化带来的无数微小的**结果**。

奇迹问句制造了一种超级策略感,它发挥作用的方式,就如同在敌后方放下了一个降落伞。在解决方案的世界里,奇迹问句在治疗性会谈中一举着陆。

改变无处不在,是日常生活的一部分,当事人对于改变太过于熟悉以至于没有发觉。(Omer, 1996, p. 330)

奇迹问句需要"一种从问题饱和思维向问题解决思维的戏剧性转变"(De Jong & Berg, 2002, p. 85)。一些自杀学专家有时会问我,一个认知和感知功能受限(人处于自杀状态时常见的情况)的人是否有能力回答这样复杂、具有假设性的提问。我的第一反应是"不问的话我也不知道"。到目前为止,除了一位当事人[1],被我问过奇迹问句的当事人(保守地讲,大约有几

---

[1] 这位当事人无法回答奇迹问句。最终,我们只能将话题转移至其他事情上。一小时后,她在我的语音信箱里留言说她在回家的路上明白了一切:"这是一个骗人的提问!你骗了我!你想让我知道我已经拥有了可以解决问题的一切,我并不需要奇迹。好吧,我想通了。我自己也可以这么做。"——原注

千人)或多或少都给出了有用的回应。我的第二个回答是，奇迹问句是打破当事人受限状态的唯一且最有力的工具。在当事人感到问题无休止、无法忍受、无可逃避，而自杀似乎成为唯一选择的时候，我们可以用奇迹问句来打破这种状况。普通未来导向的提问不太可能做到这一点。

我这样讲并不意味着当事人或者治疗师真的相信或期待奇迹会发生。在会谈中使用奇迹问句并非提醒当事人奇迹真的会发生，它只是一个假设性提问，可以用很有用的词"假设……"来开场。真正管用的是奇迹这个**概念**，因为它让人们感到好奇，并且可以吸引人们的注意力，使人们能够跳出问题来看解决方案。

再来谈谈什么是**跳出问题来看解决方案**。其实在找到解决方案之前，把问题的来龙去脉、方方面面、如何应对都弄懂，是一个繁重且没必要的负担。在自杀干预工作中，这种负担很危险，它浪费了能够促成即时改变的宝贵时间和精力。现实生活中的解决方案常常与它们缓解的问题关系不大。举个医学上的例子：养只宠物狗或者宠物猫可以缓解应激导致的高血压（Allen, Shykoff, & Izzo, 2001; Jennings et al., 1998; Odendaal, 2000）。这意味着和一只毛茸茸的生物在一起就能够有效帮助我们应对一些困难情境。然而，我们却花费了大量时间去调查引起高血压的各种原因，并把它们罗列在一起分析来分析去，把寻求解决方案限制在对问题的思考这一框架里面，却从未意识到"养宠物"这种方式的可能性。其实，找到保护性因素并不能让风险因素消失。活下去的理由和寻死的理由完全是两码事情。

回答奇迹问句会帮助当事人将注意力转移到偏好未来的细节上，而不是沉浸在带来自杀念头的问题体验中。试着回答奇迹问句就是在帮助当事人关注改变的可能，而这与问题及问题的根源并没有直接的关系。对未来的思考和选择会增加并强化当事人对生存理由的感知。可以说，回答奇迹问句可以创造一股"来自未来的牵引力"（Bertolino & O'Hanlan, 2002,

p. 140），激活每一个可能的未来对当事人来说都是一种独一无二的推动力。"为了让事情变得更好，我们必须看到比当事人当下状态更多的东西。"（Kast，1991/1994，p. 139）

奇迹问句这种干预手段听上去很简单，但应用起来却不容易。应用的时机和频率是否与当事人的状态"匹配"是其起效的关键。对于何时使用奇迹问句的一种观点是，在第一次与当事人会谈时，"越早用越好"（de Shazer，Berg，& Miller，1995）；另一种观点是，在当事人开始意识到自己想要什么的时候（Berg，1989）（一般来说，当事人很容易意识到自己**不想**要什么，但清晰地知道自己**到底**要什么却是需要治疗师付出时间和努力的）。如何让问出的奇迹问句与当事人的状态"匹配"，可以看看德·沙泽尔及其同事（2007）的文章，也可以看看德·容和伯格（2002，2007）的文章。

你是否还记得施奈德（2000；Snyder，Michael，& Cheavens，2000）的研究？他的研究指出，希望包含路径思维和动力思维。作为一名有想象力的思考者，我有时在想，当奇迹图像变得越来越清晰的时候，光亮就会照亮通往奇迹图像的黑暗之路。我工作中的一个重要任务就是帮当事人照亮他们的那幅图像以及那条路。要做到这一点，我会通过后续提问来引出这些假设的奇迹会给当事人的生活带来什么的细节。

细节，细节，还是细节

奇迹问句之后的一系列提问（参见附录 A）是用来形成一个完整的图像的，用来呈现奇迹会如何影响我们的日常生活。越普通、越"琐碎"的细节，越有用。

一个人如果在生活中想要什么，可以通过具体、详细的行为和行动描述形成一种可视化预演。描述得越具体，这段经历就越生动，就越有助于把这种可能带入现实生活。除此之外，让当事人仔细、形象地描述和未来有关的行为细节，可以让他们提前看到自己所考虑的改变在未来会带给他们的好处，进而增强他们改变的动机……如果当事人所考虑的行为改变是他们想要做到的，但在最开始又是难以做到的……由此激发出的情感……很可能成为他们"踏上征途的勇气"。(de Shazer et al., 2007, p. 46)

细节包含想法、感受以及各种可以采取的行动(de Shazer et al., 2007)。提问的作用在于将描述置于一个背景之中，特别重要的是关系背景(例如，谁会注意到你有这种变化？他们会看到什么？他们会如何回应？)。

你观察我在工作中常用的问句就会发现，我最常用的是"还有呢？"。我会一直问，直到当事人能描述更多有关奇迹发生后他们的生活会有什么不一样的细节。十分有用的做法是，坚持一直询问细节，直到你认为当事人能够"看"到奇迹。足够多的细节能够让奇迹变得鲜活。从这个角度看，我们的作用就是在奇迹图像和现实之间搭起一座"桥"。

奇迹图像化例外

有时，在会谈中，奇迹图像化例外会自然而然地出现(也就是说，奇迹常常是已经发生过的一些事情)。很多时候我会直接问："你什么时候觉得自己好像经历过哪怕是一小部分自己描述的这幅'奇迹图像'？"引发和阐述这些例外，它们尽管看上去微不足道，却是帮助当事人建构解决之道的关键一步。

目　标

因为目标总是和更好的未来图像有关，而非与问题图像有关，所以在理想情况下，奇迹问句之后就该是目标设定了。如前所述，奇迹问句为我们发现有用目标提供了最大的可能范围。在奇迹图像中,目标演变成了一种实现设想的未来的行动方案。奇迹图像的这种"未来牵引力"有助于让目标设定更生动,也让当事人更有动力。当事人描述的目标可能是与问题相关的(例如,"当我男朋友威胁我要离开的时候,我能冷静下来,而不是想着去死"),或者是一点关联也没有(例如,"每周去食物赈济处做两次志愿者")。

在奇迹图像出现之后建构目标还有很多其他的好处。其中之一是当事人能够更多地关注奇迹图像的细节,更多地关注具体的细节而非模糊的大概。即使当事人所谈的目标较为模糊和笼统,我们也可以问:"踢足球会是你的奇迹图像的一个细节吗? 对吗? 还有什么呢?"

目标设定中重要的一部分是帮助当事人将目标调整得足够小、足够切实可行,让他们能将目标快速落实到行动上,并看到积极结果。在同和无助感和无望感作斗争的当事人工作的挑战是,帮助他们找到能带来不同的改变的目标。这些目标是在他们目前的能力范围内的,这样就能够帮助他们取得即时的、激发希望感的结果。奇利斯和斯特罗萨尔(2005)提到,干预应当是"很小的、具体的和可落实的"(p. 66)。对此,乔布斯(2006)写道:

我会通过把行为目标分解成(有时候甚至以滑稽的方式)一个个微小的目标,来减少当事人(行动上)的不情愿,让那些甚至是非常抑郁的当事人最终也能够承诺去做些什么。一次,我遇到一个坚称自己不可能锻炼的肥胖病人,对她来说,锻炼的想法太过于可怕,以至于她想都不敢想。我建议她分解目标,循序渐进地达到最终的目标。她还是不肯。当她拒绝考虑每天走路30分钟的计划时,我还在坚持。最终,我们在相互开玩笑中达成了共识,她承诺每天早上走路3分钟。在接下来的几个星期里,我们开始每次增加5分钟,直到她达到自己感觉舒服的预期目标。……在后来的两年里,她每天走路两次,每次45分钟,体重减掉了60磅。(p. 86)

　　焦点解决治疗师可以通过提问来达到类似的效果，例如"你愿意走路的最短时间限度是多少？"或者"你最近走了多远？"和"什么时候你愿意再试试？"（附录 A 的问句对设定可实现的目标很有帮助）。

"让数字说话"[1]

　　评量问句（或刻度尺问句）是一个强有力、实在、有效的工具。在我看来，它们是自杀干预中不可缺少的。刻度尺允许当事人，甚至那些语言表达受限的当事人进行自我评估和与人交流，内容可以涉及他们目前的情绪和认知状态、他们的观点和意见、他们的成功应对经验、他们的目标，特别是和现在有所不同的——朝目标前进的一小步。不少从业者推荐在评估风险因素和安全因素的时候使用评量问句（Callcott，2003；Fiske，1997，2002，2003，2004a；Hawkes，Marsh，& Wilgosh，1998；McGlothin，2006；Sharry，Darmody，& Madden，2002；Softas-Niall & Francis，1998a，1998b）。

利用评量问句进行风险和安全评估的示例

　　用 1 到 10 分来衡量，如果 1 分代表今天你下定决心去自杀，而 10 分代表奇迹发生的一天：

- 你今天决定来这里之前的状态是几分？
- 你现在的状态是几分？
- 发生什么可以让你维持现有的分数，或者稍微提高一点？

---

[1]　该说法取自伯格和德·沙泽尔 1993 年的文章标题。——原注

· 处在几分的位置时, 对你来说是安全的, 你就不会去自杀了?

· 处在几分的位置时, 对你来说是安全的, 你就不会有自杀的想法了?

如果 1 分代表决定来这里之前你准备扣下扳机, 而 10 分代表你不再有类似的打算:

· 现在你会给自己打几分?

· (如果回答的分数比 1 分高) 现在有什么不一样? 还有呢?

· (如果回答是 1 分) 为了让你达到 2 分, 你必须做点什么来改变现状?

如果 10 分代表能在黑暗中看到一丝光明, 1 分代表一点希望都没有:

· 现在你会给自己打几分?

· (如果回答的分数比 1 分高) 是什么给了你更多的希望?

· 如果要提高 0.5 分, 你需要做些什么?

在 0[1] 到 10 分的刻度上:

· 你达到几分就觉得自己有办法解决当前的问题了?

· 你认为自己在这周末感到安全的可能性有几分?

· 对于你在这周末感到安全, 你给自己对此的信心程度打几分?

(Hawkes, Marsh, & Wilgosh, 1998, p. 104)

---

[1]　有人喜欢用 1 到 10 分, 也有人喜欢用 0 到 10 分, 史蒂夫·德·沙泽尔喜欢用 0 到 10 分, 茵素·金·伯格则喜欢用 1 到 10 分。根据我的经验, 两者没有什么差别。——原注

在 1 到 10 分的刻度尺上，如果 10 分代表"我相信自己可以开心、满意地活下去直到自然死亡"，1 分代表"我很快就会自杀而死"：

·你觉得自己现在在几分的位置？（改编自 Bertolino & O'Hanlon，2002）

·在情况最差的时候，你在几分的位置？

·当你能睡个好觉、不做噩梦的时候，你会在几分的位置？当你能告诉你的妻子，你今天来这儿和我聊天了，你会在几分的位置？当你晚上能和她出去散步而不是去酒吧，你又会是在几分的位置？

在 1 到 10 分的刻度尺上，如果 1 分代表你感到很痛苦且无法忍受，10 分代表你可以应对这些痛苦，你现在在几分的位置？

在 1 到 10 分的刻度尺上，如果 10 分代表你决心活下去，1 分代表你不知道自己能不能坚持下去，你现在在几分的位置？

焦点解决的这种自我锚定的刻度要比制订标准好：真正知道"3 分"或"8 分"的含义的是当事人，而不是治疗师。

我记得最近有一个当事人（Berg & de Shazer, 1993），当我问她评量问句的时候，她说 2 分 …… 我可以想象有人会在心里说："噢，老天，她只有 2 分。"我没有追问，而是等着她解释对她来说"2 分"的含义是什么。她停顿了一会儿说："这对我来说已经算非常好了。"我握着她的手。她认为对她来说能达到 3 分或 4 分已经是奇迹了。现在她已经达到了 2 分，她知道自己可能永远都不能超过 4 分。如果能维持在 4 分，她就觉得很满足了。(de Shazer, in Hoyt, 1996, p. 71)

其他评量问句

· 你认为你经历的事情中有多少是你对自己近期经历的多次丧失的正常反应？

· 你认为你儿子的问题中有百分之多少是青少年所共有的？又有百分之多少是有学习障碍的孩子所共有的？

·（如果回答是"我不知道"）怎样你才能知道？从别的父母处理类似问题的经历中，你可以学到些什么？

· 你公司的亏损有多少是由你的管理导致的？有多少是由经济不景气导致的？又有多少是由你的合作伙伴挪用资金导致的？

· 用百分比来衡量，你有多少时间想着自杀？

· 其他时间你在想些什么？

· 最近你有多少时间是在想其他事情，而不是自杀？

· 你是怎么做到的？

　　在评估当事人的致死性或者受困扰水平的时候，当事人自己确定的对其有特定含义的数字，与治疗师确定的刻度是不同的。麦格洛钦（McGlothin）（2006）用以下方式定义他所使用的刻度：1 到 3 分之间为低风险；4 到 7 分之间为中风险；8 到 10 分之间为高风险。这种方法虽然很有用，但就当事人回应这种方法对于焦点解决评量问句来讲，缺乏灵活性和以人为本的考虑。麦格洛钦常把 10 分定义为最严重的，1 分为最轻微的（也就是说，10分代表负面的极端，而1分代表积极的极端）。根据我的经验，这种利用评量问句的方法本身并不会帮助当事人做出改变，同时数字的改变也不一定意味着积极的变化。

赞　美

永远不要放弃任何表达友善的机会。(William Makepeace Thackeray, in Eisen,1995,p. 44)

　　赞美能够凸显和强化当事人的优势和资源。对一个处在消极和自我贬抑状态中从而将自杀看作一种解脱的人来说，赞美的意义是很深远的。莫里斯塞特(Morrissette)(1992)指出，觉察优势并给予赞美有令人惊讶的效果，因此该法备受关注。甚至对那些无家可归的年轻人——自杀高风险群体来说，也是如此(Kidd, 2006；Kidd & Kral, 2002)。赞美常常是一种强有力的、意味深长的"轻拍肩膀"，也是人们对抗那些由于不被欣赏而产生的痛苦感或负担感所必需的利器。焦点解决会谈常常包含许多直接和间接的赞美，但更多时候，这些赞美是通过提问来传递的。

　　例如，我会问一些具体的问题来澄清当事人想要的改变和希望拥有的未来。在问的过程中，我会表达出对当事人理解能力、判断能力、积极意图的赞美。无论是我们提问时的深思熟虑，还是我们对当事人的回应流露出的兴趣，都可以被看作赞美的态度（两者也是相辅相成的！）。许多人都喜欢在治疗过程中得到尊重，并获得一种与伙伴交谈的感觉。

　　间接的赞美常常可以用"怎么"来提问，例如提问可以是关于当事人决定接受帮助、他们能理解什么对自己有用以及什么对自己没用、他们的应对技巧、他们忍受痛苦的能力的："你是怎么做到的？你是怎么弄明白的？"这样的提问都是在邀请当事人对他们自己的能力进行反思。赞美当事人的积极特质常常能对他们产生激励和触动作用，特别是被治疗师强调的时候，赞美能帮助当事人重新认识和讲述自己的故事。

在治疗性会谈中还有许多巧妙的方式来表达赞美。伯格和多兰（2001）提到了许多方式，可以让治疗师"无意间流露出"对当事人的积极看法：

扬眉、睁大双眼、为了获得更多信息身体不自觉向前倾，这些都向当事人表达了你欣赏他们的勇气、不屈不挠的精神以及动人的成就。既然这样的交流是不可避免的，为了当事人，为什么我们不做得更刻意一些、更周到一些？(p. 81)

讯息：治疗师给当事人的反馈

即使是非常简短的助人谈话，哪怕谈话发生在治疗场所，福利院或收容所的大堂、休息室或者厨房等地方，我都会给当事人反馈信息，在电话咨询中也一样（有时由于工作需要出差，我会给当事人或者被督导者安排简单的电话咨询）。例如，我可能会说："让我花 1 分钟把刚刚谈论的内容整理一下，看看我能给你点什么反馈。"

在我的治疗室里，无论是第一次电话咨询还是第一次面谈，我都会告诉当事人，在整个治疗中间会有一个短暂的休息，之后我会给他们提供反馈。暂停一下（5 分钟或者 10 分钟的休息时间）再给予反馈有一系列好处：

1. 知道自己必须在会谈结束时进行总结，会让我们在会谈中更认真地倾听当事人，也更少插入自己的想法。通常，在会谈结束之前，当事人自己的一些有用的或更合适的主意会取代我想到的一些所谓的"好主意"。

2.当事人在听反馈时会特别认真。事实上，人们总是倾向于记住每次会谈最后的一些话，即那些"带回家的信息"。

3.暂停能够给我时间喘口气并整理一下自己的思绪、感受以及感想。在面对处于自杀危机中的当事人时，我特别需要这样做。它也可以帮助我从同事那里获得有用的信息或者是让我有时间与同事商讨。

4.反馈给我们一个机会，让我们可以专注于思考如何在咨询之外的情境中使当事人做出改变。

赞 美

焦点解决小结反馈中首要的，也是最重要的内容就是赞美。用赞美作为反馈的开始常常令当事人感到惊讶：

> 大部分在问题的重压下挣扎的当事人并不期待听到一系列关于他们想要什么和他们已经在做的有效尝试方面的赞美……更常见的情况是，他们对过去的选择和未来的前景感到沮丧。(De Jong & Berg，2002，p. 118)

用赞美作为反馈的开始能够很快地吸引当事人的注意力。

当然，如何选择性地赞美当事人是很重要的。我们应该基于当前我们对当事人的了解进行赞美，这样的赞美才是真诚的，也会让当事人听上去是和实现他们的目标密切相关的。例如：

> 我对你始终保持着幽默感印象特别深。我记得我的祖母曾告诉我，幽默是人类的一种优雅。我相信这一点。我也相信在心理学中所学到的，幽默感是人类思维灵活性的一种反映，是一个人发现解决问题的方法的能力

的反映，哪怕是那些棘手的问题。

过渡到建议的桥梁

学习焦点解决治疗的实践者时常对焦点解决反馈信息的第二部分"桥梁"感到困惑。桥梁是布置"作业"时的一个原则，即用当事人感到有意义的方式来布置"作业"。要记得时常采用当事人的语言来提供建议，这是一种很好的桥梁。更清楚的桥梁式陈述包括"我同意你的观点……"或"因为现在……（例如，保持镇静、照看孩子）对你来说非常重要……"。

布置"家庭作业"

治疗关乎如何更好地活着，而不仅仅是提供生活的避难所。（Kreider，1998，p. 349）

反馈的第三部分内容就是提供建议，或者说是提供一种"尝试"，而不仅仅是布置任务。当事人不一定要按照我们的建议去做，他们不做也不会受到惩罚。我们的假设是，一定有一个很重要的理由使得他们不去做，也许有比我们的建议更合适的方法。正所谓，"咨询师提议，当事人选择"（Murphy & Duncan，1997，p. 43）。通常来说，在什么才能带来改变这件事上，我们的建议越接近当事人的看法，当事人就越有可能听从我们的建议并感受到建议的价值。"真正的焦点解决短期治疗师的建议……总是建立在当事人先前的有效应对方法或例外上的。"（de Shazer et al.，2007，p. 5）

当事人也可以提出自己的建议或被要求做点什么，例如"如果这周让你给自己布置点作业，你会布置点什么？"（de Shazer et al.，2007，p. 12）或者"在下一次碰面之前，什么是你想在今天的会谈之后尝试一下的？"（Kreider，1998，p. 350）。

在众多提供建议的方法中，有一种经常被使用的方法叫作"焦点解决首次任务公式"（de Shazer, 1985, p. 137）。在这一通用公式中，给当事人的建议是这样的："从现在到下次见面之间的这段时间里，注意你生活中发生的那些你希望能够继续发生的事情。"伊冯娜·多兰指出，这样的建议可以建构起一座"跨越问题的桥梁"：

在与那些最近遭遇了严重创伤的人工作时，我们经常会让他们回答"你希望什么可以继续发生"这类问题。对许多当事人来说，这样的问题可以让他们与希望和可控的事物产生持续的连接。许多当事人告诉我，他们把那些自己想要继续发生的事情写下来，然后放在枕头下面。他们意识到，当前发生的这件可怕的事情并非他们生活的全部！（in Malinen, Cooper, & Dolan, 2003, p. 6）

这样的任务是在邀请当事人关注例外时刻，这对那些已经被负面情绪包围和压垮的人来说，是非常有帮助的。

给当事人建议的示例

· 多关注那些你有能力去考虑未来的时刻。

· 请观察一下什么时候你觉得伤害自己的念头不那么强烈，而且你能够相对轻松地克服它。

· 请注意当你说服自己自杀不再是一种解决方案的时候，你在说什么。你用的理由是什么？

· 请列一张清单，写下你每一次根据"活下去的理由"所做出的行动。

· 请注意一下其他人做了和说了什么来表示他们是看重你的。（Thorana Nelson，个人通信，2006 年 11 月 15 日）

· 你和你的丈夫罗列出了所有你们过去做过的、带来了改变的事情（回顾清单）。我建议你在晚上睡觉前，从清单上选择一项，想象一下自己在做这件事情以及这件事情给你、你的丈夫、你们之间的关系所带来的不同。（或者）我建议你们从清单上选择一项，将其付诸行动，之后再与你的丈夫讨论看看当你们这么做的时候，究竟会有什么不同。

· 我对你刚刚讲到的这一点印象很深刻。我建议你一点点地试试看，看看这样做会给你带来什么不同。

准备改变

无论是临床实践还是写这本书，我都在纠结怎么（或是否）介绍这个概念。焦点解决短期治疗早期的书籍中（e.g., Berg, 1994）将当事人分为几类：当事人可能是**消费者**（customers），他们已经做好改变的准备，做任何能让他们的问题产生改变的事情，此时治疗师的角色就是一个积极的伙伴，帮助当事人探寻解决办法；**抱怨者**（complainants），他们想要改变，但既无法积极地负起责任，也不相信自己有开始改变的力量，此时治疗师的任务则是尊重地倾听，并在**当事人提及的事情里**寻找可能会引发改变的切入点；或者是**参观者**（visitors），他们看上去不需要改变，总是质疑治疗中的任何做法，此时治疗师更像是主人，需要更尊重当事人，让他们感到舒服，并询问、探索他们的需求（Thorana Nelson，个人通信，2006 年 11 月 15 日）。

这种分类方式虽然呈现了不同的咨访**关系**，但它本身就是在评估当事人，给当事人贴标签。有时候，它反而可能限制而非拓展治疗的可能性。普罗查斯卡（Prochaska）和他的同事发展出一个"改变阶段"模型（Prochaska，1999；Prochaska，DiClemente，& Norcross，1992）。这一模型已经得到了广泛的应用，常常被用来对"动机"进行评估（Sharry，Madden，& Darmody，2003）。沙里（Sharry）及其同事把这个模型与当事人分类方法联系起来，其中"前意向"（precontemplation）阶段相当于"参观者"；"意向"（contemplation）阶段相当于"抱怨者"；"准备—行动—维持—终止"（preparation-action-maintenance-termination）阶段相当于"消费者"。尽管这种分类方式是对当事人的评估和标签化，但这种模型却包含着对治疗中发生改变的期待。其实，大部分普罗查斯卡的模型说明都与在治疗中促成这类改变的发生有关。

我在这里讨论这个话题的原因是我考虑到"准备改变"的几个阶段有助于帮助治疗师与当事人把握治疗的方向。特别是在布置"家庭作业"和提出建议时，治疗师需要考虑与当事人的改变阶段保持一致。在处理自杀风险的时候，不要让当事人改变的步子超过他们所能承受的范围。有时，不切实际地鼓励他们改变反而会给他们带来一种无助感。所以，在当事人没有准备好改变的时候，就要少布置些费力的任务，例如，让当事人多观察是否发生了例外情况可能更适合他们。反之，如果当事人改变的意愿很强，那么抓住这一机会，多给些关于积极行动的建议可以帮助他们更容易地找到可能的解决方案（而不再把自杀作为一种解决办案）。

我觉得在反馈的开始阶段，用一个直接的问句来评估当事人对改变的准备程度（或"动机"）非常有帮助："在 1 到 10 分的刻度尺上，如果 10 分代表'我已经准备好采取行动来解决问题'，而 1 分代表'我什么都不想做',你在什么位置上?"

我们得承认,当事人可能会由于筋疲力尽、沮丧、害怕而无法采取强有力的行动。同时,这类问题可能也会有另一种惊人的答案,例如,有时候,一些积极计划着自杀并长期生活在痛苦和绝望状态下的当事人会给自己打"10分":"我还有什么可以失去的呢?"这一刻正是使危险成为转机的重要时刻。

安全计划

焦点解决(自杀)评估的核心议题是对安全和建设性生活方式的指标表现出广泛和持久的兴趣。(George, Iveson, & Ratner, 未注明日期的培训讲义, in Callcott, 2003, p. 75)

SFBT 治疗师会尽自己最大的努力来利用当事人的观点和愿景去维持当事人的人身安全……治疗师需要思考如何形成一套符合当事人经验和生活现实的具体安全计划。(de Shazer et al., 2007, pp. 157-158)

在当事人被尊重地、给予希望地对待,并在帮助下发展出自己的一套成功准则时,他们就会将安全带回家(要么是一起,要么是单独),让安全成为重要的家庭成员。(Johnson & Goldman, 1996, p. 194)

关于自杀意图的表露:如果可能,在会谈中尽可能避免对当事人的话语和行动做出假设。(Hawkes, Marsh, & Wilgosh, 1998, p. 98)

我特意在这章的最后讨论安全计划这个议题。当在治疗中遇到一个自杀的案例,特别是在最开始的几分钟,我会先承认这对当事人来说实在是一件很糟糕的事情,同时我会继续进行焦点解决式提问。我不会为了进行风险评估和签订管理协议而中断治疗性会谈。如果到了会谈的最后，当事人还是认为自杀是他们解决问题的首选方法，我才会强调如何来确保当事人的安全。（前文已经提到过，必要的风险评估信息总会出现在焦点解决提问的过程中，如果还有必须要问的问题，我会之后再问。）

对我来说，在实践中我很少需要从焦点解决治疗状态转向一种积极的抢救状态。当然，如果最初的治疗性急救是必须的，我也会去做。如果可能，我会努力与当事人建立合作，去了解当事人的喜好、资源、关系和目标。这样做的方式之一是为当事人提供选择，无论这些选择在实践中是多么受限，例如，"我可以给保安打电话，让他协助我们去急诊室吗？或者说你愿意和我一起去那儿吗？"或者"你想让你妈妈／先生／老板知道你现在准备去医院吗？或者你更愿意让我联系他们？"。

当事人需要利用自己的个人资源以及关系资源来制订个性化的安全计划，这往往比我们为他们设计的要好。朝着对个人富有意义的目标前进而产生积极想法和计划与自杀是相互矛盾的，这能有效地瓦解当事人的自杀进程。

为了制定相关的安全计划，我们常常需要重复一些关键性问句。例如，茵素·金·伯格曾对一个叫卡尔的青少年男孩进行过一次访谈，这个男孩在访谈的前一天晚上有自杀企图（Berg, 2004; de Shazer et al., 2007）。卡尔说，他在与刚从监狱中释放并和他同住的哥哥起争执之后，产生了挫败感和沮丧感。他认为哥哥的攻击和挑衅行为是他无法改变的。茵素问道："那么你需要做些什么不一样的事情，才能让昨晚的事情不再发生？"茵素问了这个问题四次，每次的提问都仅有细微的变化，每次茵素都在认真倾听完男孩的回答之后再提问。像卡尔这样从关注问题的视角来回答焦点解决提问是不容易的，当事人总是会看到解决方案前面的障碍，无论是当事人还是治疗师都应该充分意识到这一点。无论是在心里还是在现实生活里，要战胜这一点都是很难的。但重要的是，建构解决方案不应该受到影响。

在与卡尔的会谈中，茵素利用了卡尔和她谈到的内容同卡尔探讨了安全计划，包括如何采取具体的行动来克服卡尔提到的困难。例如，他们最后讨论出一系列表现（心跳加快、头痛、开始胡言乱语），这些表现都告诉他需要回避当下的情境，也需要切实可行的计划来告诉他应该做些什么、应该去哪里，而不是待在那个环境里，等着危险反应被触发。

关于"不自杀协议"的提示

尽管目前还没有证据表明**不自伤**或**不自杀**协议（e.g., Drye, Goulding, & Goulding, 1973）是有效的或者是存在局限的，但它们已经成为自杀评估和治疗中标准化的、必备的一部分（Center for Suicide Prevention, 2002; Miller, 1999; Reid, 1998; Rudd, 2006; Rudd, Mandrusiak, & Joiner, 2006; Stanford, Goetz, & Bloom, 1994）。我看到了一种具有潜在价值的对话，类似于路德（2006; Rudd, Mandrusiak, & Jioner, 2006）所描述的**承诺继续治疗**（commitment to treatment）或**承诺活下去**（commitment to living）。这样的互动只有在成为一场治疗性谈话的结构性部件或支架，而不仅是止步于此的时候，才会给当事人带来最大的价值。

评估：当事人给治疗师的反馈

如果从业者用正式的评估方式，例如使用 SRS（Johnson, Miller, & Duncan, 2000）和 / 或 OQ-45（Lambert et al., 1996），那么治疗师的休息时间刚好可以让当事人来完成这些问卷。

许多非正式的评估可以在任何时间点进行，但总的来说，在接近治疗结束时进行最好，反馈前或者反馈后都可以。我自己的习惯是在反馈后来问这些问题，因为反馈是完整会谈中很重要的一部分。

后续：关注进步和改变

EARS 常常被用来描述焦点解决模式第二次以及后续会谈的程序：引发（Elicit）、扩大（Amplify）、强化（Reinforce）任何改变和进步的信号，然后重新开始（Start over），寻求新的进步。在面对自杀危机的时候，EARS 有自己特定的应用方式。第一，询问发生的小改变的任何细节及其在巩固已发生的改变上的影响和作用；第二，当会谈再次切换到问题模式时，任何有关真正的积极变化的对话都可以带来希望感，也可以使当事人更开放地思考不同的可能性；第三，如果没有观察到明显的改变，治疗师可以和当事人讨论需要发生点什么不一样的。当自杀有可能发生时，我们就不能容忍安全的假象了，因为当事人正在"接受治疗"，治疗必须要带来改变 —— 对当事人来说十分重要的改变。

评估性问句的示例

在 1 到 10 分的刻度尺上，如果 1 分代表"我可能会选择在接下来的 24 小时内自杀"，10 分代表"我一定会选择在接下来的 24 小时内活着"，这次会谈开始的时候你在几分的位置？现在你又在几分的位置？（如果评分有差异的话）

· 是什么造成了这种差异？
· 还有呢？
· 什么能帮助你把分数提高半分？

在 1 到 10 分的刻度尺上，如果 10 分代表是有帮助的，1 分代

表一点帮助也没有,这次治疗能被评为几分?(如果超过了 1 分)

· 哪些方面让你觉得会谈是有帮助的?还有呢?

· 要是想更有帮助,你觉得需要怎么做?

· 这次会谈中你觉得对你最有帮助的是什么?

· 你觉得什么对你帮助不大?可以怎样改进和提高?

· 现在你发现了什么,能说明会谈对你是有用的?

· 下次我们需要继续保持的是什么?应该改变的又是什么?

· 这次会谈中,什么是让你感到意外的?

巩固和维持积极的改变

持续性在治疗性改变中是非常重要的。引发、观察以及庆祝改变的发生都还不够,我们必须切实采取行动让改变能够持续下去。

我们可以通过一系列方法巩固改变:赞美以及"振奋性鼓舞"(cheer-leading);询问有什么不一样;用欣赏的眼光来看待变化;利用具体的、能促进改变和进展的提醒物。

巩固性问句的示例

· 这些改变会怎样让你现在必须要做的事情变得更简单?

· 你愿意和谁分享这个改变?

· 如果这事发生在 6 个月前，你觉得对你有什么影响？现在呢？（改编自 Kreider, 1998, p. 351）

· 你准备做些什么来认可自己的这一改变？

· 你都做了些什么来确保自己正朝着正确的方向前进？

具体的提醒物

在当事人处于极度痛苦和不安的状态中时，我喜欢写下一些我的反馈给他们，让他们带走。赞美是最重要的内容。处在困境中的人可能会发现自己很难记住一些口头信息，也很难专注于任何积极的想法。因此，文字记录或者其他一些有象征意义的材料可以被当作有用的、积极想法的提醒物。

维持性问句的示例

· 为了继续保持安全，你会怎么做？

· 当你过了糟糕的一天时，你能想到哪些事情会对你有帮助？

· 你准备怎么应用这些策略？你会怎么记住它们？

· 当你再次注意到这些迹象的时候，你的应对方式会和过去有什么不一样？

· 你怎么知道这样做是有效的？

结 束

SFBT 的一个基本原则就是，要帮助当事人获得有用的、满意的解决方案，并且少说废话，不管需要多少次会谈（de Shazer, 1991a; de Shazer et al., 2007）。这里没有时间限制，简短也不是目标。焦点解决治疗通常显得简短，

然而也不能保证治疗性改变总能在这么短的时间内发生。焦点解决治疗只能帮助我们发现怎样可以不一样，无论当事人给多少时间，它总能有效地利用好仅有的时间，所以显得较为简短。（Kreider, 1998, p. 355）

朝向目标、进展和变化的治疗习惯帮助当事人形成了对治疗的期望：临时的、聚焦于改变的过程。在这种情形下，结束更像是"毕业而不是放弃"（Kreider, 1998）。有时候，只要当事人感觉自己朝向目标进步了或对自己更有信心了，结束的决定可以来得非常自然。前文提到的对目标的巩固和维持过程，既能促进当事人更快地做出结束治疗的决定，又能帮助他们对此做出回应。通过提问来帮助当事人留意和加强自己对结束治疗的意愿，也是有好处的。

准备结束的问句示例

·如果有一个很小的迹象出现，表示你离"不用再经常来这里"这个目标更近了一步，那会是什么？（Kreider, 1998, p. 355）

·如果 1 分代表问题最严重的时候，10 分代表你完全有信

心去处理它（至少在大多时候是这样），你今天在几分的位置？（Kreider, 1998, p. 352）

· 你已经发现的、能证明你变得更有信心去处理这些问题的迹象是什么？出现什么迹象会让你觉得自己会继续获得更多的信心？

· 因为世事都是不完美的，你觉得自己有多接近 10 分的时候，就说明这一轮的治疗对你来说已经可以了？（Kreider, 1998, p. 352）

· 在今天的治疗中，如果我们可以再做一件事，就能帮你朝最终的目标靠近小半步（到"足够"的程度），那会是什么？

· 从现在到下次治疗期间，如果你可以再做一件事，就能帮你朝最终的目标靠近小半步，你觉得那会是什么？

整合之道：心流思维

我们必须花时间关注整体，欲速则不达。（Benjamin Franklin, in Eisen, 1995, p. 320）

"带着问题去倾听"是咨询的一个基本原则，其中重要的是每个问题在某种程度上都要基于前面的回答。在焦点解决治疗中，同样重要的是，提出的问题要能让当事人的回答在某种程度上是对自己的肯定。（Iveson, 2002, p. 70）

焦点解决会谈中没有标准的"剧本"，治疗师经常需要根据实际情况做出调整。这意味着我们要去摸索哪些说法和问题是最有用的，同时我们又不得不"修补"和纠正我们的提问方式。我记得我的同事兰斯·泰勒（Lance Taylor）对一位来访者说道："我问错问题了！让我再试试。"（Taylor, Gallagher, Campbell, Nelson, & Fiske, 2005）

在治疗性会谈中，如何把握谈话进程和与当事人保持匹配是需要反复练习和观察的，并且需要通过持续的反馈来不断地提高和完善。

可能的提问序列示例

我尝试着罗列出了"可能的提问序列"，尽管这些序列是根据我经常使用的那些而整理的，但它们只代表了一个人为的框架，并非焦点解决自杀访谈的范本。对于焦点解决实践而言，这些序列因为忽略了（除了也许是推断的情况）当事人的声音，所以是很糟糕的示例。我之所以把它们放在这里，是因为一些学员和从业人员觉得它们有用。我猜想，有人可能会在需要的时候浏览一下，就如同我在烧菜前会浏览一下食谱（然后把它放到一边）一样。我会按照要求准备好各种食材，这些食材可能与食谱上提到的类似，却和照搬食谱有着关键的区别。因为作为厨师的我，我的做饭风格，我的才能和兴趣，肯定是不同于食谱作者的。

可能的提问序列：示例一

1. 你最好的朋友说什么会对你有帮助？

2. 那会对你产生什么影响？

3. 你还活着的时候，你会去做什么？

4. 这件事情对你有什么帮助？

5. 你怎样就会知道活下去是个好主意？

6. 还有呢？

7. 一直以来你是怎么应对的？

8. 还有什么能够帮助你去应对？

9. 还有呢？

10. 你是怎么解决的？

11. 假设今晚，当你睡着了，一个奇迹发生了，今天你在这里提到的问题都消失了。但是，因为你睡着了，你不知道这个奇迹已经发生了。明天早上你醒来后，你注意到的第一件能说明改变已经发生了的事情会是什么？

12. 这又会给你带来什么不同？

13. 还有呢？还有呢？还有呢？这些又会给你带来什么不同？

14. 你身边谁会第一个注意到你有了变化？

15. 那个人会注意到什么？

16. 还有呢？

17. 看到你所做出的改变，这个人会有什么变化？

18. 对于那个人的反应，你的反应是什么？

19. 这个改变会怎样影响你们的关系？

20. 在 1 到 10 分的刻度尺上，10 分代表奇迹发生后的那天，1 分代表迄今为止最糟糕的一天[1],你现在处在几分的位置?

21. 在你决定来我这里之前,你在几分的位置?

22. 你是怎么从 2 分上升到 3 分的?

23. 当你在刻度尺的哪个位置上时,就表明你已经朝着正确的方向在前进了?

24. 你朝着这个方向做出的最小的一步改变会是什么?

25. 当你做出上述改变时,你会注意到自己有什么不同?

26. 这样做会怎么帮助你活下去?

27. 从现在到我们下次见面之间,还需要发生些什么能帮助你活下去?

28. 在你的生活里,谁能帮助你去实现这个计划?这个人会带给你什么影响?你需要我打电话给这个人,还是你想自己打电话?

29. 在 1 到 10 分的刻度尺上,如果 10 分代表关注怎样活着,1 分代表关注怎样死掉,你现在在几分的位置?

30. 如果要保持在 6 分的位置上,我们需要做些什么?如果要提高 0.5 分,我们该做些什么?

可能的提问序列:示例二

1. 对于今天的会面,你最大的期望是什么?

---

[1] 我并不经常用刻度尺上的 1 分来代表"最糟糕"的情况,但在这个案例中,会谈明显是关于生与死的。我这样说的意图是暗示当事人,他已经从"最糟糕的情况"中走出来了。——原注

2.事情一直都这么糟糕,导致你想到了自杀吗?

3.你有自杀的想法多久了?

4.你是怎样阻止自己去实施自杀计划的?

5.假如你还有一两个小小的期望,它们是什么?

6.当你感觉到痛苦比现在要减轻的时候,还会有什么不同?

7.还有呢?这又会给你带来什么不同?

8.假设今晚,当你睡着了,一个奇迹发生了,今天你在这里提到的问题都消失了。但是,因为你睡着了,你不知道这个奇迹已经发生了。明天早上你醒来后,你注意到的第一件能说明改变已经发生了的事情,会是什么?

9.你觉得什么感受能够代替持续的痛苦和害怕?这会给你带来什么不同?你能够做到哪些你现在做不到的事?

10.这会给你带来什么不同?

11.这会给你的家庭带来什么不同?对收容所的工作人员呢?

12.你最近一次经历"奇迹图像"中的事情,哪怕只是一小部分,是什么时候?这说明了什么?

13.在1到10分的刻度尺上,如果1分代表你决定寻求帮助,10分代表奇迹图像成为现实了,你现在处在几分的位置?

14.为什么你对自己的评价是2分而不是1分?

15.在同一个刻度尺上,你希望自己处在几分的位置?

16. 在 1 到 10 分的刻度尺上，10 分代表充满信心向着更好的方向前进，1 分代表毫无希望，你在几分的位置？

17. 是什么给了你那么多希望？

18. 对你来说，还有谁是能给你带来希望的？

19. 谁有可能是那个即使不说一句话，仍旧会给你带来少许希望的人？

20. 你养的狗是公的还是母的？它叫什么名字？你有它的照片吗？什么说明它给你带来了希望？如果你感觉好点，它会有什么不同？它会怎么来表达这种不同？还有呢？然后你会做些什么？

21. 为了让它更有可能那样做，你能做的一件小事会是什么？

小结：经验之声

慢慢地，我开始"浮上来"，就像一个人在深水中潜水归来一样。我逐渐停止思考"我的生活是什么样的？"，而是开始考虑"我能创造什么样的生活？""是否有一种应对方法，对其他与我处境一样的人来说也是有用的？""有让人重新变得有创造力的办法吗？""有让人回到工作岗位的办法吗？"。最重要的是，"有让人重新成为一个好丈夫和好父亲的办法吗？"。所有的这些都没有标准答案，但提出这些问题就会有所帮助。（Christopher Reeve，1998，p. 51，挖掘四肢瘫痪者活下去的理由）

PART II
APPLICATIONS

第二部分
应　用

第 3 章 · Chapter 3

关于生死的三个对话

Three Conversations About Dying and Living

所有回答里都蕴藏着真相。(Dan Gallagher, in Miller, Gessner, & Korman, 2006)

与乔治的对话

下面的会谈记录是我和乔治第一次会谈时的内容。乔治已经 48 岁了，是一位技术顾问，他的工作是设计和管理电脑系统。我接到乔治的妻子佩妮的一通紧急电话，她告诉了我有关乔治的事。在一天中午回家时，她意外发现乔治正在地下室里给她和儿子写自杀遗言。他有枪和子弹，并计划在那天自杀。佩妮要求乔治为她放下武器，他照做了。我是在另一座城市的机场接到佩妮的电话的，我告诉她如何立即帮助乔治。最后，佩妮让他自己选择，是立即跟她去医院急诊室，还是由警方带他去。乔治选择跟她一起去医院。于是我联系了医院，让危机干预小组等待乔治的到来，并在他到的时候通知我。

随后，在与佩妮的电话交谈中，我了解到乔治已经被送进医院进行 72 小时的观察，因为他对自己的生命安全构成了威胁。佩妮告诉我，乔治没有兄弟姐妹，也没有亲密的朋友，他的母亲是他一生中最重要的亲密伙伴，但她在两年前已经去世了。乔治的父亲在他 9 岁时自杀去世了。在过去的 6 个月里，乔治经常离家和旷工，有时会消失几个小时，有时甚至是几天。佩妮最近发现他在赌博，花光了他们的积蓄，还负债累累。在愤怒和沮丧中，她第一次威胁乔治说想要离婚。

住院三天之后，乔治要求出院，但在他妻子和家庭医生的要求下，他同意服用处方药物，并同意预约在我的私人诊所进行会谈。

乔治是一个身材魁梧、声音浑厚的男人，穿着随意，胡子拉碴，直发齐肩。他懒散地坐在沙发上，侧着身，看着墙壁，处于游离状态。就这样，我们开始了第一次会谈。

乔治，第一次会谈

（摘自咨询开始几分钟后）

菲斯克　是什么让你今天来到这里，乔治？

乔　治　（笑）我的妻子和医生认为我应该来。

菲斯克　噢，那你自己觉得呢？

乔　治　我感觉很糟糕，什么都不知道。

菲斯克　什么都不知道？

乔　治　……我只知道有些事情必须妥协。

菲斯克　有些事情必须妥协？

乔　治　（笑着摇摇头）不可能总是随心所欲的。

菲斯克　怎么会这样呢？

乔　治　她没有告诉你吗?

菲斯克　你是说你的妻子?

乔　治　是的。

菲斯克　她告诉了我一些事情,但我想听听你的看法。

乔　治　噢,她说的都对。

菲斯克　例如?

乔　治　我总是想要离开。

菲斯克　那么,这到底是你的问题,还是她的问题?

乔　治　这对很多人来说都是个问题。

菲斯克　那么,对你来说呢?

乔　治　只有当我这样做了,问题才会出现。

菲斯克　为什么呢?

乔　治　她会很生气。

菲斯克　这对你来说为什么会成为一个问题呢?

乔　治　我不喜欢她生气 …… 我感觉自己像个坏人。

菲斯克　所以 …… 你打算怎么做呢?

乔　治　(看了眼菲斯克后,看向别处)不是应该你告诉我吗?

菲斯克　你相当有主见,你不这样认为吗?

乔　治　是的,我也这么认为。

菲斯克　那么,你有什么计划吗?

乔　治　我曾经有一个计划,但被她阻止了。

菲斯克　一个计划?

乔　治　自杀。

菲斯克　噢,你是怎么允许她阻止你的?

乔　治　(耸耸肩)她哭了,这让我比较容易妥协。

菲斯克　所以你答应她你不会自杀?

乔　治　是的。

菲斯克　那么,你接下来准备怎么办?

乔　治　我猜,我会继续活下去。我至今还没有过失信于人。

菲斯克　不是每个人都可以说从未失信于人的。

乔　治　我很少做出承诺。

菲斯克　所以……那个承诺对你和她来说都是有意义的?

乔　治　在当时那个时刻是这样。

菲斯克　一个承诺究竟对你有多重要?

乔　治　我不会承诺不再离开她。

菲斯克　你不会。

乔　治　我不能确定我能信守这个承诺。当我离开的时候……什么
　　　　事情都可能发生。承诺……(摆摆手)

菲斯克　离开对你而言,是一件很吸引你的事情?

乔　治　是的。

菲斯克　而且,你不确定自己对它的控制力有多大?

乔　治　是的。

菲斯克　你何时展现过在这方面的控制力?

乔　治　(笑)好问题……我只知道有一次是在我孩子过生日的时候。

菲斯克　你孩子生日那天有什么不同呢?

乔　治　我没有离开。

菲斯克　即便你很渴望离开,但最后还是战胜了这种想法。

乔　治　……我猜是的。

菲斯克　你是怎么做到的?

乔　治　……我不是一个好父亲。

菲斯克　这样想能帮到你吗?

乔　治　不能,但我想最起码的一点还是要做到的。

菲斯克　(点头)出现在他的生日派对上。

乔　治　(点头)是的。

菲斯克　所以……即便你不认为自己是个好父亲,你仍然想做一些一个父亲能为儿子做的事情。

乔　治　是的。我当然想做到这些。

菲斯克　对你而言,身为孩子的父亲,这一点是很重要的。

乔　治　是的,但我对他并不太好。

菲斯克　但是,不管怎样,父亲对儿子来说还是很重要的,总意味着一些东西的。

乔　治　我也这么认为……(坚定地)他是一个好孩子。

菲斯克　跟我说说他。他叫什么名字?

乔　治　亚历克斯。(笑,坐直了,语气变得柔和)他刚刚8岁。对他这个年龄而言,他并不算太高,但他长得很快,喜欢打球、骑自行车,喜欢和我在一起。

菲斯克　他喜欢和你在一起?

乔　治　(笑,点头)是的。我们昨天还一起去了公园……

暂　停

回顾咨询录音带和案例记录并非一件轻松的事情。

在这个对话中,有很多地方我都希望做得不一样。我希望以另外一种方式开始会谈("什么会让你觉得参加这次会谈是值得的?")。我**真**希望我问过关于会谈前变化的问题("在你决定把枪给你的妻子时,有什么不同?")。我希望我当时能将话题继续下去,聊聊他是多么不想感觉自己像个坏人，并问问他想成为什么样的人。我希望我当时用他"承诺继续活下去"的说法，而不是用他"承诺不再自杀"的说法。我希望我没有使用以"但是"开始的说法，因为"但是"会营造一种辩论的氛围，人们的自然反应通常是反驳。总之，会谈过程中有很多我希望改进的地方。

如果你好奇我为什么会把这篇会谈记录放在本书之中，原因之一在于本章中谈论到的所有人都教会了我焦点解决模式在助人领域体现出来的很多价值，尤其是在帮助那些选择以自杀来解决问题的人时。在后续的会谈中，他们提供了更多的个人信息和故事。尽管我能力有限，但我依然希望看到当事人身上和会谈过程中存在着的弹性。乔治不仅不再想着自杀，而且有了更多活下去的想法（这些不同的想法意味着不一样的可能性）。我也做了一些有用的事情：我努力坚持自己的立场，即不知道什么对他来说是正确的，并寻找可能带来改变的不同之处。尽管我说了"但是"，乔治还是同意了这个观点 —— 父亲对儿子来说意味着很多。这个观点帮助我们把注意力集中到目前为止最重要的治疗因素上 —— 亚历克斯。

我希望这份记录能精楚地反映出当我们开始谈论乔治的儿子时，他的行为举止及言语发生的明显变化。我们花了几分钟时间谈论他们在公园里真实拥有过的简单的快乐时光，乔治将其与自己小时候和父亲之间缺乏交流和"连接"的情况进行了对比，并表达了想对亚历克斯做得更好的愿望。对我来说，这类关于乔治想要的东西和在乎的人的清晰陈述是一个明显的信号，是用奇迹问句的时候了。

菲斯克　乔治，我想问你一个奇怪的问题。

乔　治　比你到目前为止的提问还要奇怪吗？（浅笑）

菲斯克　有可能。

　　　　假如，在我们结束这次会谈后，你离开了这里，开始度过你余下的夜晚。最终，你进入梦乡。今晚你睡得非常香，睡得非常安稳。当你熟睡的时候，一个奇迹发生了……

奇迹是，让你今天到这里来的问题……都被解决了。（打响指）就像这样。一个奇迹发生了……

但是，因为你当时是睡着的，你不知道这个奇迹已经发生了。那么，明天早上，当你醒来的时候，会有什么不一样的事情告诉你奇迹发生了？

乔　治　我家门口的路上有一辆劳斯莱斯。

菲斯克　非常好！还有呢？

乔　治　……可能我不会这么生气，也不会感到如此边缘化。

菲斯克　好，代替这些的将是一种什么感觉？

乔　治　我会像罗杰斯先生那样。

菲斯克　噢，天哪，我从来没有看过《罗杰斯先生》[1]，所以你能解释一下更像他意味着什么吗？

乔　治　你从来没看过《罗杰斯先生》？

菲斯克　是的，真遗憾。

乔　治　他是一个很好的人，对每个人都很好。他喜欢穿毛衣。人们知道自己可以信任他。

菲斯克　原来是这样，谢谢你。罗杰斯先生是一个人们可以信任的人。

乔　治　他们知道自己可以信任他。你真的从来没有看过吗？

菲斯克　是的，我没看过。所以，实际上，你想成为他那样的人，人们可以信任你。

乔　治　我需要重新获得佩妮的信任。

[1]　电视剧《罗杰斯先生的邻居》（*Mister Rogers' Neighborhood*）。

菲斯克　当你重新获得她的信任时,会有什么不同?

乔 治　……好多了。

菲斯克　哪方面呢?

乔 治　跟她在一起时,我感到更舒服、自在。

菲斯克　当你感到更舒服、自在时,你会做些什么?

乔 治　我们会逗对方开心。

菲斯克　让对方开怀大笑。听起来不错。

乔 治　是的,我们以前经常笑。

菲斯克　一起笑。还有呢?

乔 治　我们以前经常待在一起。

菲斯克　所以,奇迹发生之后,你们还会像以前一样待在一起吗?

乔 治　是的。

菲斯克　还有呢?

乔 治　我可以和她好好谈谈。

菲斯克　哦,你能和她好好谈谈。

乔 治　是的。我需要更好的"亲密技能"。(用手比引号)

菲斯克　好,当你有更好的亲密技能时,会有什么不同?

乔 治　佩妮会更高兴。

菲斯克　如果佩妮更高兴的话,你自己也会感觉不同,对吧?

乔 治　那是当然的。她应该活得更开心。

菲斯克　你对她的评价很高啊。

乔 治　她是一个很棒的母亲。

菲斯克　这很重要。

乔 治　当然,把亚历克斯放在第一位。

菲斯克　把亚历克斯放在第一位的是佩妮,还是你,还是你们两个?

乔　治　我们两个,但是她做得更好,我只做了我的 30%。

菲斯克　你们两个都把他放在第一位。

乔　治　是的。

菲斯克　并且你只做到了 30%。

乔　治　应该更多。

菲斯克　那是多少?

乔　治　我想至少应该有 50%。我是说,在亚历克斯这个年龄段,大部
　　　　分父亲都会花很多时间陪孩子。

菲斯克　因此你希望多于 30%。

乔　治　是的,应该是 50%。

菲斯克　听起来你已经做了一些观察,注意到其他父亲也花时间和孩
　　　　子在一起。

乔　治　是的。我们需要做更多我们可以一起做的事情。

菲斯克　更多你和亚历克斯一起做的事情?

乔　治　嗯,但是我指的是我们三个。

菲斯克　噢,所以你希望看到你们三个人有更多的时间待在一起。

乔　治　那会很好,但是我知道什么呢?

菲斯克　嗯,你了解佩妮,了解亚历克斯,你也知道你希望你们之间的
　　　　关系是怎样的。

乔　治　是的。

菲斯克　如果你们三个一起做更多事情,会有什么不同?

乔　治　佩妮会觉得我更有责任感。

菲斯克　佩妮发现你更有责任感,对你会有什么帮助?

乔　治　……可能我真的会变得更有责任感。(直视着菲斯克)

菲斯克　那会是什么样子?

乔 治 也许我能控制自己疯狂的一面。

菲斯克 控制你疯狂的一面。

乔 治 不会把局面弄得那么失控。

菲斯克 比现在拥有更多的控制感,这正是你想要的东西。

乔 治 是的。

我们继续讨论更多的控制感会带来什么(他说他会更多地关注他的家庭),以及当奇迹发生之后亚历克斯会发现什么不同。我问了最近一段时间,他什么时候感受到过类似奇迹发生的画面,他又提到了先前与亚历克斯在公园中的情景。

菲斯克 在一个 1 到 10 分的刻度尺上,如果 10 分代表奇迹发生之后的那一天,所有我们讨论过的那些事情都成真了,1 分代表你认为死亡是你所拥有的唯一选择,你现在处于什么位置?

乔 治 2.5 分。

菲斯克 如果说,事情按照奇迹那样发生的话,你想要自己在刻度尺上的什么位置?

乔 治 7 分。

菲斯克 你是怎么达到 2.5 分的?

乔 治 我不知道。我们周日有一次很赞的旅行。

菲斯克 你们三个?

乔 治 是的。我还想再来一次。

菲斯克 很好。那会是一个很棒的计划。还有呢?

乔 治 嗯,佩妮愿意和我一起去医院,并一起处理所有的事情。这对我有很大的帮助。

菲斯克　确实会有所不同,看来她的意愿很重要。

乔　治　是的。

菲斯克　这件事让你知道了什么?她愿意这么做吗?

乔　治　我们还没有离婚。

菲斯克　你们还在一起,所以事情会朝着更好的方向发展。

乔　治　可能是这样。

菲斯克　怎样才能让你达到 3 分?只是 3 分,从 2.5 分到 3 分?

乔　治　如果我可以在办公室过得很愉快。

菲斯克　能具体谈谈吗?

乔　治　我可以开始做一些事情,完成一些事情,能够感受到一丝成就感。

菲斯克　我明白了。开始做一些事情,并且完成一些事情,那会让你感
　　　　觉很好,工作中的成就感。

乔　治　当然。如果在一周时间内,我没有无缘无故离开的话,分数可
　　　　以提高到 4 分。

菲斯克　哇!在一周这么长的时间内控制自己疯狂的一面。

乔　治　是的。我最长的一次坚持了四五天。

菲斯克　你是怎么做到这些的?

乔　治　一天一天地坚持呗。

　　我们谈了一些如何让一天变得更好的话题,然后我休息了一会儿,给了
他一些反馈。我称赞他在与我会谈过程中的坦诚和清晰的思路,这是他与
佩妮良好沟通的好兆头;我称赞他靠自己的勇气去做些与众不同的事;我
称赞他对佩妮和亚历克斯的爱和责任,这是任何有意义的亲密技能的基础;
我称赞他切实的想法对改善生活的有效作用。我建议乔治可以实施他提到
的那些家庭活动计划,踏上自己的改变之路。我还建议,既然他已经进行了

那么多有用的观察,那么当他与佩妮和亚历克斯在一起时,可以继续观察他们母子俩对他的言语或行为上的反应,从而知晓对他们来说与他相处有多重要。接着,我们又预约了一次会谈。

我没有与乔治达成"不自杀"协议,部分原因是我感觉他对佩妮的承诺远比他能和我达成的任何协议都重要。我知道赌博问题是自杀行为的一个风险因素(Pfuhlmann & Schmidtke, 2002),尽管这可能是与精神疾病有关的常见联想(Newman & Thompson, 2003)。与此同时,对于乔治而言,亚历克斯健康快乐地成长是他活下去的一个重要原因。因而我的工作主要就是强化并支持乔治的决定。我认为乔治正在主动实践自己制订的积极安全计划,包括努力实现花更多的时间与家人在一起的目标,培养出更好的与家人相处的技能。让我惊讶的是,这些目标的进展有助于增强他活着的理由,也有助于他实现控制自己"疯狂的一面"的目标。

乔治:更多的故事

我与乔治会谈了八次。在我们的第二次会谈中,他告诉我,他认为佩妮跟他一起来或许更有帮助,但是他还没有准备好,等准备好的时候会告诉我(目前还没有)。他只是拐弯抹角地(用"逃避"或"疯狂的一面"等说法)谈论了他赌博的问题。我给他提供了一些信息,或许可以帮助他解决赌博的问题。他说感谢我,但他还没有准备好讨论这个问题(或许会一直不讨论这个问题)。在每次会谈开始时,他会使用 1 到 10 分的刻度尺,对自己的逃离状况进行评分。例如,在第二次会谈时他说:"这周有 4 分,我没有离家出走过。"不过,在第二次和第三次会谈之间,他确实也离家出走过一次,但几个小时后就回家了。他只不过是开车去了赌场,但最终没有进去。另外,他把这件事理解为一种胜利,因为他有充分的理由控制住自己的"疯狂的一面",也因为他有能力回家告诉佩妮这件事。第三次会面时,他告诉我,他不会再选择自杀作为解决问题的方法，因为他对自己和佩妮做出了承诺，他说："事实是我现在已经完全可以控制住自己了。"

乔治作为父亲的责任感与日俱增：32%，33%，33.5%，38%！他还经常与亚历克斯和佩妮待在一起。他们三个每周都会聚在一起吃一顿晚饭，饭后还会一起看电影，这个主意是乔治从他同事那里听来的。乔治决定，他的人生中需要有一个爱好，或者用他的话来说就是"不用离开家就可以逃离的方式"。他不知道什么会吸引他，所以尝试了各种可能。最终，他将阅读、摄影和跆拳道坚持了下来。他跟我解释说，这些活动都是有始有终的，他能够从中获得成就感。

乔治的家庭医生在我的私人诊所工作。大约两年前，我看到乔治在候诊室里（离我们最后一次见面已经有十年的时间了），他和一个穿着大学运动衫的高大英俊的年轻人在一起。乔治微笑着把我介绍给亚历克斯。

与劳拉的对话

劳拉 17 岁，自从去年离开家辍学后，就一直和 35 岁的男友生活在一起。劳拉曾经被性虐待过，之前被诊断患有多重人格障碍（又叫作"分离性身份识别障碍"）。她在 13 岁到 14 岁期间经历过重度抑郁，在那段时间里，她曾两次试图自杀，第二次是非常致命的。她和之前的治疗师关系一直不错，这名治疗师碰巧也是我的同事。事实上，劳拉曾经试图与史密斯医生联系，当被告知史密斯医生已经离开诊所时，诊所将我作为候选治疗师，把我的名字告诉了她，因此我接到了她的电话。

当我们见面时，劳拉正在与两个主要的压力源作斗争：一、一次即将到来的与其中一个施虐者的庭审；二、对当下的这段关系与日俱增的不满。她和男友生活在一起，并在男友的公司工作，这让她离开男友变得更麻烦。她的家对她来说不是一个可去的安全之处。

劳拉,第一次会谈

菲斯克 我要怎么做才可以帮到你?

劳 拉 我越来越抑郁。两年前我也经历过,那太可怕了。它几乎持续了两年多。最近的迹象表明,情况正在变得更加糟糕。

菲斯克 你注意到了什么?

劳 拉 (叹气)睡不着,即使睡着了,早上也会很早就醒来,我感觉糟透了。不想吃饭,什么都不想做,只想哭。在我看来,**一切都是狗屁**。

菲斯克 嗯,事情有没有糟糕到让你想到自杀?

劳 拉 有的。如果可以不用自杀,我愿意做任何事,然而却没有一件事情让我想去做,我已经在考虑自杀了,而且我喜欢这个主意。我再也不想有那样的感觉了。

菲斯克 看来,你真的不喜欢那种感觉。

劳 拉 嗯。这意味着我的抑郁症越来越严重了,我可能无法度过这次难关了。怎样都比那样好。死可能都比那样好。

菲斯克 如此糟糕,让死看起来都是一个更好的选择?

劳 拉 并不是所有时候都这样,并不是。但是我不知道这是怎么回事。药物对我根本不起作用,我**不能再像之前那样熬过两年时间了**。

菲斯克 那么,你上次是怎么熬过来的呢?

劳 拉 我不知道……史密斯医生很好,她很关心我,很好,但是我不知道心理治疗是否真的能起作用。

菲斯克 你从过去的抑郁经历中学到了什么,可以帮助你克服这次的抑郁?

劳　拉　我不知道。

菲斯克　（等待）

劳　拉　这是个很难回答的问题。

菲斯克　是的,慢慢来。

劳　拉　……在最糟糕时,我躺在沙发上睡觉,读恐怖小说。

菲斯克　那样做有帮助吗?

劳　拉　我不知道。

菲斯克　（等待）

劳　拉　嗯(长的停顿),我唯一感到安全的时候,就是我在读书的时候。(低着头)在我知道故事的结局之前,我是不会去自杀的。

菲斯克　我觉得很有道理。那么这是怎么帮到你的呢?

劳　拉　（微微一笑,耸耸肩）我不知道。斯蒂芬·金写的书没那么多,而我的阅读速度很快。

菲斯克　没错。那么,这些知识能有什么用呢?

劳　拉　（看着菲斯克,摇摇头,耸了耸肩,等待）

菲斯克　（等待）

劳　拉　嗯,我想也许我需要写一本恐怖小说。我经常思考这个问题。

菲斯克　噢!自己写一本。这会怎样帮到你?

劳　拉　在我看到结局以前,我是不会自杀的。相较于看一本小说,写一本小说应该需要花费更长的时间,并且我猜,它会使我一直忙碌,同时有些事情也会发生变化……我已经有灵感了。

菲斯克　已经!哇!……这个灵感的出现对你产生了怎样的影响呢?

基于我与劳拉第一次会谈的思考

劳拉身上存在很多风险因素:过去的失败经历、童年遭受的性虐待、缺乏家庭支持、除了与男友的联系外社交相对孤立、法庭介入、抑郁症和多重人格障碍的诊断以及目前的自杀意念。然而，当前的情况是一个严重（且严重程度在不断增加）的风险，而不是迫在眉睫的危险（见附录 C）。

有充分的证据表明，劳拉拥有丰富的资源和生存理由。她很聪明、善于言辞、对我很坦诚直率，而且充满动力，毕竟她自己也寻求过帮助，即使她之前信任的治疗师不在，她仍然坚持寻求我的帮助。这样的决心对任何人来说都是不寻常的，更不用说一个独立生活的 17 岁女孩了。劳拉从过去的消极经历中吸取了教训，并积极地尝试，防止这种情况再次发生。17 岁时，她复发了一次。尽管她对治疗表现得非常悲观，但她依然记得史密斯医生关心过她。尽管有相当大的痛苦和压力，她却并没有选择逃避，即使逃避曾是她应对生活的主要方式。她将阅读和写作作为应对策略，她的思维相当灵活。对她来说，想知道结局，是她活下去的一个重要原因，这个原因已经帮助她度过了生命中一段非常黑暗的时期。

许多年后，当我听到玛莎·莱恩汉在接受美国自杀协会颁发的都柏林文学奖后发表的获奖演讲时（Linehan, 1999a），我想起了劳拉。因为莱恩汉描述了自己在青少年时期与自杀想法作斗争的过程，莱恩汉说这些的时候情绪激动，她说她活下来的唯一理由就是想看看**她自己**的故事会如何发展。

愿意的话，请想象一下，我向一个患有抑郁症、有被虐待史的 17 岁女孩提出一个很好的自杀预防计划，那就是让她写一本恐怖小说，我的同事或医院的管理人员会有什么反应。（恐怖小说！）然而，对劳拉来说，在她生命中的那个时刻，这个解决方案比我能提供的任何方案都更适合她。我已经讲过很多次劳拉的故事（e.g., Fiske, 1995, 1998a），因为她用一种令人难忘的方式让我相信来访者真的知道自己需要什么。从那时起，这个道理一再被证实。当然，她发现的解决方案本身就是非同寻常的，不像通常来访者所发现的解决方案。而且，尽管等待她回答我问题的时间在我看起来非常漫长，她实际上能够以惊人的速度专注于一个可行的解决方案。然而,我与劳拉之间的会谈依然是焦点解决工作中的一种典型形式:当我保持一种未知的姿态,关注之前什么对她有用,继续询问她现在能做些什么时,她很快会有一些想法,这些想法对她而言都很重要。

劳拉的故事:未来章节

在我们的下一次会谈中,劳拉告诉我她已经写了两章了!目前,她的思绪卡住了。一些可怕的事情即将发生在她年轻的女主人公身上,劳拉无法写这件事,直到把自己生活中的一些事搞清楚之后,她才能继续往下写。因此我们开始一起整理思绪。我们先一起想办法,如何让她去法院开庭时不受闪回记忆的伤害,我们还为她安排了一些计划,让她找到一份新工作,找到一个新地方居住,之后不久,她也有重返校园的计划。我与劳拉每月会谈一次,持续了一年(她自己决定的会谈频率)。那段时间,她改变了很多,她学会了如何充分利用自身特有的专注力与资源,她曾经一度害怕的抑郁症至此没有复发过。

我还要再说一些关于劳拉的事,八年后她在首次怀孕期间出现了焦虑和睡眠问题,然后回来找我。来之前,她已经研究了自己的症状,知道有哪些治疗方法,她想尝试一种脱敏疗法。我的任务是教她如何放松。我这样做了,一个月后,她又回来了,状态好了很多,说不喜欢我的治疗方法,她自己发明了一个基于长期愿望的自我引导想象练习。她总是想象自己生活在她的"梦想之家"中,她会想象自己来到这个家,然后慢慢地穿过各个房间欣赏着,决定油漆的颜色和家具的种类。她唯一的抱怨是,这个方法的效果太好了,她几乎还没能走到前门就睡着了:"永远都没有时间走进地下室!"

我最后一次见到劳拉是在这次见面的几年之后。劳拉已经 30 岁了,忙着抚养两个小孩,她也正在攻读学士学位,仍然在从事写作,并开始出版她的小说。我为她出庭作证,指控那些在她小时候伤害过她的人。我不喜欢去法庭(都是那种紧张的氛围!),我找不到停车位,最后我忐忑不安地走进大楼,担心迟到,也不知道到底该怎么走。当我在电梯前瑟瑟发抖时,劳拉走过来,挽着我的胳膊,安慰道:"没关系,希瑟,我们还有半个小时,深吸一口气,慢慢呼出来,然后我们去喝杯茶吧!"

与马可的对话

马可跟我见面是在他25岁的时候,他正要离开这座城市去攻读一个教育学位。作为学生,他可以延用父母的健康保险来付费,但他依然用现金支付咨询费用,这样他的家人就不会知道我们有过会面。马可多年来一直在深深的绝望中挣扎。他十几岁的时候就知道自己是同性恋,尽管外界对他的支持和理解很少,但他一定程度上已经做到了自我接纳。然而,他无法公开自己的身份,因为他出生于一个移民家庭,家庭成员很多,彼此联系紧密,同时他也生活在一个充满活力的社区,他身边的人都有自己的宗教和文化信仰,他们是永远也无法接受他的性取向的。悲哀的是,他的判断非常正确。社区中的两个年轻人坦白自己的性取向之后,他们自己的家人和马可的家人都不接受,从那以后他们就一直被排斥。马可的恐惧使他无法进入一个更能接纳他这类人的新社区,也无法在家庭之外建立亲密关系。在马可来找我的前几个月,他在房间里发现了一个没有留字条的包裹,里面有一个关于"转换疗法"(即以改变一个人的性取向为目标的"疗法")的小册子。

马可一直希望成为一名警察(在他的社区里,这是一种不同寻常的志向,也许他的父母还会为此感到失望,因为他们希望马可凭借他的聪明才智和学术成就成为一名专业人士)。为了安抚父母,马可获得了理学学士学位,但之后他没有申请去医学院校,而是遵从自己的梦想,进入警察学院。只用了四个月的时间，他就明白了，无论"出柜"还是不"出柜"，做一个同性恋警察的路都是行不通的。他选择了离开。

当他决定申请另一座城市的教师课程时，这对他来说似乎是离开家过上自己真正想要的生活的机会（在我看来，这充分体现了他的复原力）。但他现在正因为即将要去一个陌生的地方独自生活而感到不安。离开也意味着，离开生活中知道他是同性恋的三个人：他从大学时就认识的女性朋友，以前的老师以及他的家庭医生（我是第四个）。向新朋友坦白自己的性取向似乎让他难以承受。多年来，马可"断断续续"想过自杀，最近，枪杀自己的计划占据了他的脑海（他有一把枪，是他的一个叔叔的），尽管他说"我还没到那个地步"。然而我注意到，他还在为继续上大学做准备，他说教书对他来说不仅仅是一种职业上的慰藉，更是一种使他感到真正满足的生活方式。他的奇迹图像非常生动、详细，包括骑自行车、与邻居家的狗玩耍、为大学收拾行李、读完一本他为准备一门大学课程而一直在读的书、帮助年长的邻居打理花园、和朋友电话聊天。当我问他这些事情会带来怎样的不同时，他说，对他来说，重要的是做一些"美好生活"的事情，而不是坐在那里胡思乱想。据马可所说，他的想法变得越来越消极，并且他非常善于用自己的那套逻辑说服自己生活确实没有希望。但生命中的一些美好事物让他动摇了，让他相信有些事值得去做，"甚至每一件事"，他都**可以**去尝试。

我们讨论了他可以怎样做计划，使他生命中的美好事物成为他大学生活的一部分，他可以怎样从现在开始做准备来更好地适应改变，以及他可以怎样在新的城市获得更多的帮助。马可离开时留下一份可能会做的事情的清单，并且承诺每天都会做一些清单上的事情。他把转换疗法小册子留下了。因为他的逻辑思维能力比较强，我推荐了汤姆·艾利斯（Tom Ellis）和科里·纽曼（Cory Newman）写的一本认知疗法自助手册《选择活着》（*Choosing to Live*）。这本书可以帮助读者明白消极有时会伪装成"逻辑"，因此不要轻信自己的逻辑，同时鼓励读者用基于证据的逻辑探寻活下去的理由和计划。

马可去上大学后不久，我通过电子邮件与他交流。他度过了一段非常艰难的日子，但他坚持执行我们讨论过的计划，这些计划似乎确实有帮助。两个月后，马可发邮件问我能否安排一次长途电话咨询，因为他要做一个"重要的人生决定"，并需要听听我的意见。当我们交谈时，他告诉我他的情绪仍然起伏不定，虽然似乎变得轻松一些了，但他仍处于一个两难的困境。作为他承诺的美好生活中的一部分，他每个星期都在当地的动物收容所做一次志愿者。他遛的其中的一只狗叫皮帕，是一只胆小的在实验室长大的杂种狗，曾有过创伤史。皮帕很喜欢他，他也很喜欢皮帕。收容所的工作人员鼓励他，希望他能收养这只狗，而且他住的公寓是允许饲养宠物的。那么，两难的困境是什么呢？

马　克　我喜欢狗。

菲斯克　嗯，我可以看出来你确实很喜欢，尤其是这只狗。

马　克　狗不只是一种 …… 一种 …… 占有，狗也需要得到尊重。

菲斯克　是的。

马　克　以及悉心的照顾。

菲斯克　好的。是啊，你非常负责任 ——

马　克　（打断，听起来有些恼火）养一只狗，是一种承诺。

菲斯克　是的。

马　克　特别是这只狗。

菲斯克　对的，她需要一些额外的照顾。

马　克　我必须在这里。

菲斯克　啊。你必须在这里。（我终于明白了）

马　克　是的。不能自杀了，不管情况有多糟糕。我真的无法做出这个决定。我想了又想，思考这件事的利弊，我刚好卡在中间。我对此很纠结，我已经失眠两个晚上了。所以，请你告诉我你是怎么看待这个问题的。

菲斯克　好的，我懂你的意思了。你想让我投决定性的一票?

马　克　……我猜，是的。

菲斯克　对一只狗的承诺，也是真正的承诺，你不能反悔。

马　克　是的。我不想把她带回家后又改变主意。这对她不公平。她来，是为了过得更好。

菲斯克　并且如果她来了，你就再也不能自杀了，不能反悔。每当看到这只狗，你就会想起对生命的承诺。

马　克　是的。

菲斯克　我是一名治疗师，你对我有点了解，你选择让我来做最后的决定。

马　克　(长时间停顿)你觉得我在为难你?

菲斯克　是这样，我很荣幸你把我考虑在内。同时，我也觉得你正在做出自己的决定。

马　克　……你是正确的。我是在为难你。(叹气，开始大笑)

(两个人都笑了)

马　克　(还在笑)不管怎么样，你来说吧。

菲斯克　马可，去领狗吧，立刻把狗领回来。

马可给我发了一封电子邮件，里面有他和皮帕的照片。三年后，他又发了一封邮件，说他在西海岸从事教学工作，他和皮帕一切都很好。我很想知道他们更多的故事，但是我不需要知道了。

第 4 章 · Chapter 4

运用焦点解决模式应对危机事件

Solution-Focused Approaches to Crisis

在混乱中保持平静是一种奢侈。(Virginia Woolf, in Eisen, 1995, p. 260)

许多以问题为中心的从业者都倾向于认为危机破坏了当事人的平衡，危机干预是重建当事人的平衡。我们却认为，创伤性的改变正是当事人召唤出自身优势的一次大好机会。(De Jong & Berg, 2002, p. 219)

我们应该向茶叶学习。遇上沸水，才是它真正展现价值的时候。(匿名)

危机干预的首次接触

芮妮：助人自助

1994 年，我在伊卡卢伊特参加了一个全国性的自杀预防会议。伊卡卢伊特就是现在的努纳武特，位于加拿大北极区的东边。会议策划者在自杀预防方面经验丰富，特别是针对加拿大北部特殊的社会背景。他们知道，对许多参会者来说，谈及自杀，即使是自杀预防，都有可能引发痛苦的回忆。这类会议总是这样，尤其是在加拿大北部，因为那里有很多家庭和社区都生活在自杀的阴影下（Katt, Kinch, Boone, & Minore, 1998; Leenaars, 2006b; Royal Commission on Aboriginal Peoples, 1995; Sakinofsky, 1998）。据努纳武特的一位自杀预防培训师和倡导者卡罗琳·阿纳瓦克（Caroline Anawak）估计，过去二十年间，在这片地广人稀的土地上，自杀身亡的儿童和青少年能坐满整整 10 个教室（Anawak，个人通信，2001 年 6 月 12 日）。会议在安排时考虑到了参会者的这些经历，为保证参会者能随时在"安静的会谈室"得到支持性心理治疗，会议安排了会多种语言的资深治疗师作为值班志愿者。凡有相关资格证的治疗师都收到了报名表，被问及是否愿意当志愿者。我同意了，他们安排我值三小时的班。起初我没怎么把这当回事，直到我在伊卡卢伊特待了几天，会议开始了。

　　这时我才慢慢发现，原来我并不了解北部的生活或者任何一处原住民的生活。我也意识到，在完全不同的认知框架、生活阅历和世界观下，语言的差异反倒显得最为次要（Ross, 1992, 1996）。我有些紧张地走进值班会谈室，一切顺利，可是大厅突然传来一声吓人的恸哭，而当时两个会讲伊卡卢伊特本地话的治疗师正在忙其他的事。哭声越来越大，一个女人浑身颤抖着走了进来，她不停抽泣，发出可怕的声音。当我走近问她我能为她做什么的时候，她哭得更大声了。然后她喘着气，试图回答，但我根本没听过她说的这种语言。我比画着用英语请她坐下，递给她一杯水。她开始用凌乱但还算清晰的法语讲述，偶尔夹杂着些英语单词。还好我能听懂法语，虽然不太会说。我坐到她身边听她讲。

　　她叫芮妮，她这次参加的一次会谈直接而强烈地引发了她对儿子自杀身亡的创伤记忆。她不断说她受不了了，受不了了。她还经历过很多其他的丧失，在她尝试帮助有着相似经历的人时，她感到难以承受。我问："你也帮助其他人？"（结结巴巴的法语）她告诉我她在北部的魁北克（伊努维克）当护士，还说那里没有其他人能帮当地居民，但她一个人实在做不完所有的事情。她啜泣着，颤抖着，又痛哭了一会儿。我们并肩坐着。

我说："你竟然是护士！这一定很不容易。"她点了点头。我说因为我还不认识她，所以如果我能对她的生活多一些了解，可能会有所帮助。我是用英语说的，还掺杂了些高中学到的法语，不知道她能听懂多少。但显然她听懂了，因为她开始述说她怎么克服贫穷和童年被虐待的阴影，如何经历了一段糟糕的早婚、酗酒、当单身妈妈，如何在南部努力生活。她说她所做的这一切都是为了学习如何帮助她所在的社区。她抚养着自己的三个孩子和两个侄女（她们的母亲自杀去世了）。她还说十四年来她没有沾过一滴酒，而且现在婚姻很美满。

在她述说的过程中，我试图理解她的语言和故事，发现她做到这些需要多么惊人的复原力和智慧，而且这还不是故事的全部，肯定还发生过其他的事情。渐渐地，芮妮停止了啜泣和颤抖，也不再痛哭。她喝完水，又要了一杯。她的声音变得更坚定，英语也说得更好了。几分钟后，她做了个深呼吸并叹了口气，询问我的名字，抱歉地说她不记得了。又过了一会儿，她说："现在绝大多数时候，我都能平静地面对儿子这件事。"她谈起她的儿子，他的生和死，还有支撑她走过这段阴影的信念和帮助过她的人，其中一位是她的妹妹，这次和她一起来参加会议了。她坐在那儿又静静地哭了一会儿，握住了我伸过去的手，汲取安慰。也许对我们俩而言，这都是一种安慰。芮妮说虽然她仍然时常感到悲痛，但她不会选择自杀，因为她知道她的孩子和其他一些人都把她当作榜样、长辈，而且她的丈夫要是听不到她的唠叨反而会不习惯。说到这儿我们都笑了，一起泡了杯茶，然后她妹妹就来找她了。

危机援助

我们的经验告诉我们,对(当事人的)资源进行详尽的探索,往往能降低其自杀的风险。如果我们能花时间探索他们的优势和复原力,他们的自信心就会增加,那么他们自己就能发现除了自杀还有其他可选的解决方案。(Wright & Patenaude,1998,p.332)

在我们的经验中,绝大多数危机情况下的当事人在参与解决方案的建构时,状态会稳定下来,而且会有所好转。和其他当事人一样,通过聚焦于他们想要看到的与以往的不同之处,处于危机中的当事人能够从过去的成功经历中汲取优势,从而获得成长。(De Jong & Berg, 2002, p. 218)

聚焦于个人优势、资源和应对

我很高兴你来了。我想知道你是怎么做到这一点的。(De Jong & Berg,2002, p. 309)

在我和芮妮交谈的过程中,我为自己的无知感到手足无措:我不了解她,不会说她的语言,不了解她的文化背景。对我来说,最可行的方法就是听她说。对许多在危机热线和社区危机救助中心工作的治疗师来说,尽管接到的具体案例不同,但是我们都处于相似的境地:只掌握很少的信息,无法做任何预设;只能倾听当事人,并尝试用他们所说的语言沟通。

我和芮妮谈话的时候带着这样的假设:这些痛苦和悲伤不可能是她故事的全部,肯定还有别的,有其他的什么在支撑着她活下来。施奈德和其团队的研究结果(Snyder, Cheavens, & Michael, 1999; Snyder, Michael, & Cheavens, 2000)表明,回顾以往的成就和自我效能可以让人产生希望感。尽管当时我还没看过他们的研究，但我能看到当芮妮讲述自己克服困难、达成目标的经历时，她的状态在一步步地发生转变。其他同行也提醒我们，和当事人探讨优势和资源是危机干预的关键（e.g., De Jong & Berg, 2002；Greene, Lee, & Trask, 1996；Greene, Lee, Trask, & Rheinscheld, 2000；Hoff, 2001；Hopson & Kim, 2005；Kids' Help Phone, 1994；Korhonen, 2006；Roberts, 2000；Roberts & Ottens, 2005；Wright & Patenaude, 1998；Yeager, 2002；Yeager & Gregoire, 2000）。通过探寻当事人过去和当前的成就和能力，我们能够发现有用的内外部资源，但是我认为这种探索的意义远不止于此。

　　我的看法和施奈德一样，在一个人述说自己的成就和能力的当下，变化已经发生了。原本促使当事人采取极端行为的生理和情绪的亢进状态（即施奈德曼所说的"躁动不安"）会得到明显平复，而且明显朝着更加积极的情绪状态转变。积极情绪状态的显著特征就是更能包容不同观点，更有学习新知识的热情（Frederickson, 2000, 2001；Frederickson & Joiner, 2002）以及更积极的认知方式（Isen, 2002；Wingate et al., 2006）。这些都与典型自杀意念下极端消极的思维方式和受限的认知能力形成了巨大反差。我很期待能看到关于当事人在焦点解决会谈过程中出现的认知、情绪和生理变化的进一步研究。

　　德·容和伯格（2002）强调在危机情境中"应对对话"的价值，因为应对问句是"专为深感绝望的人设计的"（p. 224）。他们还进一步说明，这些对话的效果尤其体现在当咨询师与当事人一同陷入绝望时（尤其是当咨询师被深度卷入，掉进共情的陷阱时）。应对问句促进了一种"相互发现的过程"（De Jong & Berg, 2002, p. 227）。在这个过程中，对话双方越来越意识到当事人有能力构建和实施自己的个性化策略。"我们认为，这种意识比其他所有东西都更能增加当事人的希望感和动力，让他们在最艰难的情况下继续坚持下去（De Jong & Berg, 2002, p. 227）。艾伦·韦德（Alan Wade）的研究（1997, 2006a, 2006b）也表明，人们谈论自己如何忍耐、抗争、应对痛苦和创伤，不仅能改善他们当下的体验或状态，也能降低他们的症状长期持续或加重的可能性。

综合危机干预模型中的 SFBT

罗伯茨（Roberts）（2000，2002；Roberts & Ottens，2005）推荐在他的危机干预 7 阶段模型中的第 5 阶段使用焦点解决策略。

罗伯茨的危机干预模型

阶段 1：危机评估，包括对致死性（自杀风险）的评估。

阶段 2：快速建立和睦关系／工作关系。

阶段 3：确认问题。

阶段 4：处理感受和情绪。

阶段 5：生成替代性方法。

阶段 6：制订具体的行动计划。

阶段 7：确立双方都同意的后续随访计划。

一方面，他引用了一个观点，即把当事人看作蕴藏资源且适应能力强的；另一方面，他也提及了一些特定的焦点解决技巧，包括奇迹问句、例外问句、应对问句和评量问句。这两点都有助于挖掘过去的成功经验和未来新的可能策略。罗伯茨明确地指出，助人者在与处于危机状态中的当事人合作时，必须从当事人所在的地方开始，无论是在字面意思上还是象征意义上，这一点正是其与焦点解决的另一个共同点。他认识到，如果当事人参与了解决方案的制订，则能更好地配合实施，而焦点解决提问方式恰恰能鼓励

他们参与其中。在多种不同的文化背景下，这一模型都得到了成功的运用（e.g., Yeager & Gregoire, 2000）。

我在罗伯茨的模型中看到了更多将焦点解决理念和技术整合于其中的空间。比如，在阶段 1 的致死风险性评估中加入对生存理由和求生迹象的评估，这能提高致死风险性评估的准确性。加入求生意愿的评量问句对阶段 1 和随访评估（阶段 7）都会是有益的。关于生存理由的讨论可能对建立关系（阶段 2）、缓解消极或痛苦情绪（阶段 4）以及探索替代性解决方案（阶段 5）都大有裨益。

焦点解决问句的措辞有可能会改变当事人对问题的认知经验（阶段 3）。比如，"你是怎么判定是时候寻求帮助的?"与"今天发生了什么促使你到这里来?"这两种问法看似相近，实则有着微妙但关键的不同之处。虽然两个问句都在询问自杀的导火索，但第一个问题同时暗示了当事人的主动性，暗示当事人有做决策的能力，也处于做决策的位置。反复暗示当事人的主动性可以营造出一种尊重的氛围（阶段 2），促成积极的情绪状态（阶段 4），因而也对其他解决方法有更大的开放性（阶段 5 和阶段 6）。

通过上述以及其他策略的运用，焦点解决疗法可以使罗伯茨的模型更进一步："在每次危机咨询中都应将自杀者的内在力量和复原力纳入考虑。"（Roberts & Ottens, 2005, p. 338）。

限制自杀途径

消除一切隐患是一种有力的自杀干预方法，意思是采取任何可能的措施来预防、限制或延迟一个有自杀倾向的人拥有其所偏好的自杀途径。限制自杀途径这种方法已被证实是有显著影响的，不论限制哪种自杀手段或应用于哪个国家（Ajdacic-Gross et al., 2006; Appleby, 2000; Beautrais, 2004, 2006; Cantor, 2000; Daigle, 2005; Killias, van Kesteren, & Rindlisbacher, 2001; Mann et al., 2005）。

对大量因自杀濒临死亡的幸存者进行跟踪研究后发现,此后的十年到二十年间里,90%以上的人不再尝试自杀……

不是所有自杀未遂的人都有持续求死的欲望。其中的一些人只有短暂的自杀冲动,那么他们在那阵冲动之下选择的自杀方式很大程度上决定了他们的生死……

预防自杀最好的方式可能就是这么简单:阻止有自杀冲动的人拿到自杀工具,时间上或空间上的阻止都可以。(Barber,2005,p. 26)

在北美的自杀死亡案例中,枪支起着关键作用,家里有枪支会大大增加自杀风险,且使用枪支比起其他可能的自杀方法,自杀者存活率更低,考虑到上述这些,控制枪支的获取途径变得尤为重要(Bridges,2004;Lester,2000)。"自杀未遂者和自杀已遂者的区别可能不在于认知、发展性或心理因素,而在于自杀方式的致命性。"(Goldman & Beardslee,1999,p. 428)家庭成员的积极配合通常有助于保护行动。

(—— 不过,控制自杀工具也属于焦点解决治疗吗?)

(—— 谁说不是呢? 多做有效的事。)

祖母策略

提供安全、食物和舒适。危机中的人可能处于休克状态,首要的是满足他们在安全、食物、适宜的温度、水、睡眠或医疗帮助这些生理上的基本需求。其次,即使他们在客观上身体没有受伤,得到了饱足和充分休息,但是仍然可能缺乏主观上的安全**感**。如果他们处于受惊或麻木的状态,他们需要的是安心 —— 轻声细语、简单的善意,稳定且无条件的照顾和关注。很重要的一点是,说话时声调和语气要平和舒缓,注意不要再让他们受到烦扰或惊吓。接触熟悉的人和场景通常能使他们平静下来,让他们完成一些简单任务也能达到类似的效果。可以通过提供一些信息来引导他们，但如果信息太多或太复杂也可能会让他们更手足无措。有时，他们可能一时半会儿说不出话来。通常来说，最好不要催他们。我们的话要尽量简单、直接，根据他们的接受程度对重要信息进行必要的重复。（如果条件允许且合适的话）让他们接触宠物、小孩、家庭成员、朋友、毛绒玩具或毯子，这样他们会感到踏实和宽慰。音乐也是个不错的选择，当然还有个永远的"绝招"（从我的个人经历和文化背景来看）：一壶热茶。

这些提供基本人道关怀的"策略"是可以有效改变人当下状态的干预方法，可以为他们提供宽慰、平静、连接感，让他们从绝望中得到缓解，从不安中逐渐平静下来，也不再感到孤单。

昆尼特（Quinnett）（2000）借鉴了匿名戒酒互助会提出的"HALT"四步法："当一个人在抑郁、濒临自杀时，如果还遭受着饥饿、愤怒、孤单或疲惫，那么他更有可能冲破防线迈出最后一步。"（p. 124）他建议我们教当事人学会以下四件事。

H：如果你觉得饿了（hungry），就找点东西吃。

A：如果你觉得愤怒（angry），从 1 数到 10，去街上走一圈，或者找一个地方让自己原谅和遗忘。

L：如果你觉得孤单（lonely），打电话或者上门拜访一位朋友或亲人，或者参加匿名戒酒互助会或匿名药物依赖互助会的活动。

T：如果你觉得疲惫（tired），就打个盹。

这些保护性因素也可以通过以下提问来激发和强化：

·如果能睡上一会儿，对你有什么帮助？（De Jong & Berg, 2002, p. 221）

·你上次吃东西是什么时候?

—— (吃东西)对你有什么样的帮助?

—— 你是怎么做到能让自己吃点东西的? (De Jong & Berg, 2002, p. 311)

焦点解决危机干预的核心:问句

在危机情境下的有效问句示例

1. 通用性问句:

·为了能更好地帮到你,我需要知道些什么?

·你能告诉我在你的生活中有哪些支撑着你活下去的优势或能力吗?

·有什么能立刻让你舒服一些?

·到目前为止,你发现什么是有所帮助的? (De Jong & Berg, 2002, p. 225)

·……(当事人生命中的一位重要人物)会怎么评价你所做出的努力?

·在未来 24 小时里,出现什么样的变化会让你觉得好一些?

·出现什么迹象会让你觉得对生活更有把握了一些?

·你曾经用的什么方法或是具有的什么优势能让你撑到我们下次见面 / 医护人员过来 / 你变得更平静?

·首先需要发生些什么？

·在生活中情况糟糕的时候，(还有)谁帮助过你？谁现在最有可能帮上忙？还有谁？

·(在危机后的第一次治疗中)你今天更想弄清楚什么？是你最近的麻烦还是你的治疗目标？(改编自 Kreider，1998)

2.“暗示此事可能是个转折点”(Callcott，2003，p. 77)的自杀干预问句，例如：

·你觉得这件事情后，你会有更大还是更小可能再次伤害自己？

·(如果回答是更小可能)是什么发生了变化，让你不再轻易伤害自己？

·那么你会更倾向于做些什么？

·你现在想到了哪些当时(试图自杀的时候)没想到的事情？

·这件事有没有可能带来一些好的变化？

·……(当事人生命中的一位重要人物)会对这个积极改变做些什么评价？

·假设 6 个月后，你回顾之前发生的一切，发现有些事是最好的安排。那么，是什么让你这样想？结果会有什么不同？

案例：一段救助热线对话

跟这本书里的其他大多数案例不同，下面这段会谈脚本并非我的真实案例（尽管脚本中治疗师的大多数问答和我在处理危机时的真实问答差不多）。写这段脚本是我出席一次危机热线会议时会方的要求（Fiske，2003，2004a）。因为当时我还没有定期做电话咨询，所以手边一时没有合适的案例。

这个脚本中的年轻男子刚刚得知他深爱的新婚妻子意外去世。他冲到她的身边，看到的却是她的尸体。他被悲伤压垮了，决定结束自己的生命。这已经不是他最近第一次失去身边的人了，也不是他第一次用暴力解决问题了。不久前，他亲手杀了妻子的一位堂兄，因为那位堂兄杀了他的好友。这些仇恨使得他和他妻子那早已敌对的两个家族矛盾更深了。深知家族矛盾不可调和，他和他的妻子只能在她的女仆和一位方济各会修士的帮助下秘密结婚。

这个故事大家可能都觉得耳熟。这不正是莎士比亚的悲剧《罗密欧与朱丽叶》（*Romeo and Juliet*）（1599/1954）吗？　但是，在我们这个版本里，罗密欧的仆人鲍尔萨泽，在罗密欧准备自杀，回到朱丽叶的墓前的时候，做出了干预，并坚持让罗密欧用手机打救助热线。（可能有人不喜欢这种改编，认为是在亵渎经典，请多多包涵。）

请你在读这段脚本时，基于对话中出现的信息，注意以下内容：

1. 罗密欧的想法和信念：对他而言，什么是重要的、突出的、与他相关的，尤其是他用来表达这些想法的特有的"关键词"或"金句"（Chevalier，1996，p. 24）。

2. 罗密欧现在、过去和将来活下去的理由。

3. 罗密欧想要什么，包括他认为他的死能达到什么效果（为什么在此刻选择自杀在他看来是一种"解决问题的途径"）。

4. 罗密欧的优势和资源。

罗密欧拨打危机热线

志愿者 这里是救助热线。我能为您做些什么?

罗密欧 我不知道。

志愿者 嗯……

罗密欧 你帮不了我,没有人能帮我。

志愿者 那么您打这个电话是因为……?

罗密欧 鲍尔萨泽希望我打,他太忧心忡忡了。

志愿者 鲍尔萨泽?

罗密欧 他为我工作,但他也是我的朋友。他一进来看到我正准备做的事就吓坏了。

志愿者 哦,他是你的朋友。他正在旁边陪着你吗?

罗密欧 是的。

志愿者 我很高兴你身边有朋友陪着。你说你本来正在做一件事,让他非常忧心,是什么事?

罗密欧 我正要结束自己的生命。我打算服毒。听着,你不明白!朱丽叶死了!她死了,其他什么都不重要了。

志愿者 朱丽叶对你极其重要。

罗密欧 她就是我的太阳和月亮。她就是我的生命。

志愿者 跟我说说她吧。

罗密欧 我们刚结婚……我的妻子,她是如此完美,如此美丽,言笑晏晏,温柔如水。她从未伤害过任何人。如果能让她平安喜乐地和我生活在一起,我愿意做任何事,为什么会发生这种事情?

志愿者 这一定很难,刚结婚就失去了她,而且你愿意为她做任何事情,却还是留不住她。

罗密欧 是的。劳伦斯神父会说这是上帝的旨意,但这怎么可能是上帝的旨意?她那么美好,那么年轻,那么快乐。没人知道她究竟有多美好、多勇敢。

志愿者 你了解她。虽然别人看不到,但你看到了她身上的美好和勇敢。

罗密欧 是的。爱情让我们对彼此展现了一些别人看不到的东西。

志愿者 那么,因为你们的爱情和她为爱向你展现的独特品质,没有人会像你那样怀念她。

罗密欧 除了我没有别人。

志愿者 保存关于真正的她的一切记忆,是很重要的。

罗密欧 ……的确。

志愿者 那么,她将以什么形象留在人们心里呢?如果没有其他人真正懂她。

罗密欧 我……你这话是什么意思?

志愿者 关于朱丽叶的哪些记忆会留存于世?

罗密欧 ……你是希望我说,除了我没有人真正懂她。你希望我活下去,让关于她的回忆保持鲜活。

志愿者 是的,我希望你活下去,而且我认为只有你才能决定什么对你而言是真正重要的。关于朱丽叶的回忆有多重要?

罗密欧 如果没有她,那么……这可能是唯一重要的事情了。但你不明白!我什么都做不了,事情都乱套了。我做了一些很糟糕的事情。所有人都会反对我。

志愿者 所有人?……所有人?

罗密欧 是的!……好吧……或许鲍尔萨泽不会,我猜……劳伦斯神父也不会。

志愿者 鲍尔萨泽是你的朋友,是那位忧心忡忡地阻止你……

罗密欧 阻止我自杀。

志愿者 嗯,而且你很在乎你的朋友,因为即便在你最绝望的时候,都能为了不让他难过而停止自己的自杀行为。

罗密欧 我……是的。

志愿者 还有劳伦斯神父?

罗密欧 他是听我告解的神父。

志愿者 而且他也不会反对你? 你是怎么知道的?

罗密欧 是他帮我们私奔的,我和朱丽叶。而且……他从来没有反对过我。他是真正的圣徒。

志愿者 嗯,他帮助过,他总是支持你,而且你对他的了解让你认为他是真正的圣徒。

罗密欧 是的。

志愿者 你认识他很久了?

罗密欧 一辈子。我和他在一起的时间比和我父亲还多。

志愿者 嗯……那么,以你对他的了解,如果他现在在这里,会对你说些什么?

罗密欧 ……他会说,朱丽叶与主同在,而且……

志愿者 (等待)

罗密欧 ……而且,如果我想要再见她的话,我必须做个好人,寿终正寝。

志愿者 寿终正寝,并且做个好人,你准备怎么开始?

罗密欧 我没有考虑过! 我逃跑了,我让朱丽叶失望了,我本来要服毒……

志愿者 但你没有。

罗密欧 但那只是因为我不忍心看到鲍尔萨泽那副样子。

志愿者　等等,出于对朋友的爱,那不正是一个好人的行为吗?

罗密欧　……可能吧。

志愿者　还有谁也能像鲍尔萨泽那样及时发现并阻止你自杀?

罗密欧　没了……好吧,我的父亲……但可能不是因为爱,或者不仅仅是因为爱,还因为家族荣誉。

志愿者　家族荣誉?有多重要?

罗密欧　(有点愤愤不平地)我的父亲是整个蒙特鸠家族的族长,他事事都要考虑到家族的荣誉。对他来说,我的死是一种耻辱。

志愿者　家族荣誉是一份责任。

罗密欧　是的,一份重任。

志愿者　只是对于你父亲而言吗?还是说对于你而言也是?

罗密欧　对于我而言当然也是!我以前总是尽全力保护和维护家族荣誉。

回顾与罗密欧之间的对话[1]

罗密欧的想法。 罗密欧愿意交谈,而且他很快让志愿者了解到他正在经历难以忍受的事情,那就是失去深爱的、理想化的朱丽叶。在显著性、相关性和重要性上,这种丧失占据了他的整个内心。朱丽叶对他的重要性可以从他的只言片语中看出来:"我的太阳和月亮。"更有甚者,他的思维在一定程度上被这件事限制了:"其他什么都不重要了。"但是,他意识到了他朋友的忧虑,而且这足以使他暂停自杀并进行这次会谈。(这一点上,他和所有在自杀边缘打来危机热线的人的情况相似:有**什么人或事**延迟或打断了自杀行为。)他相信自己的人生已经完了,因为他做了"糟糕的事"。当问他劳伦斯神父和他父亲可能的反应时,他做出了预测并给出了原因。随着对话

---

[1]　关于这部分内容,我要特别感谢我的同事、文友和工作坊参与者,因为他们与我就罗密欧的"案例"有过许多让我受益良多的讨论。——原注

的深入，他对劳伦斯神父的敬仰和依恋、对家族荣誉的强烈责任感也慢慢体现了出来。

罗密欧活下去的理由。即便刚刚遭遇了丧偶事件，他也有活下去的充分理由，包括：

1. 他对朱丽叶的爱。

2. 他要保留对朱丽叶的记忆。

3. 他对鲍尔萨泽的友谊和忠诚，可能还有一丝责任感。

4. 他的宗教信仰。

5. 他与劳伦斯神父的关系。

6. 他与父亲的关系。

7. 家族荣誉。

罗密欧想要的东西。一开始罗密欧说他想死，但他打电话给危机热线的行为，实际上是为了安抚鲍尔萨泽。随着会谈的深入，罗密欧想要的其他东西也逐渐呈现出来：

1. 珍藏和保护关于朱丽叶的记忆。

2. 理解她的死。

3. 尊重劳伦斯神父的（和他自己的？）宗教信仰。

4. 维护家族荣誉。

罗密欧的优势和资源。即使在这种极端的情境下,罗密欧仍然表达流畅、彬彬有礼、待人尊重且坦诚。他的语言表达能力很强,包括对情绪的表达,而且乐于靠近人,即便是一位陌生的热线志愿者。他身边总有朋友的陪伴,而且还是一个他很在意并且已经以切实行动保护了他的朋友。他还有其他的强烈依恋关系,包括与劳伦斯神父和他的父亲,再加上鲍尔萨泽,这三个人在他的生命中非常重要,**他知道**他们希望他好好活下去,知道他们会因他的死亡而备受打击,而罗密欧是个对他人有着强烈责任感的人。他非常勇敢(体现在敢于面对死亡带来的恐惧和疼痛),我们可以寄希望于这份勇敢足以帮助他承受失去爱人的悲伤并且让他继续活下去。他一贯奉行宗教信仰,而这是个关键因素,或许可以回答他"为什么要活下来",并且有可能帮助他再次过上有意义的生活。

与罗密欧的会谈进程。尽管他万念俱灰,有强烈的自杀企图,但他仍然积极与热线志愿者沟通。可以说,他是强者自渡,因为扭转整个会谈方向的不仅仅是志愿者的提问,更是**他自己**的回应,或者说随着会谈的推进,他逐渐关注起活下去的理由。

如果你是罗密欧的危机顾问,你会如何进一步强化他活下去的理由呢?或许问得更宽泛一些:你接下去要怎么做?在读下面的问题清单前,请列出你可能会在此时此刻问他的一些问题。你可以根据已有的线索进行提问,或者找一些新的角度,然后与下列的内容进行对照,看看你能从中得到什么启示。

可以进一步问罗密欧的问题

· 那么,我怎么做才能对你有所帮助?

· 劳伦斯神父现在说什么能够帮到你？

· 你的父亲会希望你做些什么？

· 家族荣誉又会推动你做些什么？

· 还有哪些责任对于你而言是重要的？

· 你是那么了解朱丽叶，那么爱她。（等待他的认同）

· 她也同样爱你吗？（等待他的认同）

· 她现在会对你说些什么？[1]

· 在 1 到 10 分的刻度尺上，如果 10 分代表"我知道我会好好活下去并努力做一个好人"，而 1 分代表"我想我今天就会自杀"，你现在处于几分的位置？

· （如果回答是 1 分）需要发生些什么，能让你来到 1.5 分的位置？2 分呢？

· （如果回答大于 1 分）是什么让你处于（比如）3 分的位置，而非 2 分或 1 分的位置？它们之间有什么不同的地方？还有呢？

· 什么会让你意识到你已经从 1 分提高到了（比如）5 分？这会带来什么不同？还有呢？

---

[1]　这一提问非常有力，但如果你发现一些蛛丝马迹显示他与朱丽叶之间可能有自杀约定，这个问题可能就不该问。但退一步讲，即便他说朱丽叶希望他殉情，你也可以再次提醒他她对他的爱、她的善良和她"温柔如水"等，这些也是他早已在对话中提供的信息。——原注

· 假设一个奇迹发生了，你不再把自杀当作解决问题的办法，那时你会想到什么其他的解决方法？

· 我或者你身边的其他人现在能为你做些什么？

· 你现在想让谁过来和你待在一起？

· （如果罗密欧无法回应）我能替你打电话给劳伦斯神父吗？

· 你会按我说的，把毒药交给鲍尔萨泽吗？

上述为罗密欧设计的问题都建立在之前的会谈基础之上。当然，虽然列表中没有呈现提问的时机和节奏，但要充分发挥上述问题的作用，这些也是至关重要的。

持续关系中的危机干预

布默太太和黛西

1972 年，我第一次承担全职救助服务工作后不久，遇到一个现在回想起来可以说是埃里克森式的案例。那份工作是在新斯科舍省的一个青少年感化中心当咨询师（尽管那时我还不具备相应的技巧和经验，难以胜任）。我上任的第一周，一个住宿生试图从新楼二层一个没装防护栏的窗户跳下去自杀，幸好她只是受了些轻伤。接下来数月，中心又发生了一系列自杀事件。但是对我来说，最让我害怕的一次是黛西事件。那是一个星期六的早上，一个高年级女生尖叫着跑过来，让我去洗衣房，说黛西要自杀。黛西 15 岁，体格高大强壮，但智力发育滞后（在我的记忆中，她的心智年龄大约只有

8岁,语言能力也很有限)。因为中心没有适合她的课程,所以她大部分时间都是快活地在厨房里帮忙。中心的猫也主要由她照顾,而工作人员对她寝室里的小猫咪也睁一只眼闭一只眼。

到了洗衣房,我发现黛西瑟缩在角落里,挥舞着一把锋利的小刀,啜泣着说她想死。她的脖子和胸口已经渗出了血。我试着靠近她,尽量用平静的语气跟她说话,但她开始割自己的脖子,血流得更多了。房间里的其他女生尖叫得更大声了,然后一个接一个歇斯底里地笑起来。我快吓瘫了,生怕黛西割破颈动脉。这时,在一片混乱中,布默太太出现了。她是我们的管家领班,周六通常是不上班的,但她今天碰巧要带些杂志给这里的女生。她直接走了过来,然后用最严厉的语气说:"黛西,你这样还怎么当一个好妈妈!"黛西停下了手上的动作,停止了哭泣。她瞪大眼睛,一动不动地站着,接着开始打嗝。布默太太走了过去,把刀拿下递给我。然后她拉起黛西的手,带她去包扎,并让她喝了一杯浓茶。

布默太太并没有施展魔法(尽管在当时的我看来像施展了魔法一样),她只是睿智地充分利用了她所知道的一切信息:黛西梦想成为一个母亲,她热衷照顾弱小的生命,对她来说,做好这些事至关重要。做母亲的梦想是黛西的"非洲紫罗兰"(见第一章),而布默太太正是用这一点成功地吸引了她的注意,"轻拍肩膀",让她如梦初醒,不去想那些令她崩溃的事情,而是想起了一些截然不同的事情。

在接下来和我们相处的几个月里,黛西一直都很平静快乐,之后她就回家了,我也回校了。再后来,我也有幸遇到过很多好老师,无论是校内的(大部分)还是校外的,但很少再有像布默太太和黛西那样让我印象深刻的了。

以焦点解决取向应对危机复发

路面湿滑,我的一只脚滑了一下,又绊到了另一只脚,但我重新调整了

状态,对自己说:"不过是滑了一下,并没有完全跌倒。"(Abraham Lincoln)

"复发"(relapse)这个概念和任何生活中的问题联系起来,都可能是危险的,例如物质或其他成瘾现象、人际关系问题、抑郁、自残行为等(Gallagher & Korman, 2006)。提到复发,我们就会自动联想到无能、无助和绝望。现有**预防复发**的方法(e.g., Marlatt & Gordon, 1989)遵循的基本思路如下:聚焦于对复发的预测,找到复发的可能诱因,然后想办法避开、预防或根除这些因素。而焦点解决则遵循另一种思路,即聚焦于已经改善的部分:"复发是一种正常的学习过程。**复发意味着成功过。**"(Berg & Reuss, 1998, p. 58,强调非原注)在焦点解决中,无须采取从头开始的策略,"对大多数当事人来说,只需要提醒他们,他们早已学会如何应对了"(Berg & Reuss, 1998, p. 59)。因此:

当碰到一位酒瘾复发再次寻求治疗的当事人时,更重要的是探讨什么让他**停止**了酗酒以及他正在如何**再次**让自己从酒瘾中恢复,而不是将这个问题归咎于他的动机或到处寻找酒瘾复发的原因。(Berg & Reuss, 1998, p. 58,强调非原注)

从业者可以把关注点从"哪儿出错了"转向"哪儿成功了"。这种转变可以通过语言传递给当事人,例如,不用"复发"这个听起来严重的术语,改称为"挫折"。秉持关注具体事件的、关爱的、尊重的、(持续)充满希望的态度是有益的。通常,一些对"积极变化"的提问的效果立竿见影,比如"你是怎么做到在短短五天内就回到正轨的(而不是像之前那样需要三年)?"伯格和罗伊斯(Reuss)(1988)建议我们对"'再次中断'的解决时刻"做"丰富的(也就是包含大量具体细节的)描述"(p. 58),并且我们可以利用有关复发的"挫折"经历，使用应对问句来给当事人带来希望感："你从这次挫折中学到了什么，有助于你未来保持在正轨上？"

具体的提醒物，线索和符号

我们在接受急救训练时编简单的口诀是有一定道理的，比如"危机处理ABC 三部曲""保证呼吸道畅通四步法"等。在极度紧张的情境下，比起想清所有步骤再行动或者记住各种细节，更简单可行的是按部就班或者对照着钱包里的小卡片上的指示一步步做。同样的道理，如果危机中的当事人赞同我们的行动计划，那么记得提供或让他们设计一个具体的提醒物。

如果危机咨询的首次会谈结束后，当事人学会了或者发展出了一种更有助于看清自己或自己所处情境的方法，也可以。我通常会在名片背面写上这类想法或信息，让当事人带回去。将咨询中有益的部分按点列为清单也是种简单、实用的做法（Dolan，1994；Esposito-Smythers，McClung，& Fairlie，2006；Freedman & Combs，1997）。比如，我经常会在当事人叙述的时候列出他们活下去的理由，再给他们一份清单带回去，邀请他们或者他们的家人和朋友一起把它补充完整。（详见第七章"安妮的故事"和第九章"汤姆的第三次来访"，其中有更多关于如何在治疗中列清单的例子。）

和某人、某地或某活动有着积极联系的象征物或提醒物，有时会是救命的法宝。"你身上带着孩子的照片吗？有吗？能拿出来看看吗？"如果我们与危机中的当事人建立了支持性关系，尽管时间不长，我们有时候也可以给当事人提供一些这样的"法宝"。提供一张背面写有提示的名片是很容易做到的，而且这是切实可感的提醒物。有段时间，我每天都在同一个办公室里工作，那里有个架子上放着些漂亮的石头、小雕刻之类的。这样我就能邀请当事人从中选个东西来提醒他们，我对他们来说是可用的资源。（这样的事我对一位年轻女士做过，她当时因为马上要做紧急癌症手术而比较忧虑，考虑了几分钟后决定带走波斯地毯。她把它铺在医院的病房里，熬过了艰难的手术恢复期和后续的化疗，18 个月后她把毯子还给了我。我很高兴能帮上她的忙。这件事也让我学会了下次要说挑一件"小"东西。）

案例：将焦点解决应用于抑郁的当事人

周三晚上 10 点左右，我正在房间里赶报告，这时电话响了。一开始我没明白电话那头到底在说什么，我甚至听不出是谁。我的当事人凯啜泣得太厉害了，以至于花了几秒她才反应过来：她不是在给我的电话信箱留言，而是在直接和我通话。然后她不安地道歉说"打扰"我了，随后哭得更厉害了。我温和地对她说，我随时都有空听她说说发生了什么，只要她准备好了。最后她终于告诉我，刚刚律师通知了她关于民事诉讼的终审裁决。这场诉讼中，她把一位家庭成员告上了民事法庭，因为多年来她受到此人在身体上和情感上的虐待和性侵犯。尽管之前他已经在刑事法庭上被判决有罪，在监狱里服过刑，但这次她所主张的民事赔偿却没有得到法庭的承认。她不断地重复道："他又赢了""这种人总是赢""我什么都做不了"。然后她开始重复道："我该死，我该死，我该死。"这句话让人很担心，因为她告诉过我这是那个施虐者在许多场合中骂她的话。而据我所知，凯之前两次企图自杀时脑子里回荡的就是这句话。

凯的档案就在我旁边的抽屉里，和访谈记录放在一起。我快速扫了一眼我们两周前的一次访谈笔记（我做的大部分案例笔记都是当事人的原话）。我努力调整自己，试图用平静的声音和正常的语调跟她说话。这段对话节奏非常缓慢，夹杂了许多长时间的停顿。

菲斯克　凯，我想读一段你两个星期前对我说过的话，你说过如果这种情况真的发生了你会怎么看。

凯　　　啊！……我说过的话？

菲斯克　是的。是你说的话，你说："我做这些的确是有充分理由的。我不希望妮基（凯的继女）认为我没有为自己努力。如果我自己都逃避这件事，又怎么教她做个坚强的女人？"

凯　　　……妮基……是的。那时我的确是这么想的。

菲斯克　然后你说"而且这也是为了我自己。我想要站出来，说出我想要说的话。即使我赢不了这个案子，也拿不到任何赔偿，这些都不重要，因为我不是为了这些才这么做的"。

凯　　　我说过这些？

菲斯克　我把你的话都记下来了。你知道我总是把你说的话记下来。（希望让她想起在我办公室里的情境，将她的注意力引到那个情境里去）

凯　　　（缓慢地）是的。你是对的。

菲斯克　这可是你说的。你说这是为了妮基，也是为了你自己。你说："即使我赢不了这个案子，也拿不到任何赔偿，这些都不重要，因为我不是为了这些才这么做的。我是为了不让他赢。如果我什么都不做，他会继续赢下去。如果我站出来，那么无论输赢，他都会成为历史。"

凯　　　……如果我……如果我不去告他，那么他就赢了。

菲斯克　这可是你说的。

凯　　　是的。

菲斯克　而你的确去告了他。

凯　　　是的。

菲斯克　因为你有自己充分的理由，不在乎输赢。

凯　　　（声音坚定起来）是这样的。

菲斯克	你没有让任何事情阻止你。你去了,你站了出来,做了自己应该做的事情。
凯	我的确这么做了,不是吗?
菲斯克	你的确这么做了。所以这意味着……
凯	……他成了历史。
菲斯克	这可是你说的。还需要我再读一遍吗?
凯	嗯,再读一遍吧。
菲斯克	需要我读慢点,好让你记下来吗?

没有这份记录?

很幸运的是,我需要的记录当时就在手边。如果没有的话,我也可以尝试回忆凯在两个星期前说过的话,特别是如果能记起她说过的原话可能更很有帮助,但是也很难避免把现在的她置于一种"被驳倒"的位置。即使我这样做了,对她也是无益的。除这个方法外,还有什么其他的处理办法?我想起从伊冯娜·多兰(1994,2002)那里学来的两个策略。

智慧老人如我

运用多兰关于"智慧老人如我"的策略,可能会有如下对话(以下为设想中的对话):

菲斯克	凯,我有个问题想问你。问题可能听起来有点怪,可以吗?(我想引起她的注意)
凯	你问吧。
菲斯克	设想你自己是个年长的、智慧的人。你不知怎么地就跨过了这个坎,具体怎么跨过的我们不知道……设想你过着一种相

138

当美满的生活 …… 回头看现在的自己 …… 你会和自己说些什么？

这个提问和奇迹问句类似，能让当事人的思绪过渡到一个美好的未来上，既不否认现在的问题，也不需要立刻想出解决方案。而且这个提问很有诱导性，能激发当事人的兴趣，抓住当事人的注意力。同时，这充分调动了当事人的自我认知，有助于深挖当事人对应对和灵活解决问题的理解，使他们突破某种情绪状态下的思维局限。亨登（Henden）（2005）指出，这个提问暗含一个前提假设：当事人会变得更成熟、更智慧。在开始回答时，当事人不知不觉地就接受了这个前提假设。最后要指出的是，即使是陷入极度消极情绪的当事人，也很难拒绝未来的自己所给的有用建议。

如果当事人看起来太"震惊"或处于解离状态，我不会问这种关于未来的或者假设性问题，因为回答这类问题需要一定的认知复杂性。如果我问了这个问题，却没有得到有意义的回答，我可能会采用"闪回处理四步法"。

多兰的"闪回处理四步法"

受闪回困扰的当事人可能会非常脆弱，而下列方法或许能帮到他们。通常我会在他们感觉平静、安全的时候，教授这个作为应对策略，让他们充分练习，这样他们在真正受到闪回困扰的时候就不至于惊慌失措。凯的经历算不算得上闪回并不重要，重要的是这个方法确实有效。（这个方法我也会用在惊恐发作的当事人身上。）

对凯这样已经对这个过程很熟悉而且也取得过积极效果的当事人，我可能会直接建议："不如我们试试'闪回处理四步法'吧？"她可能听到我这么说就会开始做了。如果她觉得有困难，我会从第一个问题开始，然后一步步引导她（对于极度抑郁又没听过这个方法的人，我就是这么做的）。对凯来说，除了一般的重新定向、结构化和安抚作用，这种方法还能积极地唤醒她以往的成功经历 —— 她曾经是如何控制这些让人惊惧不安的画面、想法和情绪的。还应该说明的是，我们不应局限于这种方法，只要能打断她陷入死循环，任何方法都可以尝试。

闪回处理四步法

1. 描述经历。

2. 这跟过去的经历有什么相似的地方？

3. 有什么不同的地方？

4. 我现在想做些什么来让自己感觉好一点？（Dolan，1994）

小 结

在我家的工作室里挂着一小幅可爱的油画，它是我最珍贵的东西之一。那是凯在和我通话几个月后送给我的礼物。画面上是狂风暴雨下的天空和大海，以及被汹涌波涛拍打着的灰色险崖，左上角题着路易莎·梅·奥尔科特（Louisa May Alcott）的一句话：

我不怕暴风雨，
因为我正在学习如何驾驭我的船。

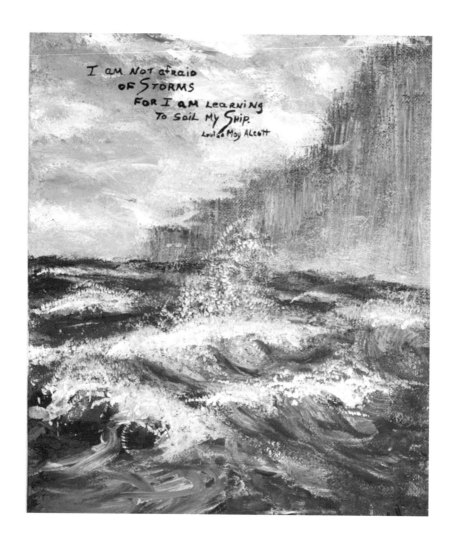

第 5 章·Chapter 5

与"小黑狗"做朋友：应对抑郁的方法

Befriending the Black Dog: Solutions for Depression

隆冬时节，我终于明白，我内心深处有一个不可战胜的夏天。(Camus, 1955/1983, p. 202)

这个国家的大多数工作都是由感觉不那么好的人完成的。(Henry Ford)

穷困潦倒。起起伏伏。抑郁自杀。

有些词似乎是形影不离的。无论是在研究文献中还是在人们心里，自杀身亡总是和抑郁联系在一起。自杀念头实际上是抑郁症的一种典型临床症状（American Psychiatric Association, 1994; World Health Organization, 1993）。与重度抑郁症相关的终生自杀风险至少达到了 15%（Angst, Angst, Gerber-Werder & Gamma, 2005; Lönnqvist, 2000），甚至更高（Clark & Goebel-Fabbri, 1999），当抑郁症伴随其他诊断时（这种情况经常发生），这种风险呈指数级上升趋势, 尤其是在存在物质滥用障碍的情况下(Keeley, Corcoran, & Bille-Brahe, 2004; Murphy, 2000)。非致死性自杀行为也与抑郁症密切相关(Kerkhof, 2000; Lönnqvist, 2000)。许多自杀问题专家都将抑郁症的识别和治疗视为最有效的二级预防策略(e.g., Goldney, 2005; Jenkins & Singh, 2000)。有些人指出, 自杀率的下降可能与抗抑郁药物使用率的提升有关(Gibbons, Hur, Bhaumik, & Mann, 2005; Isaacson, 2000; Olfson et al., 1998; Olfson, Shaffer, Marcus, & Greenberg, 2003)。然而, 对于自杀率的变化, 目前还没有清楚的解释, 基于这些发现的结论尚不成熟(Beautrais, 2006; Bertolote, Fleischmann, DeLeo, & Wasserman, 2004; Bostwick, 2006)。除此之外, 还有一个棘手的问题, 即目前发现的自杀率变化的部分原因是新、老抗抑郁药物的毒性差异, 而不是服药过量次数的减少。

近来, 精神疾病范式在理解和预防自杀方面的主导地位受到了质疑(Bertolote et al., 2004; Chiles & Strosahl, 2005)。还要注意的是, 大多数患有抑郁症的人**不会**死于自杀:"自杀并不等同于抑郁症。"(Shneidman, 2005, p. 119)重度抑郁症不仅是最常见的一种精神疾病, 而且是最**容易治疗的**: 大多数人都会好转(Depression Information Resource and Education Center, 1997)。不过, 毋庸置疑, 从公共卫生角度来看, 预防任何程度的自杀都与减轻抑郁症的实际负担有关。鉴于那些被称为重度或临床抑郁症的身体、认知、情感和行为上的体验(又名"精神病学中的感冒", 见表5.1)普遍存在, 每位助人者的工具箱里都备有针对患有抑郁症的人的有效治疗对策。

表5.1 我们所说的"抑郁症":"迹象和症状"

身体	情感	认知	行为
睡眠障碍 食欲和饮食改变	悲伤 羞愧, 无用感	注意力集中困难 记忆问题	回避 哭泣或反应平淡

续表

身体	情感	认知	行为
缺乏精力,倦怠 性欲减退 消化系统问题 疼痛	非理性内疚 易怒,怨恨 缺失快感(丧失愉 悦感/兴趣) 无助/无望(绝望) 疼痛	犹豫不决 自杀意念 缺乏兴趣 消极、悲观	动作迟缓或坐立 不安 忽视责任 忽视个人护理 减少应对 抱怨 物质滥用

注:认知方面通常表现为学业或工作问题。

  正在进行的赫尔辛基心理治疗研究是一项具有前瞻性的研究,该研究对 367 名被诊断患有抑郁症或(和)焦虑症的人进行随机抽样,比较包括 SFBT 在内的四种心理治疗方法的有效性(Knekt & Lindfors, 2004)。根据治疗后一年的随访评估,该研究报告了 SFBT 和短程动力心理治疗的结果,研究人员总结道:"在临床实践中,这两种治疗方法对抑郁症和焦虑症的治疗都是有效的。"(Knekt & Lindfors, 2004, p. 72)一些样本量较小的非随机研究也显示了积极的结果(Lambert, Okiishi, Finch, & Johnson, 1998; Lee, Greene, Mentzer, Pinnell, & Niles, 2001; Reimer & Chatwin, 2006)。还有研究表明,这两种疗法对有多种精神病诊断的人群同样有效(MacDonald, 1995, 1997; Vaughn, Young, Webster, & Thomas, 1996)。许多从业者已经在考虑如何在被诊断患有抑郁症的当事人身上应用焦点解决实践(e.g., Clark, Donovan, & Painter, 2003; Johnson & Miller, 1994; Pichot, 2007)。

  那么,焦点解决治疗有什么贡献呢?

有用的方法

核心：焦点解决提问

针对"抑郁"的有效提问示例

· 你做了些什么来减少抑郁对生活的影响？

· 你从这段艰难的经历里学到了什么？

· 尽管生病了，你是怎样照顾自己的？

· 尽管你感到悲伤／缺乏活力，什么事是你依旧能做到的？

· 你是怎么做到打这个电话／起床／坚持上学／上班／到救助中心去的？

· 虽然你感觉很混乱，但有什么是你依然能做到的？这对你自己而言说明了什么？

· 在这场与缺乏活力／死亡／抑郁的斗争中，有谁是站在你这边的？

· 他们对你有什么期待？

· 谁最了解你？如果你有时能打败抑郁，哪怕时间很短，这个人会对你说些什么？他说的话可能会让你产生怎样的变化？

· 你是如何与周围的人保持联系的？

· 如果你的生活不再被疼痛所控制，你会有什么变化？还有别的吗？

·从 1 到 10 分,如果 1 分指的是你感到最糟糕的时刻,而 10 分指最美好的时刻,你现在给自己打几分? 要想提高 0.5 分,你需要做些什么?

·你有过难过到想要自杀的时候吗? 是什么支撑你活了下来?

·你的人生经历让你对"康复"和"改变"有什么认识?

·这些信息对你现在有什么帮助?

·当你感觉好些的时候,你会注意到哪些你在抑郁时不曾察觉的事?

·你头脑清醒的时候都会想些什么?

·当你陷入消极想法时,一般会怎么开导自己? 何时是你开导自己的最佳时机? 你是如何记得要去开导自己的? 什么能帮助你记得要和自己对话?

·你最近一次克服抑郁是什么时候,哪怕持续的时间很短? 当时有什么不同? 你做了什么不一样的事情? …… 想法有什么不同? …… 说的话有什么不同? 这对你有什么帮助? 你是怎么知道这些的? 你还能做些什么?

·从 1 分(一点帮助都没有)到 10 分(确实很有帮助),你觉得我们刚才的谈话对你的帮助有多少分? 我们下次能做些什么,让谈话效果更好一些?

·还有别的吗?

尊重和好奇

在 SFBT 中, 治疗师始终对当事人保持尊重和好奇是至关重要的。在治疗中保持这样的立场或许会引发一些好的转变。治疗师可以对当事人的**一切转变**都保持尊重和好奇, 包括"抑郁"可能给当事人带来的潜在好处。比如:

治疗师 我接下来要问的问题也许听起来有点奇怪。你告诉过我, 由于缺乏能量, 你在家里和工作上都很难坚持下去 …… 我在想, 这种缺乏能量的状态会不会也在某些方面对你有好处呢?

当事人 好处? 这简直糟透了!

治疗师 嗯 ……(点头, 等待)

当事人 …… 好吧, 我想, 我现在知道我并不是铁打的了。以前, 我妻子总跟我说, 放慢节奏对我有好处。她已经跟我说了好多年, 让我必须更好地照顾自己。

治疗师 那你是怎么想的?

当事人 嗯, 我想你大概可以把它当作某种起床的闹钟。

治疗师 起床的闹钟 …… 让你醒来的闹钟。这听起来有点道理, 不是吗?

当事人 我想是的 ……(笑了一下)是的, 我想可以这么说。

治疗师 那么, 听到这个起床闹钟后, 你会有什么不同?

当事人有多种多样的方式从自己的艰难经历中发现有意义的内容, 这一点让我一再感到惊讶。通常, 他们从"抑郁"现象中发现的有价值的内容, 会改变他们对于问题的看法。在上述案例中, 当事人关于"起床的闹钟"的想法, 让他放慢节奏、注意照顾自己, 并似乎从以下几个关键的方面改变了他对自己的经历的理解。

1. "疯狂""突然"的事，变成他认为合乎逻辑的事。

2. "就这样发生了"的事，变成他自己的行为和习惯会在其中起到重要作用的事。

3. 在他的经历中是全新、未知的事，变成至少部分是他熟悉、可预知的事。

4. 他认为无法理解或改变的事，变成有可能在他掌控之中的事。

不管是否意识到无助和绝望与自杀行为之间的联系，我都认为这种新的看待艰难经历的方式，能让当事人更灵活、切实地构建个人解决方案。

想想前文提到的会谈还可以以什么不同的方式进行。治疗师可能只是简单地接受当事人的经历是糟糕的，而不是有用的，认为当事人的艰难经历是毫无价值的，接着转向其他问题。或者，治疗师可以**向当事人提议**，他现在的这些问题就像是"起床的闹钟"，告诉他需要做出改变了。第一种情况下，机会可能就这么白白溜走了。短程治疗的首要原则是**慢慢来**。等待，保持好奇。第二种情况下，我们假设治疗师极具天赋，他能在最恰当的时机做出最合适的重构。我相信有些治疗师能做到这一点，甚至可以不止一次地做到，但我不想冒着当事人健康和福祉的风险去做这种例行的治疗。再说，即便有些治疗师真能做到这一点，让当事人"接受"一个观点，总不及让**当事人自己"产生"**一个观点更有力。当然，比起从当事人那里获取有用的回答，治疗师为了能自己想出有用的方法，就不得不更努力地工作，变得更聪明，大多数时候也更容易接受自己的失误。

发现例外并基于例外

一个感到抑郁的人，必然曾有过感到更快乐的时候。（Sharry, Madden, & Darmody, 2003, p. 45）

　　帮助当事人发现和强调他们"抑郁状态"的例外至关重要："治疗师的责任是注意到它们（例外），并温和地挑战当事人，让他们的（"抑郁的"）世界观变得更全面，在这种世界观下，他们能同时看到积极和消极的事情。"（Pichot，2007，p. 125）皮乔特（Pichot）建议，发现例外最好的方法是使用评量问句（"那么3分和4分之间有什么区别？"）。梅特卡夫（Metcalf）（1998）建议按照"抑郁强度清单"，让当事人评估自己对清单上列出的症状的控制能力，然后用焦点解决问句询问他们怎样才能更好地控制，而这又会带来什么变化。还有一个发现和应用例外的方法是使用"焦点解决抑郁康复评定量表"（表5.2）。

表 5.2　焦点解决抑郁康复评定量表

	从不				有时				总是	
1. 有足够的精力	1	2	3	4	5	6	7	8	9	10
2. 能感受到幽默	1	2	3	4	5	6	7	8	9	10
3. 能微笑	1	2	3	4	5	6	7	8	9	10
4. 能大笑	1	2	3	4	5	6	7	8	9	10
5. 能向别人倾诉	1	2	3	4	5	6	7	8	9	10
6. 能倾听别人说话	1	2	3	4	5	6	7	8	9	10
7. 能看电视	1	2	3	4	5	6	7	8	9	10
8. 能看报纸或杂志	1	2	3	4	5	6	7	8	9	10
9. 能阅读书籍	1	2	3	4	5	6	7	8	9	10
10. 能分散自己的注意力	1	2	3	4	5	6	7	8	9	10
11. 能短暂地集中注意力	1	2	3	4	5	6	7	8	9	10
12. 能长时间地集中注意力	1	2	3	4	5	6	7	8	9	10
13. 能寻求帮助	1	2	3	4	5	6	7	8	9	10
14. 能入睡	1	2	3	4	5	6	7	8	9	10
15. 能进入深度睡眠	1	2	3	4	5	6	7	8	9	10
16. 醒来时能感到精神良好	1	2	3	4	5	6	7	8	9	10
17. 能做到饮食规律	1	2	3	4	5	6	7	8	9	10

续表

	从不				有时				总是	
18. 能健康饮食	1	2	3	4	5	6	7	8	9	10
19. 能去上班／上学	1	2	3	4	5	6	7	8	9	10
20. 能享受某事	1	2	3	4	5	6	7	8	9	10
21. 能感受到爱	1	2	3	4	5	6	7	8	9	10
22. 能承担责任	1	2	3	4	5	6	7	8	9	10
23. 能接受赞美	1	2	3	4	5	6	7	8	9	10
24. 能参与喜欢的活动 _____（具体化）	1	2	3	4	5	6	7	8	9	10
25. 能得到安慰	1	2	3	4	5	6	7	8	9	10
26. 能欣赏音乐	1	2	3	4	5	6	7	8	9	10
27. 能自尊自爱	1	2	3	4	5	6	7	8	9	10
28. 能期待某事	1	2	3	4	5	6	7	8	9	10
29. 能做些运动	1	2	3	4	5	6	7	8	9	10
30. 能关心……										
（1）人	1	2	3	4	5	6	7	8	9	10
（2）宠物	1	2	3	4	5	6	7	8	9	10
（3）学校／工作／公益服务	1	2	3	4	5	6	7	8	9	10
（4）_____（具体化）	1	2	3	4	5	6	7	8	9	10
31. 能对未来抱有希望	1	2	3	4	5	6	7	8	9	10
32. 能看到事物积极的一面	1	2	3	4	5	6	7	8	9	10
33. 能享受爱抚	1	2	3	4	5	6	7	8	9	10
34. 其他_____（具体化）	1	2	3	4	5	6	7	8	9	10
35. 其他_____（具体化）	1	2	3	4	5	6	7	8	9	10
36. 其他_____（具体化）	1	2	3	4	5	6	7	8	9	10
37. 其他_____（具体化）	1	2	3	4	5	6	7	8	9	10

该量表的结构类似于其他焦点解决量表，比如"焦点解决性虐待康复量表"（Dolan，1991）或"物质依赖者康复检查表"（Berg & Reuss，1998）。量表中的所有项目都聚焦于当事人在感到（或者在思维、行为上表现出）抑郁时，还**能**做些什么。也许，把这个量表称为"抗抑郁能力量表"，或简单称为"能力量表"更为准确。当事人和治疗师可以用这个量表发现可供进一步运用的"例外"情况，并密切关注当事人是如何保持某些能力，以及在不同的治疗阶段中在其他能力上是如何做出积极改变的。任何一位当事人都能从这些评量项目中至少发现一些自己能做的事情。量表上的最后4项（未指定的4项）最为重要，它们能让我们追踪当事人的特殊能力和对当事人有意义的个人例外，也能让我们补充新的、以前被当事人忽视的能力。事实上，我们也可以（或应该？）把整张量表抛开，为每位当事人制定一套个性化能力量表。想象一下，与当事人共同构建一份量表，列出当事人能做的一件又一件事情，会如何形成一种有效的治疗性干预。

正 念

正念，一直以来都是 SFBT 的重要组成部分，它在治疗抑郁症方面的效用一直受到相当大的关注（e.g., Segal, Williams, & Teasdale, 2002）。最近，大家关注的重点是为当事人提供正式的正念练习。虽然我相信正念练习几乎对所有人都有益，但除非它（或任何其他建议）确实适合当事人，否则我不会推荐它。

例如，在当事人描述那些不断出现的念头是怎么让他们整晚睡不着觉时，或者反复出现的消极念头是怎么干扰他们的注意力，妨碍他享受生活时，我可能会问："你什么时候觉得脑子里是安静的？"有时，他们会描述一些非常具体的情境（"例外"），在这些情境中，他们感到内心平静，这也许可以被加以利用。即使这些内心平静的例外与一些非常特殊的时间、地点或环境有关（"在我周六、周日早上骑马的时候"），我们可能也可以从中找到一些联想物（提醒物）的线索，帮助当事人在需要时想起那个特殊的时刻（Dolan，1991，1995），或者通过练习，将那个特定的"平静时刻"迁移至其他时间或地点。

我最近在为朱利欧做咨询，他是一名士兵，在遭受创伤性损失之后因为抑郁而休假。在休假期间，他发现在他叔叔的树林里工作是一种深度疗愈的"内心平静"的体验："我什么都不想，就只有我和那些树。仅仅是想到要去那里，我的内心就能平静下来。"他自己想出了一套冥想的方法，包括想象自己进入树林，走过一棵棵树，选择其中的一棵，开始锯树……

在准备重返工作岗位时，朱利欧很担心自己能否适应艰苦的工作环境，而上司对所有有心理健康问题的人都怀有敌意，这让他的处境变得更加艰难。我问朱利欧，他带什么东西到那个环境中去，能让他想起自己一直在寻找的内心的平静。他想了一会儿，然后高兴地说："我可以放支铅笔在口袋里！"

我茫然地说："你可以放支铅笔……？"

"当然！这再正常不过了！没有人会觉得有什么不对劲！"我仍然感到困惑。朱利欧解释道："铅笔是木头做的。我每次把手伸进口袋里摸摸铅笔，就能想起在树林里工作的情景了。我只需要闻一会儿木头的味道，然后继续面对我眼前的一切。"

因为太多的当事人（还有我的学生、同事和朋友）对"你什么时候感到内心平静？"这个问题的回答，都是"从来没有！"和"我希望……"，所以在这里，我想教当事人一些简单的练习。下面的基础呼吸练习就是一个例子。这是一个不错的开始，因为它替换掉了所有让当事人觉得不友好或联想到"抑郁"的词。它好学易行，我甚至教小孩子用过这个方法。我喜欢让当事人自己决定他们想要"吸入"什么和"呼出"什么,而不是给他们规定。这意味着当事人需要探查自己的内心,决定自己想要什么和不想要什么 —— 这本身就是一个有用的练习。我通常在当事人回家练习之前自己演示一遍,然后让他们跟着做。我会把这称作一种"实验",因为"获得内心平静的方法有很多,而你必须先试几种,才能发现哪些最适合你"。

基础呼吸练习

当吸入空气时,当事人对自己说(默念):

"吸入 _____ (我今天需要的东西,比如平静、勇气、温暖、信心)。"

当呼出空气时,当事人对自己说(默念):

"呼出 _____ (我今天要丢掉的东西,比如恐惧、疲惫、疼痛、紧张)。"

一些当事人可能打算进行正式的正念练习,比如说冥想;有些人可能更喜欢通过运动让自己平静下来。事实上,所有涉及注意力和控制呼吸的方法(包括瑜伽,一些武术练习,如太极,一些音乐或舞蹈练习)都具有类似的功效。

布置"家庭作业"

最常用、有效、省时省力的做法就是推荐当事人采用已经起效的方法。

针对"抑郁"的焦点解决"家庭作业"示例

· 试试这个呼吸练习，看看对你的效果如何。

· 列一张清单，写下所有即使在抑郁状态下你也打算做的事情，或者写一写"例外"日记。

· 在任何情况下，都请留意什么对你有用，什么是你想保留的。

· 收集那些和你在抑郁状态时不一样的想法或自我评价。

· 排练"假装计划"（改编自 Webb, 1999）：
　　—— 先什么都别做。只是想象一下自己正在解决这个问题。
　　—— 每天至少在脑海中回想三次这个解决方案，想想你首先要做的事情。
　　—— 每天晚上睡觉前，在脑海里放映你的"问题解决情境电影"。
　　—— 每当你发现可以用上这个解决方案的时候，都在脑海中练习一遍。比如，每当你只想一整天都赖在床上时，就想象自己正在花园里干活。
　　—— 这个星期每当问题出现在你脑海中时，就排练你的"问题解决情境电影"。

　　我的经验是，给当事人提供处理"抑郁"问题的建议，要在他们专注并加强对目标方向上的细微变化的关注时，或者是格根（Gergen）所说的参与"发展叙事"（de Shazer, 1991b）时，才特别有效。与之前关于被"卡"住、倒退或"慢性疾病"的叙述相比，这种参与的证据是更重要、显著且相关的。

常见问题

有时，当事人已经被诊断患有"抑郁症"，无论是医生的正式诊断，还是在线测试的结果。那么焦点解决治疗师如何处理这种情况呢？

我必须用被我丈夫称为"心理学家的典型回答"来回答这个问题："视情况而定。"这取决于这个诊断对当事人来说有什么帮助。如果诊断前他们消极看待自己的问题，比如"我疯了／太虚弱／太懒／被诅咒了／太笨了／老了……"，那么告诉他们，这是可诊断、可治疗的疾病，这个消息可能对他们很有好处。如果有了这个诊断才能让他们得到一些想要的东西，比如医疗保险的报销、弹性工作时间之类的，我会自己做适当的诊断。对那些愤怒和脾气暴躁的人来说，他们真正的治疗需求往往被忽视了，而（暂时用 DSM 的说法）对抑郁进行适当诊断可以在多个方面帮助到他们：他们可能会得到所需要的帮助并从中受益，家人和帮助他们的人可能会更理解他们，而且如果咨询进行得顺利，他们可能会看到更多改变的希望。

另一方面：

"抑郁"这个标签似乎包罗万象，让人们倾向于重点关注自己得了抑郁的"证据"——疲倦、沮丧、人际关系失语、因微小的疏忽而烦躁不安的时刻占据主导地位，而对未来充满希望的想法、微小的成就、令人满意的交往、满足的时刻要么被完全忽略，要么被认为是幼稚或不可信的，因为它们与有关抑郁的描述不一致。（de Shazer et al., 2007, p. 221）

当事人可能会陷入关于"抑郁"的限制性思维定式。他们可能会将诊断视为一种缺陷或自己难以接受的脆弱，或者认为抑郁是一种"无期徒刑"，而唯一的出路就是死亡。在这种情况下，含蓄地或者直截了当地去挑战或解构诊断会更有帮助。我们将当事人的"麻烦"或"抱怨"看作失落、极端压力、身体疾病的自然结果，或用更具体的日常用语来谈论那些他们想要改变的东西，如悲伤、疲劳或者易怒。"对焦点解决治疗师来说，更关键的是当事人对抑郁的独特体验，以及他（或她）是否能对抑郁进行可操作化的描述。"（O'Connell，2001，p. 8）在焦点解决语境中，当事人对"抑郁"经历详细、清晰的描述中已经包含了他们想要有所改变的事情的信息。

如果有关抑郁症的诊断加深了人们的抑郁程度，那么可能有帮助的做法是关注与抑郁和从中康复的经历有关的另外的、更具建设性的故事和描述。有很多聪明的、多产的、有魅力的、著名的、令人钦佩的人都遭受过抑郁症的折磨，而且他们都从中康复了（e.g., Kronkite，1994；Solomon，2001；Styron，1992）。多留心这些故事并不难，有需要就可以说给当事人听。例如，我可能会提到《情绪》（*Moods*）这本杂志里的文章。这本杂志会定期刊登一些名人的自述，介绍他们是怎么与抑郁作斗争并找到了适合自己的应对方法的。我也会通过提问或反馈建议的方式，邀请当事人平时留意或主动研究一些经历了黑暗时期，又重新走向光明的人的故事。这些干预方法是麦克·怀特（Michael White）所使用的"名人复出"的变式（White，1996）。另外，还可以给当事人展示已经康复的当事人所提供的"方法库"、磁带、文字或访谈记录等（Sparks，1997；Sparks & Duncan，2001），这不仅能给目前处于困境中的当事人带来巨大的影响，也能对知道自己的艰难探索可以为其他人带来不同的"前当事人"产生相当大的影响。

仔细关注例外可以减轻诊断带来的意志消沉。梅特卡夫（1997）描述了如何将 DSM 诊断标准作为一种"地图"，用来留意症状之间的差距、矛盾、变化和变异 。有情绪障碍家族史的当事人通常也有应对、度过、抵抗，甚至克服这些障碍的家族史（但这些通常都被忽视了或者没有被了解）。如果当事人对家族史抱有一种宿命论的观点（"我的基因就是如此，我真的无能为力。"），利用焦点解决基因图谱（家谱图）练习（Kuehl，Barnard，& Nelson，1998）对积极的家族史进行强调可能是有用的。

抗抑郁药物（ADM）怎么样？

关于抗抑郁药物的问题、担忧、恐惧和挫败感非常普遍，以至于作为一名治疗师，我总有一种这样的冲动——不管三七二十一，先背一遍我所知道的 ADM 相关知识，告诉当事人这些药物有什么作用，有什么好处和坏处，"最好的做法"是什么。当然，我也可以直接提供一份资料给他们。

然而，更好的做法是耐心地听当事人诉说，仔细分析他们的想法，然后从改变他们的想法着手，就像前面提到的那个例子（那个男人筋疲力尽，但他把自己的情况看作"起床的闹钟"）。我们面临的一个挑战是，在当事人认为所有的积极变化都是药物带来的，从而削弱自己的力量时，仍与当事人保持合作。抗抑郁药物的使用过程中一直都存在着归因问题：

只要给当事人开药，就不可避免地强调了来自**外界**的帮助，而非当事人**自身**。这种关注会让当事人感到自身能力变弱，而非能力变强——这往往是走向复发和后续无穷无尽治疗的第一步。（Trautman，2000，p. 100）

任何方法，只要有效（抗抑郁药物对很多患有抑郁症的人都有效），就值得尝试。特劳特曼（Trautman）（2000）提出要对抗抑郁药物的潜在疗效和潜在危害"双管齐下"。我们知道，药物的疗效大部分都来自安慰剂效应（也就是希望和期盼），因此他建议我们最大限度地同时利用安慰剂效应和药物本身的作用，双管齐下。具体的方法是问些既肯定药效又强调当事人自身能力及其为康复所做出的努力的问题。另外一种治疗性会谈的框架是"把药物当作达到某个特定目标的手段，而不是针对某种疾病的治疗手段"

当事人使用抗抑郁药物时的有效问句示例

·你是如何通过服药来帮助自己达成目标的？

·你觉得服用药物给你带来了哪些改善？（比如睡得更好／更有活力／头脑更清楚／其他任何有改善的方面）

·你觉得近来的改善有百分之多少是因为药物，有百分之多少是因为自己的努力？（Bertolino & O'Hanlon，2002，p. 208）

·如果把药物想象成你的队友，那么你是怎么和它进行合作的？

·你和你的医生又是怎样合作的？

·药物也许能让你睡得更好、多一点能量，却无法让你从床上起来、穿戴整齐之后去上班。你是怎么做到的？

（Caron, SFT e-mail list, 1998, in Milner & O'Byrne, 2002, p. 150）。

当然，上面这些问句示例和相关的回答本身都不是目的。它们只是起"抛砖引玉"的作用，开启更多关于一些小却有力的日常细节的对话，让我们看到当事人是如何在为实现目标而努力的。

宣传单怎么样? 你会提供抑郁症的相关信息吗?

"心理教育"在焦点解决治疗中起到了一定的作用，但不如在其他方法中那么重要和普遍。一般来说，我不会急着提供信息，而是会先了解当事人已经有了哪些有效的行动、感受和思考，这样我们双方就会达成共识，当事人对这些事情是有责任的，并且已经开始负责。如果我有相关信息，我也只在个别当事人有需求或者关心的时候提供信息。

凡事都有例外。我也会主动提供信息（比如以宣传单的形式），有时是为了巩固当事人已经采取的积极行动；有时是为了确保当事人的安全（比如怎么安全地停止服用或调整抗抑郁药物）；有时是为了回答当事人直接、具体的问题；又或者是为了让当事人把宣传单带回去给对他们来说重要的人，以便他们协助治疗。有些当事人已经通过图书馆或互联网了解了一些信息，那么我会问他们有没有找到什么有用的方法，以及他们是怎么活学活用的（也就是会谈前改变）。如果他们让我给些建议，我会推荐一些方法给他们试试，这样他们就会知道什么对他们有用，什么可能有用，什么肯定没用。我也会推荐一些社区里的教育课程给感兴趣的当事人。有些文字材料是我经常推荐的，都是以第一人称叙述的关于抑郁症**和康复**的资料：比如《情绪》杂志，凯特·欧文（Cait Irwin）（1998）写的一本以自己为原型的书《击败内心的野兽》（*Conquering the Beast Within*），还有凯·雷德菲尔德·杰米森（Kaye Redfield Jamison）（1995）从个人和专业角度写的一本特别棒的有关双相情感障碍的书《躁郁之心》（*An Unquiet Mind*）。

如果一个患有抑郁症的人又遇到了什么事，比如遇到重大压力或甚至只是度过了非常非常糟糕的一天，这些事可能会把他逼到自杀的边缘，该怎么办？

生活就是这样。当我们的当事人出现问题时，我们（治疗师）通常不会袖手旁观。当他们处于危机时刻，我们怎么帮他们运用从治疗中学到的东西呢？对于这个问题的大多数回答都是积极主动，也就是说，我们要在治疗中帮助当事人巩固和保持积极的变化，并随时在手边准备好有用的工具。切切实实的提醒物能提醒他们自己还有许多资源和可能，比如象征物、线索、"雨天信"、摘记本、清单、危机卡（Chiles & Strosahl, 2005），或者"情绪急救箱"（Dolan, 2002）也可能帮他们跨过这个坎。"静心"练习也可以减少躁动不安带来的危险。如果我们平时就帮助他们建立和保持与其他人、社区、宗教或精神生活的联系，这个时候就能派上大用场。最重要的可能是我们要对咨询负责，那么他们每一次来咨询时都能带走一些平时能用上的东西，比如一个想法、一个计划、一段关系，或者一些希望或宽慰。

你会一直评估患有抑郁症的人的自杀念头或自杀计划吗？

作为一名焦点解决实践者，我希望我可以肯定地说：任何事情我都不会**总是**去做，至少不会在我介绍自己的治疗理念的时候。我的工作是发现当事人想要的东西，并根据这个和他们共同制定切实的目标，然后在他们追求目标的时候提供帮助。我们在谈论"抑郁"的时候经常会谈到"自杀"，我会直接或间接地问到这个话题。比如对他们的悲伤和痛苦表示理解之后，我可能会问他们是否想过自杀。如果他们说想过，我会追问他们是否有过计划或行动。然而更多的时候，我会在问焦点解决问句时获取这些信息。我通常关注的是自杀念头或计划的反面：安全感和活下去的理由。

如何赞美一个对什么事情都悲观的人？

皮乔特（2007；Pichot & Dolan, 2003）提出了两步赞美法，相较于更直接的肯定，这可能更适合从抑郁的角度看待生活的当事人：

1. 治疗师对当事人的成就表示惊喜，指出这是一个显著的"例外"。

2. 治疗师问当事人是怎么做到这一点的。

举例说明:

1. "真的啊! 在这么筋疲力尽的时候你都还是完成了任务吗?"

2. "你是怎么做到的?"

我观察过你的一次咨询对话, 我觉得你像是在使用认知行为疗法(CBT)。这是怎么回事?

已有实践证明, 认知行为疗法(Cognitive-Behavioral Therapy, CBT)对减轻抑郁症状(包括减少自杀行为)有效(Brown et al., 2005)。我经常用一些"看起来像"CBT 的方法。如果当事人认为"消极想法"是困扰她的问题, 我可能会这么处理:

我	那么, 有些什么事情已经对你应对这些消极想法起到了一些帮助呢?
当事人	嗯, 有时我只是不断地跟自己说这些都会过去的, 明天又是新的一天。
我	这样做对你有什么影响?
当事人	有时候这能让我暂时摆脱那些想法。有时候我真的能说服自己, 起码一小会儿吧。有时甚至还会觉得轻松一点点了。不过这很难就是了。
我	这当然不容易, 但还是有效果的。它至少让你暂时摆脱了那些消极想法, 有时你还能说服自己, 甚至还会感觉好一些。这些想法这么强大, 你能这么做是非常了不起的。
当事人	可能是吧。我从来没这样想过。

观察当事人在帮助自己方面**已经在做的**努力：

1.明确消极想法。

2.在这些想法冒出来的时候能清晰地意识到。

3.挑战这些想法。

4.积极地进行自我对话。

和其他我遇到的意志坚定、资源丰富的当事人一样，这位女士自己发现、创造了一些符合认知行为疗法的重要实际行动。既然她已经在采取有效的方法了，我希望在现有的基础上进一步帮助她，鼓励她进一步使用这些方法，并进一步改进方法，以及聚焦在最有效的方法上。我会进一步询问这样做对她产生的影响，以及她还做了哪些对自己有帮助的事（也就是在这个问题上的其他"例外"情况），然后我会给她一些反馈，比如会像下面这样说：

你知道，我很惊讶你能找到这些克服消极想法的方法。你用的这些策略——明确自己的问题是消极想法，在这些想法冒出来的时候能清楚地意识到，用对自己有意义的积极陈述来挑战这些想法，这些都给我留下了深刻的印象。有一个心理治疗流派叫"认知行为疗法"，用的就是你所用的这些策略。为了想出这些办法，治疗师和研究人员已经花了好多年时间，写了好多文章和书，而你自己就发现了这些方法。你已经做得很好了。当然，或许我们也可以试试他们找到的一些别的方法，你可以看看是否适合自己并值得一试。比如……

其他的替代性疗法怎么样？

其实有许多有助于康复的方法。谈话治疗、药物治疗、饮食疗法、补充Ω-3脂肪酸、光照治疗、正念练习、运动、安慰剂、大脑皮层刺激法，甚至是（对一些人来说）什么都不做也会好起来。用其中一种或结合几种方法（除了什么都不做）都可以降低发病的概率（Carson, 2002; Cooper, 2006; Dobbs, 2006; Lam & Tam, 2000; Lawlor & Hopker, 2001; Parker, Gibson, Brotchie, Heruc, Rus, & Hadsi-Pavlovic, 2006; Thayer, 2003; Tkachuk & Martin, 1999; Wernecke, Turner, & Priebe, 2006)。

但有一条忠告：药物就是药物，很多效力强劲的药物都是从自然物中提取的。保健食品店里卖的很多"补充剂"都缺乏监管，如果跟医生开的药混在一起吃可能会有危险。比如说圣约翰草（又名"贯叶连翘"）有望成为一种有效的抗抑郁药物（Wernecke, Turner, & Priebe, 2006)，在许多国家都得到了认可并受到了监管。但是在北美，它被划为草药或保健品，所以不受临床用药的监管。结果就是它的有效成分在实际产品中的含量是百分之零到百分之几百不等。吃这种药的人可能服药不足或过量，或者每次服用的剂量都不同。如果同时服用作用机制类似的圣约翰草和医生开的抗抑郁药，药效和副作用可能都会更强。而且，同时吃两种药就分不清到底是哪种药在起作用。

作为一名心理学家和会谈治疗师，遇到正在服用或计划服用抗抑郁药物（无论是医生开的处方药、非处方药或者"替代品"）的当事人，我都会推荐他们去咨询一位了解这类药物的注册（获执业许可的）保健专业人士（比如精神科医生或理疗专家），去问清楚这些药物的安全性和有效使用方法。

这一整套方法不就只是积极思考吗？

嗯。"只是"积极思考？马丁·赛里格曼（Martin Seligman）（1991）关于乐观主义和悲观主义的研究和麦克劳德（MacLeod）关于抑郁症对减少关于未来的积极看法的研究（MacLeod & Moore，2000；MacLeod & Salaminiou，2001）都表明，积极思考具有强大的力量。焦点解决治疗的各个方面当然都存在积极思考，而且远远不止这些。SFBT 提供了一整套评估、重塑和使用积极思考的方法，并将积极思考转化为积极行动。

赛里格曼关于乐观主义的研究和由此发展而来的积极心理学在此发挥着独特的作用。首先，越来越多的证据表明，更加乐观和更少悲观的心态能防止许多疾病的发生，包括抑郁症（Abramson et al.，2000；Chang & Sanna，2001；Hawkins & Miller，2003），而且最近的研究表明，乐观程度是抑郁和自杀倾向之间的调节变量（Hirsch & Conner，2006）。其次，赛里格曼明确地表示，乐观是一种**选择** —— 一种可以习得的生活态度。采用积极的眼光看问题，可以是由人主观决定的，如果把这种思维方式贯彻到底，人就会有意识地发展出新的习惯。在我看来，SFBT 会谈就是一种学习、实践和完善这种积极思维习惯的有效途径。

小　结

像人类面临的所有痛苦一样，抑郁也能带来礼物。安德鲁·所罗门（Andrew Solomon）（2001）在《正午之魔：抑郁是你我共有的秘密》（*The Noonday Demon: An Atlas of Depression*）中谈到了这样一份动人的礼物：

经历过抑郁并稳定下来的人都更能体会到日常生活中的快乐。他们拥有一种可以随时进入极乐状态的能力,而且衷心欣赏生活中点点滴滴的美好。(那里有一种)……元快乐,即能够体验或传递快乐的快乐,这让那些经历了严重抑郁的人的生活更丰富多彩。(p. 435)

绝望过后,喜悦降临。(Milton,1990,p. 401)

解决之道的长期尝试：
面对反复自杀的当事人

Chronic Attempts at Solution: Working with People Who Have Made Repeated Suicide Attempts

在预约名单中看到反复出现的名字时，任何治疗师都会心头一沉。
（Duncan,Hubble,& Miller,1997,p. ix）

我们非常愿意用自己所知的一切，来换取当事人与自杀有关的生活方式的所有信息。（Chiles & Strosahl,2005,p. 133）

当治疗师能够接纳当事人所说的一切并且尊重当事人对于改变看法时，成功就会发生在那些看上去不可能出现改变的案例中。（Duncan, Hubble,& Miller,1997,p. x,强调为原注）

万物皆有裂痕。
那是光照进来的地方。（Cohen,1992）

将当事人视为老师

我第一次遇到阿什莉的时候，她才 17 岁，已经四次通过过量服用药物试图自杀。她第一次尝试自杀是在 12 岁的时候。(如果你想直接看我们第一次的会谈内容，不想了解她的过去，可以略过这一段。)她还有过非自杀性自伤行为，用小刀割过自己，也用烟头烫过自己。在 11 岁到 13 岁之间，阿什莉遭到堂兄的性虐待，尽管当时她告诉过母亲和姨妈，但是她们都不相信她的话。直到她告诉堂兄，如果他再来骚扰她，她会自杀，才阻止了这种行为。9 岁时，阿什莉还遭遇过一次严重的车祸，导致前额叶损伤。这带来了一系列问题，包括易激惹，慢性疲劳，视空间学习障碍以及注意力、短时记忆、决策障碍。尽管她智商很高且有很强的语言能力，但视空间学习障碍和注意力、短时记忆、决策障碍直接对她的学业造成了消极影响。在我们第一次面谈时，她与母亲生活在一起。她的母亲是一位成功的行政人员，但是常在酒后不能自理，需要阿什莉的照料，包括把她从酒吧接回家，再安全送上床睡觉。阿什莉每天晚上都会定时检查母亲是否俯卧着，以确保她不会因呕吐物而窒息。阿什莉很少和当职业军官的父亲联系。她的哥哥住在附近，但也很少来往。阿什莉穿着靓丽，打扮入时，说话和做事经常很夸张，显得很戏剧化。尽管她还很年轻，但是在过去的治疗中她已经被诊断患有边缘型人格障碍。

阿什莉, 第一次会谈

菲斯克 　所以，阿什莉，我理解为什么上周布朗医生在急诊室看到你之后，建议你到我这里来。

阿什莉 　(叹气)是的,(嘲讽地)他大概觉得我需要点帮助吧。

菲斯克　那你呢？你认为自己需要帮助吗？

阿什莉　如果一个反复想要自杀，因被上帝诅咒而过上糟糕生活的人
　　　　需要帮助，那么我也需要帮助。

菲斯克　哦，那么我可以怎么帮到你呢？

阿什莉　我不知道。我相信你是个好人，许多好人都试图帮助我，可我
　　　　仍然被诅咒了。

菲斯克　诅咒？

阿什莉　没有什么对我有用。我没法依赖任何人，每次尝试的结果都
　　　　很失败。那些"专家们"都告诉我是如何有"潜质"，可那代表
　　　　不了任何东西。

菲斯克　哦！听上去你的状况很不乐观，而且已经持续很长时间了。

阿什莉　是的。

菲斯克　但是还是有些专家看到你身上的不少潜质。我很好奇他们看
　　　　到了什么。

阿什莉　他们没有看到真正重要的事，他们没有看到我正在承受的痛
　　　　苦，他们没有看到那些所谓聪明的做法使得我无法适应社会。

菲斯克　……所以说，尽管你有潜质，但你正在经历一种痛苦，得不到
　　　　任何支持，那些所谓聪明的做法最终导致你感到无法适应这
　　　　个社会。

阿什莉　（安静了许久）是的，所有的都没有用。

菲斯克　还有呢？

阿什莉　现在还剩多长时间？

菲斯克　今天，（看表）大约还有 40 分钟。看来我们还有很多好谈的。

阿什莉　是的。

菲斯克　我首先需要理解些什么呢？

阿什莉　……你不可能理解现在这一切对我有多糟。

菲斯克　那什么时候我能够理解？怎样做才会有所帮助？

阿什莉　**帮助**？不可能有帮助的，我无药可救，没人能帮得了我。

菲斯克　我明白了，所以，并不是说我了解了你现在的糟糕状况，就能**帮助你**，不是这样的……

阿什莉　是的。

菲斯克　看来这是我首先需要了解的。

阿什莉　是的。

菲斯克　那么，为了让其他像我一样的人理解……

阿什莉　那是不可能的。

菲斯克　噢，所以说我不可能真正理解这一切。

阿什莉　是的。

菲斯克　肯定是你最了解自己。我永远也不可能真正理解你现在的糟糕状况，我明白我做不到，毕竟这是你独有的人生经历。

阿什莉　我想，我遇到的每个人似乎都有一种更轻松的生活。

菲斯克　因此，那使他人对你的经历更难感同身受。

阿什莉　是的。

菲斯克　并且……这是你想要的变化吗？……让别人能够更加理解你的生活有多糟糕？

阿什莉　不是。他们必须经历我经历的所有，像我一样混乱，才能感同身受。但我并不希望这一切发生在任何人身上。

菲斯克　我明白了。你已经认真考虑过了，是吗？

阿什莉　我还能做些什么呢？

菲斯克　好问题。你认为呢？

阿什莉　你是专家。

菲斯克　嗯……听起来你已在很多专家那儿得到一些解决方法了。

阿什莉　可能吧。

菲斯克　……那些方法没有帮助到你。

阿什莉　……没有用。（同意）

菲斯克　看起来在这一点上，基于你的经历，你甚至对有什么东西能帮
　　　　到你的这整个想法持怀疑态度，这样想也是合理的。

阿什莉　嗯……啊。

菲斯克　是的，很明显。鉴于你的经历总体上是如此负面，你见了那么
　　　　多专家也收效甚微。我很好奇，是什么让你决定再做一次尝试。

阿什莉　（叹气）我也不知道我为什么能一直尝试。

菲斯克　听起来，在事情对你来说变得糟糕的时候，你一直在努力尝试。

阿什莉　是的。真的，我甚至不去考虑怎么努力。

菲斯克　这整个想法都是艰难的？

阿什莉　是的。许多想法都很难——希望、未来、爱，所有这些大而空
　　　　洞的词，我都讨厌。

菲斯克　多谢提醒，我很感激。所以，在有过这么多令人失望的经历后，
　　　　你究竟是怎么决定到这里来的？

阿什莉　我已经没什么可失去的了，至少这能让我暂时摆脱现在的生活。

菲斯克　啊，即使你的经历没有改变，而如果你能关注到别的，就不会
　　　　感到那么糟糕了？

阿什莉　是的。我知道这只是在分散注意力，是一种防御机制，不算高
　　　　明，但我太痛苦了，能分心一下也是很好的。

菲斯克　我知道是这样的，所以正如你所说，分心就像一种防御机制。

阿什莉　是的。

菲斯克　这些事情帮助你应对痛苦？

阿什莉 我猜是这样，尽管我不觉得自己有在应对。

菲斯克 我明白了……我猜我只是在考虑你是怎么做到的，仅此而已。听起来，分心是你的一种应对机制，它有时可能会带来一些小小的改变。

阿什莉 我猜是这样。

菲斯克 你还用过什么其他能够帮你减轻痛苦的防御机制吗？

阿什莉 有时我会在包里装把小刀。

菲斯克 这是怎么帮助你的？

阿什莉 嗯，我知道我随时都能割自己，用肉体的痛苦来帮我减轻心理上的痛苦。知道我可以自杀并且最终得到解脱，这样想能帮助我继续活下去。

菲斯克 我明白了，所以拥有一些或大或小的解脱方式对你来说是重要的。

阿什莉 当然。

菲斯克 还有其他即使只能提供一点点小小的解脱的事情吗？

阿什莉 我偶尔会喝酒，但是我已经尽量在少喝了，我不想像我母亲一样成为一个酒鬼。

菲斯克 有道理。偶尔喝酒会有什么帮助？

阿什莉 酒可以让我稀里糊涂的，不再流连于往事，咀嚼痛苦。

菲斯克 也就是说，喝酒可以打断痛苦的思考过程。还有什么其他有用的事情？

阿什莉 嗯，和朋友在一起，如果我有的话。

菲斯克 是挺难的。我希望在后面多讨论一下这一点。还有呢？

阿什莉 嗯，写作。

菲斯克 写作会给你带来什么？

阿什莉　在纸上写些东西，也能打断糟糕的思考过程，事情也好像变得通透了一些。我想，它像一种宣泄。

菲斯克　宣泄？

阿什莉　是的，你知道的，可以把东西表达出来。比如写一些关于死亡的诗。

菲斯克　真的能帮助你表达出来？

阿什莉　是的。

菲斯克　关于写作还有什么？

阿什莉　……嗯，还有一种……我说不太清，一种……大概是一种成就感，如果你写得好的话。

菲斯克　我明白。是的，那是有意义的。

阿什莉　读着这些内容，看着纸上的这些内容，有时候这就像，我不知道，就像是一个孩子。

菲斯克　像个孩子？

阿什莉　嗯，在一切变丑陋之前。

菲斯克　因此，你自己，作为一个能够写作的人，也能像一个孩子，带着孩子一样的新鲜感，这是一种画面吗？

阿什莉　更像是一种感觉。

菲斯克　感觉。（写下来）

（关于她怎样写、写些什么，以及写作可以以哪几种方式在她的生活中发挥作用，我们继续讨论了几分钟）

菲斯克　因此，写作对你来说是非常有力的生存工具，能有效地帮你分心、得到解脱、进行艺术表达……

阿什莉　我不懂"艺术"。

菲斯克　好的。

阿什莉　如果你有兴趣的话,我可以给你看些诗。

菲斯克　我有兴趣。从哪里开始?

阿什莉　我可以明天晚上过来,或者把它们送来给你,你自己看。

菲斯克　我明晚不在这里,但下周同一时间可以。可能的话,我还是想
　　　　跟你一起读。

阿什莉　我想,后天更好,后天晚上。

菲斯克　我晚上恐怕不行。后天同一时间可以,行吗?

阿什莉　好的。

阿什莉,第三次会谈: 奇迹问句

明天是我们永久的居住地。(Marshall McLuhan)

在我们起初的两次会谈中,我对是否要问阿什莉奇迹问句有些犹豫,一
方面我还不清楚她想从治疗中收获什么,另一方面我认为她会讨厌这个问
句。现在回想起来,我无论如何都应该早点问,它不会比其他问句更令人讨
厌。当我最终问的时候,跟我问其他人一样,这个问句对阿什莉产生了很大
的推动力。奇迹问句通常是帮人们找出自己真正想要什么的最佳途径,所
以越早使用越好。显而易见,当我在第三次会谈中用到奇迹问句时,她的回
答变得非常有用。

菲斯克　我想问你一个非常奇怪的问题。它需要一些想象力,而我认
　　　　为你的想象力非常丰富。可以吗?

阿什莉　可以。

菲斯克　假设我们谈话结束后,你离开这里并继续你今天接下来的生活。

最终，到了晚上，你睡着了，今晚你会睡得非常沉、非常放松。

阿什莉　那会是一个奇迹。

菲斯克　……在你睡着的时候，一个奇迹发生了。奇迹是让你来这里见我的问题被解决了（打响指），就像这样，这是个奇迹。但是，事情总有但是，不是吗？由于你正在睡觉，你不知道这个奇迹已经发生了。第二天早上你醒来时，你会注意到的第一件事是什么，能让你发现事情有所改变？

阿什莉　我……那个……（讽刺地）你觉得我会相信魔法吗？

菲斯克　我不知道。

阿什莉　好吧，我也不知道。那我要怎样回答这种魔法问题？

菲斯克　假装。

阿什莉　假装回答？

菲斯克　假装你相信。

阿什莉　……首先，我不会在家。

菲斯克　那你会在哪？

阿什莉　在我吉米姨妈家。

菲斯克　在你吉米姨妈家醒来会给你带来什么不同？

阿什莉　我喜欢在吉米姨妈家，虽然她是个疯子，这在我家也算常见，但她有一个很棒的房子。我以前常去那里，她总说，如果愿意，我可以住进去。我倒是想去，但是这样，谁来照顾我那个没救的母亲呢？

菲斯克　在吉米姨妈家，还有什么会变得更好？

阿什莉　我会觉得自己终于过上了真实的生活！而不仅是可怜的模仿。

菲斯克　哇！那么，当你不再进行可怜的模仿，住进吉米姨妈家，最终感觉到自己过上了真实的生活时，那天接下来会怎么样？

　　我们继续讨论了阿什莉的奇迹（或如她坚称的"魔法"）画面的细节。即使是在这短短的片段里，我也得到了一个新的重要资源 —— 吉米姨妈（和 /或吉米姨妈的房子），并获得了更多让她感到受困的事情的信息（她不得不照顾她"没救"的母亲，这个决定恰恰证明了她值得依赖）。我也知道了她对"真实生活"的向往。在讨论过程中，我们还发现，这种生活对阿什莉来说是有可能实现的：她想要一份工作，有属于自己的地方，像吉米姨妈家那样安静的地方，有漂亮的衣服，有一两个看重她的朋友，有书看，后院有秋千。另一个惊喜的发现是，当阿什莉感到崩溃的时候，她有时会去家附近的学校里，花一个小时荡秋千。这对她来说是种有效平复情绪的活动。事实证明，吉米姨妈并不总是反常的，她那里也是阿什莉的避难所。一方面，她的家给阿什莉提供了一个安全的去处；另一方面，吉米姨妈本身也是一个潜在的榜样，她在自己选的职业中表现出色，过着舒适、独立的生活，而且她不是酒鬼。

　　后来，"魔法问句"成了我和阿什莉对话中的主旋律。她经常用一种嘲弄的语气提起它（"**你大概想知道魔法会怎么来解决这个问题**"）。然后她会说，如果魔法有用的话，事情会变得怎样不同。这些回答经常会给她在没有魔法的生活中提供一些关于改变的有用的启发，并且经常把我们都逗笑，这同样很有帮助。

尊重有效的做法一：观察自己的语言

谈 话

　　多年前，在威斯康星州的密尔沃基，我和同事布伦达·扎尔特（Brenda Zalter）第一次参加短期家庭治疗中心的培训。我们所见、所学的东西都让我们很兴奋，特别吸引我们的是茵素·金·伯格发现和赞美当事人的优势和资源的独特方式。回去工作的第一天，布伦达和我带领一个十人团体做会谈。这是一个正在接受治疗的创伤后遗症干预小组，成员都是年轻女性。（尽管自杀不是这个团体的选人标准，但她们每个人确实都有过数次企图自杀的行为。）中场休息时，成员们走过来说她们需要和我们谈一下。她们温和但坚定地说，她们知道我们参加了一个工作坊，也看到了我们为此感到很兴奋，但如果我们之中再有人说"哇！"哪怕一次，她们就会把我们扔在大厅里，自己去进行团体讨论。

　　与这些团体成员相似，阿什莉在交流上是个极好的老师。在我们整个谈话过程中，她一直在塑造我的话风和用词，以达到她所能忍受的程度。与团体成员们相似，她对于我所使用的语言对她产生的影响有一种异乎寻常的敏锐："……**希望**、**未来**、**爱**，所有这些大而空洞的词，我都讨厌。"她的这种反应，我在一类人中经常遇到。这类人有着相似的价值观："生活很差劲，爱很糟糕，反之亦然"（L. Champion，个人通信，1989 年 10 月 4 日）。许多反复企图自杀的人遭遇过许多重大负性生活事件（Arensman & Kerkhof, 2004），他们会一直抱有上述的观点。接受一个人相对负性的观点，对焦点解决治疗师来说是个挑战，因为焦点解决是关注优势、资源、未来、积极目标和进步的，偏好使用的工具是各种问句，包括奇迹问句、未来问句、衡量进步的评量问句，当然还有赞美。在这种背景下，"使用当事人的语言"意味着寻找方法来弱化或转换积极用词。如果当事人在解决式谈话中一直用"是的，但是"来回应，那么为了迎合当事人而对语言进行转化可能会成为一种语言上的权力斗争。

　　下面这个例子出自我与阿什莉的第一次会谈：

　　"……**听起来**，分心是你的**一种**应对机制，它**有时可能**会带来一些小小的改变。"（强调非原注）

在这句话中，再插入任何修饰语都是困难的。如果我简单地说："因此，对你来说，分心是可以带来改变的应对机制。"我不确定阿什莉是否会否定我的论断。然而，在我们谈话的这个点上，从对她积极的观察中，我知道了自己不能太强势或太肯定。让我们的谈话更愉快地进行的一种可行方式就是去试探或让语气弱一些（也许有时候）。另一种方式就是不要太确定："我想知道分心对你来说是不是一种应对机制？你是怎么想的？"有时我发现自己会使用一些不那么顺口的语言结构，从而避免因使用积极的术语导致会谈结束，比如："什么时候事情没那么糟糕？"（而不是"更好"）

一开始我就发现，评量问句反过来问，对阿什莉更好，即 10 分代表事情最糟糕的情况，1 分代表最好的情况（评量翻转）。事实上，她说，她不能回答我一般的评量问句，即把 10 分放在最积极的一端的评量问句。尽管我从来没试过，但 -10 分到 1 分的评量问句可能更适合她，这有时对其他当事人也有用。毫无疑问，这更符合她的想法，和其他人相比，她还有很长的一段路要走。有时，当事人对改变持有更为悲观或不确定的态度，此时将积极的那一端定义得更为适中，可能更容易促成进步和改变，而不会显得那么不切实际。因此，积极的那一端可能代表"这一天你没有伤害自己"，而不是"你会过上奇迹般的日子"或"你不再需要到这里来"（这可能会被视为一种拒绝）。

使用"偏向"当事人的语言，也会有所帮助，例如：

当事人 我时时刻刻都有这样的感觉。

治疗师 这种感觉长时间伴随着你 …… 什么时候是最糟糕的？

当事人 早上。早上我痛恨整个世界。我头痛，身上痛，一点都不想起床。

治疗师 听起来早上很可怕，这么痛，你以前都是怎么起床的？

当事人 嗯，大多数时候我不起床，等到下午才起。

治疗师　不管怎样，你还是坚持熬过了糟糕的早上，在下午起来了。

当事人　下午也没有变得更好。

治疗师　它们真的没有一点不一样吗？

当事人　好吧，至少我起来了。

治疗师　你是怎样做到的？

当事人　嗯，我不想错过我的约会。

治疗师　噢，所以想要去约会是能够帮助你起床的一件事情？

大多数陷入痛苦情绪的当事人都会很乐意回答他们什么时候感觉最糟糕。如果他们有极端糟糕的时刻、一天或一周，那么他们肯定也有没那么糟糕的时刻、一天或一周。不"好"，也许是没有"更好"，但也不是非常糟糕。这些不同可作为关键性例外。

使用赞美

焦点解决常通过赞美去关注和加强那些起效的因素。在反复试图自杀的人中，不信任治疗师的赞美或无法接受治疗师的赞美并做出一些改变，既没那么罕见，又没那么普遍。然而，与先前提到的对积极话语的普遍厌恶类似，这里我要特别提一点。

当直接赞美效果不佳时，可以使用第五章提到的两步法，或者通过询问进行间接赞美，可能会有更好的效果。在第一次会谈结束后的反馈中，我真诚地告诉阿什莉，我对她如何应对这些长期存在的问题非常感兴趣，同时我也提到了她所描述的一些应对（或"防御"）机制。将赞美置于问题背景中，用阿什莉自己的语言来描述她的资源（或者说，**防御机制**），这似乎是她可以接受的赞美方式。

注意事项

在语言转换方面,需要注意的是,我不会以当事人习惯的方式来**开启**会谈。即使我知道当事人有非常消极的世界观,或反复试图自杀,或被诊断为边缘型人格障碍,我都会以最平常的方式开始,直接明确地用解决式会谈("这次会谈能够怎样帮助你?""什么时候情况会稍微好点?")。和阿什莉在一起时,我只有在她表现出或者明确地告诉我,她难以接受积极语言时,才会尝试使用其他方法。我试图避免做什么起效或不起效的假设,因为假设基于一般情况(什么对其他人有效)和(或)过去(过去什么对她有效),而非我当下与她个人的互动(今天什么对她有效)。我发现,基于假设对实践步骤进行调整,往往会使问题变得复杂、冗长,甚至影响实践的效果。当我尽量忽略自己的假设时,我会发现,当事人会以一种我根本想象不到的方式做出回应。

诊 断

由于 SFBT 是以当事人为中心的,它必然是一种灵活、"个性化"的方法。虽然 SFBT 有清晰的假设和相关方法,但并不能放之四海而皆准。焦点解决工作不受规则的限制,即使是存在必须遵循的规则,也倾向于能做的事情而非不能做的事情。然而,凡事总是有例外,这也是我的工作原则:

绝不把任何一个人视为"边缘人"。

没有任何诊断可以充分描述一个人,也没有任何一个人完全符合某种诊断类型。相反,我们可以说"被诊断为边缘型人格障碍的人",或更好的说法是"阿什莉""皮埃尔""桑德森船长"。

边缘型人格障碍(Borderline Personality Disorder, BPD)是对有多次自杀

企图的人最常见的诊断（Linehan, Rizvi, Welch, & Page, 2000）。这是个片面的赘述，因为，自我伤害行为只属于诊断标准里的一种类型。与其他诊断一样，BPD 从本质上来说是一种语言惯例、一种交流信息的方式。不幸的是，这种诊断所传递的许多信息可能是贬义的。几十年来，BPD 是当事人感到最难以承受的标签之一。DSM 诊断标准（American Psychiatric Association, 1994）中列出了这种诊断的特质和行为，将其描述为一种痛苦的、受限的和混乱的存在状态。伊冯娜·多兰（1991）曾提到，一位当事人在被诊断为边缘型人格障碍并阅读了前一名治疗师给她的相关诊断内容后，出现了自杀倾向。这一标签本身已经"被模式化地视为一种麻烦：可预测的不可预测性、冲动、危险、不理性、依赖、情感不稳定、预后不佳，等等"（Duncan, Hubble, & Miller, 1997, p. 5）。可以理解的是，这一标签会给助人者留下消极印象。许多专家认为，患 BPD 的当事人是"极耗时间和精力的"；会"抗拒"或"蓄意阻挠"治疗；会"操纵"人际关系；很可能在助人团体或关系网中挑起冲突；"无法治愈"，即很难有所改善。

在这方面，助人专家就像小说中的女人，"心里有个糟糕的故事"，而这个故事将她所经历的一切都染上了病态的色彩。

当一个糟糕的故事进入了你的内心，你唯一能做的就是证明它存在。一遍一遍地讲述，就像用舌头不断触碰病牙……这要比拔牙容易些。保留一个烂故事总比找到一个新故事更容易。（O'Leary,1997,p. 143）

即使是我们看到了与消极预测完全相反的证据，一个糟糕的故事也会阻止我们进行想法上的"转换"，这不仅存在于小说中。

一旦开始，有关消极发展趋势和结果的预期或设定会变得顽固得惊

人 …… 如果不及时控制，预期就会变为现实。如此一来，人就会被"去个体化"，被等同于症状特征或标签 …… 观察员（如非专家和临床医生）会不自觉地歪曲信息以使情况符合自己的预期。（Duncan, Hubble, & Miller, 1997, p. 4）

再谈"慢性""边缘型"故事

治疗师和当事人要相信，**改变是有可能发生的**。对助人者来说，与带有这种标签的当事人（如阿什莉）一起工作，一个十分有用的资源是一些有关 BPD 的更有希望的故事。尽管这听起来不太可能，因为与 BPD 有关的大多都是没有希望的故事，但有希望的故事在变得越来越多。首先，也是最重要的一点，我认为倾听、讲述甚至复述那些被诊断患有 BPD 的人的故事是有意义的，他们已经有了积极的改变，并且对自己的生活感到很满意。如果我们没有亲身碰到这些故事（或由于受到糟糕故事的影响难以注意到它们），我们可以扩大寻找范围，例如去消费行动群体或治疗性案例研究中寻找（e.g., Duncan, Hubble, & Miller, 1997）。

茵素·金·伯格（个人通信，2002 年 6 月 7 日）建议，治疗师可以在 BPD 的 DSM 诊断标准基础上，建构更多充满希望的故事（American Psychiatric Association, 1994）。这有助于我们灵活地思考问题，挣脱消极预期的影响。除此之外，这也是焦点解决实践工作起效的一部分：利用同样用于建构消极、无望的故事的"事实"，来建构与以往不同的、更乐观的故事（Brief Family Therapy Center, n.d.; Miller, 1997）。

专业文献中也有一些更好的故事。在这方面，我认为玛莎·琳恩涵（e.g., 1993a, 1993b, 1999b）做出了很大的贡献。她的研究发现，被诊断为 BPD 的人失去了学习基本应对技能的机会。缺乏基本应对技能的个体在面对相对弱的压力源时，就会进入危机模式。琳恩涵的模型具有积极意义，她给看似"疯狂"的行为模式赋予了意义，也指出情感调节技能可以通过学习来获得。琳恩涵的辩证行为疗法效果研究表明，获得这些技能与较少的自杀行为存在相关（Comtois & Linehan, 2006）。

朱迪斯·赫尔曼（Judith Herman）（1992）的创伤恢复研究也表明：童年时期的性虐待与成年后的自杀和自杀行为存在强相关（Renberg, Lindgren, & Osterberg, 2004; Santa Minna & Gallop, 1998），童年时期的性虐待也是 BPD 行为出现的原因。可这又怎么能用来建构一个更有希望的故事呢？与琳恩涵的模型相似，赫尔曼的发现使那些看起来不合逻辑、自相矛盾和令人沮丧的行为具有意义（对当事人和治疗师都是）。她还指出了改变发生的可能途径：能够削弱早期创伤事件对当前的影响的经历（包括干预），能够帮助有BPD 标签的人从固有的行为模式中解脱出来，并降低其自杀风险。

换句话说，琳恩涵和赫尔曼认为，被我们称为 BPD 患者的个体经过各自生活经历的磨炼，会把自杀当作一种重要的应对策略，有时甚至把它当作**最**主要的应对策略。自杀行为成为这类人面临"生活危机的一种条件反射"（Chopin, Kerkhof, & Arensman, 2004, p. 56）。作为助人者，我们的职责之一就是帮助处于这种情境的人发展出**更多的**应对策略，包括更积极向上替代性选择。

记住，从长期结果看来，大量文献都证明了即使是在悲观的情况下，仍有大量的例外情况存在，这会帮助我们看到更多有希望的故事。对许多被诊断为人格障碍的人来说，干预确实起了显著且持久的作用（Leichensring & Leibing, 2003; Perry, Banon, & Ianni, 1999）。扎纳里尼（Zanarini）、弗兰肯堡（Frankenburg）、亨宁（Hennen）和西尔克（Silk）的一项持续六年的前瞻性研究（2003）表明，在被诊断为 BPD 的人中，有 34.5% 的人在两年内达到了缓解标准，四年内的有 49.4%，六年内的有 68.6%，其中只有不到 10% 的人复发。

记住："当事人并非真的崩溃了，他们只是被困在无效的改变议程中。"
（Chiles & Strosahl，2005，p. 151）

尊重有效的做法二：当事人的视角及资源

在与阿什莉的工作中，我学到了很多，包括重新认识当事人对资源，特别是**所有**资源的利用。我也再次认识到，是当事人而不是治疗师决定是什么构成了"资源"。对于那些反复试图自杀的人，许多治疗师把他们的主要行为和观点看成倾向而不是资源。为了与阿什莉更有效地工作，我必须努力弄明白这些行为和观点是怎样帮到她的。

在第一次会谈中，阿什莉描述了一系列自我伤害的应对策略：割伤、考虑自杀、酗酒。我猜，如果我当时质疑了她，试图说服她放弃其中的某一策略，那么我们永远也不会发现接下来的建设性解决方案（写作）。接受她的观点，确认她需要做些**什么**来改变一种不能忍受的状态，这会使谈话有更广泛的选择范围。

尼采（Nietzsche）（1886/1997）写道："自杀想法是一种巨大安慰，借助它，一个人可以成功地熬过许多个糟糕的夜晚。"（p. 52）阿什莉提到，能帮助她应对的一件事情就是在钱包里放把小刀。对于上述的两句话，我的第一反应是100%否定。我希望尼采只是把这个想法留给自己，我也努力让阿什莉交出小刀。当然，如果我要求她这样做，她会很乐意丢掉小刀，但是她也明确表示会再找一把。她还耐心地重申，对她最有帮助的不是使用那把小刀，而是她知道包里有这把小刀，她在需要的时候可以"拿出来"。和其他人一样，阿什莉把自杀作为解决问题的一种方法。这把小刀对她来说是一种具体的暗示，提醒她不会永远处在困境中，她可以通过死亡来逃避困境，这会让她更容易坚持下去。

在某种程度上，在遇到痛苦、混乱、糟糕状态，甚至不管任何难以忍受的事情时，将自杀作为一种出路，人都会感到安慰。在某些情况中，自杀在某种程度上是一种压力释放器——死去、不用处理任何事情。不管情况令人多么痛苦和烦心，只要想到死，就会感到解脱。(DeQuincy Levine, in Bright Mind, 2006, p. 14)

这是一种危险的应对策略吗？肯定的。(在我知道乔伊纳的构想，即人们通过在心理和身体上反复预演自杀来提高自己的死亡能力之前，这一点是很明确的。)这有时会对阿什莉有所帮助吗？是的，我得承认这一点。另外，直到当事人找到更好的替代方法之前，我不会反对他们使用当前的应对策略。难道让她把小刀给我就可以将治疗的关注点从改善她的生活转移到管理自杀风险上了吗？是的，可以。我仍让她把小刀给我了吗？是的，我要求了，不止一次。

一方面，对于阿什莉有方法帮助自己渡过难关，而且她真的需要寻求一些帮助，我表示尊重。我也想继续关注治疗目标和进步，反对花费更多时间去劝诚她放弃现有的应对策略。另一方面，我需要将所有东西都平衡好：我的伦理和职业操守，我对暂时推迟或中断自杀过程的保护性因素的了解，以及我日常对于充足睡眠的需求。我一直让阿什莉把她的小刀给我，直到她感到"麻烦"为止。

应 对

应对问句建立在对当事人艰难生活的共同体会之上。当事人总会自然而然地承认问题的存在和做出改变所面临的障碍。我与阿什莉针对她处理生活中痛苦事件的各种方法的讨论，就是应对谈话的一个例子。阿什莉使用的**防御机制**术语，使她的行动和她处理问题的努力之间的联系变得十分明确。一般地，如果当事人花大量的时间和精力讨论问题，那么大多数时候，应对问句就是必要的工具。当阿什莉告诉我特别糟糕的一刻、一天或一周时，我既同情，又好奇她是怎样度过的，她是怎样没有完全崩溃的，糟糕的一天是怎样没有导致另一天也同样糟糕的（"事情是怎样没有变得更糟糕的?"）。承认阿什莉的痛苦和挣扎的严重性，使得她已经采取的应对步骤更突出、重要和必要。（当然，对阿什莉来说，比起关注不好和更好之间的差异的问句，她更能接受关注不好和糟糕之间的差异的问句。）

应对问句引出的回应越详尽越好，这有助于改变**当事人**对事件意义和自我标签的看法。这样的转变是有建设性、有依据的，如从"受害人"或"被诅咒的"转变为"勇渡难关""应对者""幸存者""坚持下去""做她能做的""斗争者"。这种转变能帮助当事人发展自我效能感，其重要性是不可低估的。布朗（Brown）（2006）回顾综述后提出："（慢性）自杀个体的悲观思考方式可能基于他们认为自己没有能力忍受未来发生消极的事情，而不是基于他们认为消极事情本身极有可能发生。"（p. 96）辩证行为疗法技能训练可以提升当事人对自身忍耐力的评价。我认为焦点解决应对谈话是另一种（可与其他方法共存的）方法。重复进行这种谈话能巩固和维持拥有极端消极观念的当事人关于自我评价的积极转变。治疗性任务是邀请当事人注意、重复和扩大他们已有的应对技巧，让他们对自身能力的看法更积极。

尊重有效的做法三：治疗师的贡献

在确认问题与建构解决式谈话中取得平衡

共情自杀冲动 …… 可以用来承认痛苦情感的存在，同时重构不可控的冲动 …… 承认沮丧、心塞的感受和考虑自杀之间的广泛联系，是焦点解决概念登场的一种方式…… 当你共情痛苦情感和沮丧感受，同时将重复出现的自杀行为与尚未解决的问题联系起来，自杀行为便不再是主要的应对策略。(Chiles & Strosahl,2005,p. 153)

研究表明，相较于控制组的被试，反复自杀的人更有可能拥有"问题事件和经历"，且有更高概率经历过性虐待（Kerkhof & Arensman,2004,p. 115）。这类经历会影响一个人的世界观及其与他人之间的互动（Janoff-Bulman,1992,1999），因为大多数暴力行为受害者都面临过负面的、给他们带来伤害的社会舆论（Wade,2004）。

进一步会谈后，我意识到阿什莉不仅对积极术语，也对我认为是更宽泛的"解决式谈话"，如关于目标、进步、可能性和改变的谈话，都持反对态度或甚至完全拒绝回答。鉴于她以往的生活经历，她会有这样的反应，我是能够理解的，而这一点对我很有帮助。考虑到她明显的自我意识，我们甚至能讨论这一点。例如，有时我们可以协商，在特殊的一天，她可以接受多少"解决式谈话"。她可能会说："最多两分钟。"有两次，她告诉我说"试一试"，然后我们针对她的进步和计划进行了一次普通（焦点解决）的会谈。

对那些被多兰（1991）称为"博学的犬儒主义"（pp. 22-23）的当事人来说，邀请他们考虑更好未来的可能性的未来导向问句，如奇迹问句，可能是他们难以接受的。针对那些"不相信奇迹"或不愿意看向未来的当事人，多兰（1994）介绍了一些有用的回应。在得到一个负面或怀疑的回应时，她有时会说：

你知道，我认为你拥有看向更美好的未来的能力，但它被你的消极经历偷走了。我希望你能把它找回来。因此，你可以试一下这个问题（练习或问卷）吗？

我在使用这一回应方式的时候通常都会得到比较好的结果。它在一定程度上可以反映出一个人对待生活的态度，即一些确实被偷走了的、其他人看似拥有的东西。当时机恰当时，这通常可以让人们走出因恐惧而给自己设定的限制，做出一些有价值的、能带来改变的事情。这一方法基于以下假设：

慢性自杀当事人已经对乐观不抱幻想。当事人确实想要相信事情可以变得更好，但是他们有如此多的不确定经历，以至于他们**对抱有希望感到恐惧**。(Chiles & Strosahl,2005, p. 152,强调为原注)

制订协议

我曾经听一位专门治疗成瘾的医生讲过一个关于"边缘型"病人的故事。他说这位当事人变得愈发强硬和无理，想要治疗师给她更多的时间和注意。尽管这位医生试图与她保持距离，她还是时常跟踪他，没有预约就出现在他的办公室里；在路上等他；将车停在他家门口等他；给他寄自己精心制作的礼物；无论白天还是晚上，都给打他电话（他要保持随叫随到的状态，不能关机）。他说，即使他被迫去法庭获得禁令，更改行程和电话号码，更换家里和办公室的门锁，她仍然会跟踪他。很明显，她是一个很聪明的女人，特别是在弄到他的新电话号码方面，她通常在号码变更几个小时后就能弄到他的电话号码。这简直就是治疗师的噩梦。最终，一天凌晨两点，他被电话声吵醒，他绝望地告诉她，他真的很需要睡觉，如果她还要打的话，能不能在晚上 10 点前和早上 7 点后。沉默了一会儿后，她说："好的。"

第二天晚上她打电话给他时，他告诉她，只要没有其他事情，他都会跟她谈 10 分钟。几个月里，他们每周通话两次，每次 10 分钟左右。她再也没有在晚上 10 点到早上 7 点之间打过电话，她尊重他们 10 分钟的约定及他的工作时刻表。最后，她转诊到治疗师的一位同事那儿，电话也逐渐变少了。这位医生没有把这个故事当作与人格障碍患者一起工作的典型事例，他解释说，对他而言（很明显，也是对她而言），当他不再把她当作一个"边缘型"患者来对待，并以对待普通人的方式同她交谈，重要的改变就发生了。

根据我所学的知识，与像阿什莉一样的当事人一起工作，首先要做的是制订清晰的治疗协议，特别是规定治疗关系中的交往界限或限制。事实上，几乎"协议"里的每一项都体现了治疗师单方面对当事人的期待，这是个奇怪的现象，因为协议通常暗指双方均同意条款。"协议"安排通常会否认当事人觉得重要的或有潜在帮助的关系资源（如在约定时间之外联系治疗师）。规定与当事人之间的交往界限是治疗师必须要做的一件事，这一点我能理解。我也认为，治疗师是有责任保护自己的，这包括在工作时间和范围上设定限制，以便我们更好地工作。**并且**我也认为，如果我们能像关注交往界限外的事情一样关注交往界限内的事情，我们和当事人都能免去不少麻

小贴士：在治疗中设定限制和界限

·总而言之，要灵活，以当事人为中心，而不是中规中矩[1]。

·具体来说就是在每次告诉当事人有些事你不会做时，也告诉他们你会做的事。

·寻找符合实际情况的个性化方法来满足当事人的需要，如，设定"休息时间"或安全屋，而不是让其住院。

---

[1]　在职业和伦理限制内。——原注

烦的互动。对于那些我本应该在助人过程中反复地对他们说"不"的当事人,我很关注同他们进行"界限设定"谈话所带来的影响。在建立治疗协议和设定界限方面,奇利斯和斯特罗萨尔(2005)提供了很多有用、具体的案例,这些案例中有许多值得我们参考的方法。

不 同

"无法忍受"和"只是勉强可以忍受"之间有着至关重要的不同。
(Shneidman,2005,p. 120)

在与类似阿什莉的当事人一起工作时,找到可以给他们带来影响的不同做法意味着关注微小的改变(非常小的不同)。治疗师注意、增强和祝贺当事人做出的微小改变对当事人来说十分有帮助,能让他们知道自己正处在改变过程当中("叙述进步", de Shazer, 1991b)。同样地,这对治疗师也很有帮助,能让他们对当事人和自己的工作一直充满希望。

治疗师还需要及时察觉负面事件中的重要改变,如一件糟糕的事情有所缓解,两件糟糕的事情中有一件不那么糟糕了,或一件不那么糟糕的事情。这样的改变可以借助下列问题引出或强调。

· 你做了些什么不一样的事情以至于
　　—— 你在那时离开了急诊室?
　　—— 这周你仅割伤自己两次而不是每天都割伤自己?

· 你是怎样决定
　　—— 喝得烂醉如泥而不是伤害自己?
　　—— 忍受孤独而不是回家酗酒?

治疗过程中出现自杀危机

临床医生为了避免让病人出现自杀行为而坚持实施治疗，这实际上是有害的。自杀危机并非一般的疾病，对当事人感到失望也是件正常的事。要学会控制你的失望。一个好的开始是记住，尽管你的影响力可能很大，但是你的控制力是十分有限的。(Chiles & Strosahl, 2005, p. 189)

你是否在病人讨论自杀时，坐在座位边缘，而在解决问题成为会谈的焦点时，又靠回椅背上？…… 我们通常遵循的原则是，谈话过程中至少要有85%的时间是保持前者的状态的，同时，对自杀行为的直接关注不要超过15%。(Chiles & Strosahl, 2005, p. 191)

在治疗过程中，我们对自杀危机的反应是关键。因为对当事人和当事人生活中的其他人来说，这些自杀危机可能（再次）证明没有任何改变发生或没有什么是能改变的。焦点解决对复发（Berg & Reuss, 1998）的反应也与之相关。焦点解决取向的关键在于它不仅关注是什么阻碍了改变发生，也关注**当事人所做的**与在之前的类似情境中所做的或一般负面行为模式**不太一样的地方**。特别是，我们应该强调和增强任何符合当事人所渴望的未来、治疗目标以及正在采取的建构解决步骤的行为。对于那些认为自己的强烈情感是一种不可抵抗的力量的当事人而言，如果有证据显示即使在面临这些强烈情感时，他们仍能主动采取建构性行动，这就是引发改变的有利机会。使用危机计划或卡片，甚至只是使用部分，也能证明当事人具有采取建构性行动的能力。

主动打电话

为了预防自杀危机，同时对自杀危机做出回应，奇利斯和斯特罗萨尔（1995，2005；Strosahl，1999）建议治疗师偶尔和当事人进行简短（两到三分钟）的通话：

（这一）策略旨在让你的关注点不再放在当事人不断恶化的自杀行为上……你可以说："我很关心你最近怎么样，我希望行为家庭作业进展不错，我很期待下周能见到你，好好照顾自己。"……不要在电话里执行治疗内容，不管正在发生什么，你都要支持你的当事人。（Chiles & Strosahl，2005，p. 187）

通话不一定要很频繁，奇利斯和斯特罗萨尔建议每月随意打一次。他们强调，通话不应该和当事人的表现联系在一起，虽然：

在危机中，你可以对其进行调整，额外增加一两个电话以强化当事人目前正在使用的问题解决策略。**即使你的当事人处于危机中，通话内容本质上是一样的，通话时间也依然要尽可能短。**（Chiles & Strosahl，2005，p. 187，强调非原注）

我用过这一策略（稍做调整），它很管用。在我的印象中，它改变了当事人对"危机无休无止"的看法，让当事人将危机视作实现治疗目标过程中的一部分，而不是导致这一过程中断的原因。（我想，偶尔发些简短的邮件可能也有类似的作用。）最重要的是，"一种被他人在意和理解的感觉在当事人的世界中非常重要，以至于一通两分钟的电话就有可能扭转乾坤"（Chiles & Strosahl，2005，p. 188）。

危机反应计划/卡片

许多治疗师会提前和当事人一起为自杀危机制订计划，这样的话，治疗师和当事人就会知道什么资源是可用的、二人的职责分别是什么、每一步的流程应该是怎样的。危机卡片基于贝克（Beck）的"应对卡片"（coping cards）（Beck, Rush, Shaw, & Emery, 1979），它在几个自杀干预模型中都很有效（Chiles & Strosahl, 1995, 2005; Jobes, 2006; Joiner, 2005; Rudd, Joiner, & Rajab, 2001）。使用这类卡片已被看作一种自我调节训练（Rudd, Joiner, & Rajab, 2001），也可以被理解为一种个性化的模式化介入（Dolan, 1995; Bertolino & O'Hanlon, 2002），通常也可以被看作一种主动做些不一样的事情的实验性方法。对将自杀当作应对策略的人来说，触发他们反复预演过的危机计划可能缓解他们的冲动 —— 他们起伏的情绪中最为危险的部分（Bornovalova, Lejuez, Daughters, Rosenthal, & Lynch, 2005; Links & Rourke, 2000）。卡片本身可能也可以作为一种具体的提醒物来触发计划，在危机时刻，具体提醒物对任何人都是有用的，尤其是那些容易解离的人（Dolan, 1994）。

在制作卡片时，治疗师会同当事人列一份有关内部（个人的）和外部（人际关系或社会）资源的清单，这些资源是当事人相信能在危机情境中有所帮助的。这一探索资源的过程本身也是极具治疗作用的，应对问句和例外问句在这一过程中可以起到重要作用。一张典型的危机卡片包括两个部分：第一，经过筛选可用的个人资源清单；第二，一份简短的紧急联系人名单，通常包括治疗师，因为当事人在发现第一部分的资源没能阻止危机发生后，会尝试联系治疗师。

危机卡片必须由当事人和治疗师共同制作，双方要共同决定如何使用危机卡片以及什么时候使用危机卡片。治疗师要让当事人明确知道他们能

危机卡片样例

·不要喝酒或吸毒。如果我正在喝酒或吸毒,要立即停止。

·快速走向YMCA(基督教青年会)。走进去,如果泳池开着,就跳下去游十圈。如果我仍然感到焦躁不安,就再游十圈。如果泳池没有开放,就去室内跑道上跑几圈。

·对自己说十次:"我从他们抛给我的烂摊子中挺过来了。我没有被击垮。"

·打电话给女朋友(座机号码:232-2323;手机号码:233-2332)。如果电话没有接通,转到语音信箱,我就直接留言;如果我联系上了她,就花五分钟的时间谈谈我们的约会计划。

·在笔记本里写下发生了什么事情以及什么人、事、物对我是有帮助的,以便我在下一次治疗中与治疗师讨论。

自杀服务热线:332-3232。
医院急诊室地址:332号大街。
······医生(治疗师)电话:432-4321。

(节选改编自 Chiles & Strosahl,2005;Joiner,2005)

联系治疗师,当事人也要让治疗师知道他们期待在电话中听到什么(有关危机计划的有用讨论请参见 Chiles & Strosahl,2005;Jobes,2006)。

基于我的实践经历,我建议,在当事人暗示他们想要用不同的方式处理危机时,再提出危机计划和/或卡片。这经常发生在那些不断试图自杀的当事人身上，因此，这也好像成了我与当事人会谈的一个常规步骤。然而，鉴于大多数当事人都很喜欢这个方法，有时我会主动提出用这个（或任何其他）方法。

关于"阻抗"的提示

我记得自己第一次学习系统疗法时，了解到"阻抗"（resistance）这一很难理解但很有用的概念，它被用来形容人与人**之间**的一种状态。工作后，我听说一个家庭不愿意被他们的治疗师贴上"拒绝帮助的抱怨者"这个标签。在当事人"没能成功配合"（这个说法就说明了一切！）我们的治疗时，"阻抗"这个概念可以让我们归咎于当事人，甚至归咎于当事人的**内在原因**——他们的人格、过往经历、神经质等。这让治疗师免受指责，但**也**妨碍了助人工作的进一步推进。史蒂夫·德·沙泽尔（1984）曾称，"阻抗"（至少在我描述的层面上）已"死"。短程家庭治疗中心墙上的一块牌匾纪念了它的"死亡"。德·沙泽尔关于"阻抗"的观点是，**如果**它还存在，它只会是由治疗师导致的。现在，一个有用的观念是如果我遇到了"阻抗"，或许我能对它做点什么。他认为，"阻抗"表明治疗师还没有理解当事人与他人合作的独特方式，即治疗师的干预或干预风格和当事人不匹配。

不得不承认，有时我仍能感觉到对面那个人的"阻抗"。我学会将这类感受视作我偏离轨道的信号。有一些方法可以帮助我回到轨道上，比如最常用的，我要更好地倾听。深呼吸也是有用的。有时，我会根据当事人展现出来的关系水平或对于改变的准备程度，调整自己的提问。有时，我会告诉当事人："我认为那不是个好问题。现在什么问题对你来说更好一些？"（我通常会得到两种反应：一个搞笑的表情，或者一个关于更好问题的建议。）有时，我觉得需要一杯茶、一些新鲜空气、与同事聊天或休假。受帕里

（Parry）和多恩（Doan）（1994）的启发，我发现，有时，问自己下面这个问题是有帮助的：假设我看到的这个人正在试图告诉我一些我还没弄懂的事情，而不是"阻抗"，那可能是什么？

关于处理自残的提示

如果你发现自己在拔河，就松开绳。（匿名，可能是某人的祖母）

"在牡蛎里寻找珍珠。"（Lamarre，2003）

理 解

理解自残行为**最**有用的方式就是仔细倾听当事人如何描述他们的经历。阿什莉说道："有时，身体上的痛苦能够帮助我缓解情感上的痛苦。"把非自杀式自我伤害或自残行为看成一种可行的方式，对治疗师来说或多或少是有用的。更有用的选择包括：把这些行为视为一种"有目的的、病态的自我帮助行为"（Favazza，1989）；把它们看作一种应对方式，虽然可能是适应不良的，但仍然是一种应对方式；把它们看作一种解决问题的行为，虽然可能是病态的，但仍然是问题解决性质的。有大量研究证明了即时自残的作用：研究显示，即时自残可以引起内啡肽的释放，这种神经化学物质可以减轻疼痛，且与放松和快乐状态有关（Van der Kolk, Greenberg, Orr, & Pittman, 1989）。正是这种基于内啡肽的情绪张力减少机制最常被当作不快乐情绪缓解的原因。

对有自残行为的人来说，自残在生理心理学上和心理学上都有即时增强效应……随着自残，焦虑、恐惧和悲伤都大幅降低。另外，频繁自残的被试报告，这些行为带来了显著的解脱感。(Brain, Haines, & Williams, 2002, pp. 207-208)

自残行为能降低情绪张力，但这个特性并不适用于其他方式造成的伤害。(Brain, Haines, & Williams, 2002, pp. 207-208)

要在研究和理论上区分自杀和自残行为并不容易(e.g., Muehlenkamp, 2003; Walsh, 2002, 2005; Walsh & Rosen, 1988)，因为它们"看起来"似乎是一样的。目前，一个有用的区分它们的方式是"…… 一个真正试图自杀的人，不再想有任何感觉，而自残的人，是想感觉好一点"(Favazza, 1996, p. 262)。然而，这种区分方式可能有助于临床理解和干预，但并不会让人因觉得是在处理两个不同领域的问题而感到轻松。因为自杀和自残这两种行为并不是相互排斥的，而是相互交叉的。例如，自残的人中有超过一半的人同时在过量使用药物，四分之一的人在重复过量使用药物，三分之一的人希望自己在五年内死掉(Zlotnick, Mattia, & Zimmerman, 1999)。自残是自杀企图的一种前兆：一个人的自残行为方式越多，就越可能自杀(Zlotnick et al., 1999)。

助人指南

对自杀或自残行为保持平静，实事求是。如果你不能立刻做到这样，那就**装作**平静和实事求是，直到你能真正做到。深呼吸会有用。

承认并证实(定期，经常)问题有多困难、当事人有多痛苦。

认真对待任何一个自杀想法或计划。做出和非自杀式自伤行为模式不一样的评估和回应。

试图理解自我伤害行为的逻辑："你做这件事一定有个很好的理由。"

一旦你理解了那个人能从或想从自我伤害中得到什么,你就可以寻找替代性的、伤害性较低的方法帮助他们获得自己需要的东西。

把自我伤害看作当事人**对试图应对、解决问题或缓解痛苦所做出的努力**。使用他们的语言来描述自伤行为的作用。

对他们可能没能从他人那里学到更积极的应对技能,表示理解。

我们可以用下列方式与自我伤害的当事人进行讨论,例如:

·这样做对你有什么用? 它是如何起到帮助作用的?

·你遇到了哪些看似非常难以解决的问题,以至于你把伤害自己看成一种解决方法?(Strosahl,1999)

·这种方法是怎样对你起效的? 效果是短期还是长期的? 结果如何? 这些结果是怎样帮到你的?

·听起来,它现在起效了。效果能持续下去吗?(Strosahl,1999)

注意、增强和建构问题的任何**例外**情况,例如,当事人本来试图自残,却做了别的事情。

·你是怎样阻止自己的?

·你是怎样想到给浴室涂漆这个替代方法的?

·你又是怎样做到其他事情的?

在会谈中提及选择和可能性。例如,询问当事人所拥有的选择,让他们制作选择清单或将选择清单的内容进行分类。

针对应对行为，协助当事人列出"更长的清单"。例如，让当事人学习和（或）练习能让自己缓和情绪或平静的方法，这可能是有帮助的。

帮助当事人寻找**阻断自我伤害模式**的方法，包括计划在冲动前做些什么别的事情（打个电话、写篇日记、出去散步）。

鼓励并加强**积极的自我对话**。

不仅仅是谈论解决方案，要协助当事人找到观察和实践新行为和技能的方式，例如，自己或与朋友和家人一起进行排练、角色扮演等**练习**。

在突发环境中，为当事人提供**具体、随时可用的提醒物**，提醒当事人他们所拥有的资源和其他可能的应对方式。这一点特别重要。因为自残是一种典型的冲动行为（Nock & Prinstein，2005），而且自残的人可能处于解离状态（Dolan，1991），在这种状态下，他们特别难与有帮助的想法和习惯建立联系。

在当事人发展和使用新的应对技能时，为其提供一位欣赏这些行为的**观众**，可以在当事人的帮手团中找到这样的人。

对于以上几点，要牢记。

小　结

如果你注意到了上述针对自残的助人指南看起来正是用焦点解决的态度和方法来解决问题，那么你才是真的理解了。

老师再度来访

我跟阿什莉之间的会面断断续续地持续了 16 个月，直到她去另一座城市读大学。那段日子里我们共同"起舞"，特别是前 6 个月，主要围绕她的小刀"起舞"。逐渐地，当这一应对方式变得不再那么重要时，她开始注意到，她其实拥有很多其他的建构性应对策略，并且有时会优先使用它们。她去学校后，想要我继续做她的治疗师。我们达成了一个协议：她去找大学咨询中心的老师，我和她继续通过书信保持联系。在她回家期间（一年两三次），我们还会见面。尽管上大学和独立生活对她来说是重大挑战，但她再也没有自杀过，并且大部分时间里，她都能使用积极的应对工具。两年后，阿什莉回到离家近的校区完成她的学业，我们又会谈了几次。之后，她就突然中断了治疗，直到现在。

　　在接下来的几年里，我还偶尔听别人提起阿什莉。她在一个化妆品公司找了一份促销员的兼职。尽管她有时笑工作无聊（"我们并不是改变世界的人"），她还是喜欢这份工作，也能够胜任这份工作，她有限的精力也让她更适合做兼职。她又与妈妈住在了一起。妈妈由于严重的健康问题，已经戒了酒。阿什莉每周抽一个下午去当地的残疾儿童机构做志愿工作，她认为她在为自己做这件事："我希望他们过上**应有**的童年生活。"她持续为这些孩子们写诗。她的生活，包括与一直以来的朋友交往，偶尔与男朋友约会，看起来相当……充实。她周末有时仍会去吉米姨妈家。简言之，她的生活不完美，但是很真实，让她感受到真正的满足。

　　我最后一次收到她的信时，她说她决定开始过一种充满创造性的生活。她参加了绘画班，刚完成第一幅水彩画，希望送给我。这是一幅生动的水彩画，一位魔术师举着一个魔杖。目前这幅画挂在我的家庭办公室里，背面写着：

　　魔法师梅林。

　　送给希瑟·菲斯克，来自阿什莉。

　　你相信魔法吗？

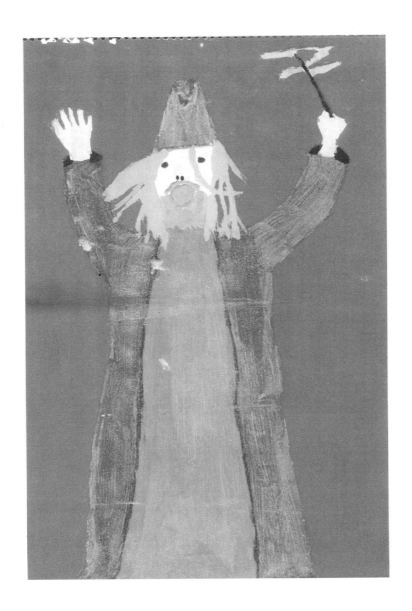

第 7 章 · Chapter 7

即便是儿童：针对儿童的自杀干预

Even the Children: Preventing Suicide Among Young People

复原力并不是一种稀有、特别的才能，而是在家庭、朋友圈以及社区的日常交往中，一些普通想法或行为所表现出来的不凡。(Masten, 2001, p. 235)

我非常愿意相信，对于年幼的孩子而言，自杀不是一种风险因素。起码这样想，我会觉得舒服一些。我可以对自己说，儿童所理解的死亡和自杀，与青少年和成年人理解的是非常不同的。他们不可能有真正的自杀想法和行动，甚至可能都不知道自杀的存在。但我得承认，我错了。孩子想自杀，甚至尝试自杀的理由和成年人类似，都是为了逃避无法忍受的、没完没了的、不可避免的痛苦和不幸（Goldman & Beardslee, 1999；Luby et al., 2003；Orbach, 1988；Pfeffer, 1986, 2000）。虽然死于自杀的儿童数量并不多，但是自杀儿童数量比起死于各类癌症的儿童总数还多（Masecar, 1999）。在认知和情感发展的某些阶段，孩子因为缺少生活经验，就算陷入短暂的痛苦，也会觉得这种痛苦永远无法结束或被解决，因此他们比成年人更容易受到伤害。一名加拿大的研究者提醒我们（令人毛骨悚然）：关于自杀，如果我们不去教育孩子，电视将替代我们去做这件事（Mishara，1998）。即使是在上学前，孩子如果没有从其他媒体渠道、与成年人的交谈或家庭成员的经历中了解自杀，也会在卡通片中了解自杀这种行为。

自杀的行为和想法普遍存在于接受心理治疗的孩子中。和 1950 年相比，10—14 岁孩子的自杀率已经增长了 300%（Pfeffer，2006）。有自杀想法和行为的孩子在成年后存在更高的自杀风险（Pfeffer，2000）。如果可能，在这类情况下，对被卷入自杀的儿童实施专业治疗是有意义的（Pfeffer，2000），但是这种专业治疗并不总是随手可得。那么，对于这些还很年幼但认为死亡才是解决办法的孩子，我们能做些什么呢？

帮助有自杀想法和行为的儿童

我们常常遇到一些成年人，他们对孩子说的话充满困惑，很难真正理解孩子。（Berg & Steiner，2003，p. 237）

在对儿童进行心理治疗时，一项重大的挑战是**找到共同语言**（Masecar，1999）。对于焦点解决取向的治疗师而言，这有别于一般的焦点解决治疗方法。所有人，无论年龄大小，他们与他人的交流既受限于又借助于自身的生活经验、性格、认知、情感和生理发展水平。治疗师的任务是找到合适的方法或语言，让当事人理解，同时还要符合当事人的观点、偏好和能力。安妮的故事就证明了这样做的重要性。

安　妮

见到安妮的时候，她8岁，是个略微羞涩的甜美女孩。她的父母已经带她去见过我所在诊所的一名治疗师。虽然我的治疗对象主要是青少年及其家庭，但因为从事儿童治疗的那位同事病得很严重，而其他人都没空应对一个短程且状况紧急的转诊当事人，所以我最终接待了安妮和她的父母。这位转诊而来的当事人两天前发生了一件事情，她从一辆校车面前跑过，差点被撞到。幸运的是，校车开得不是很快，司机和两个偷偷在校外抽烟、闲逛的青少年反应都很快，所以她只是受了轻伤。安妮告诉几分钟内赶来现场的老师她想死，这样她就可以和天堂里的奶奶待在一起。在急诊室接待安妮的治疗师诊断她为"病理性心境恶劣"（dysphoric）并推荐她到我同事这里来接受治疗。

这对年轻夫妇看上去非常紧张，同时也筋疲力尽。他们讲述了一系列最近发生在家里的死亡事件。最近一次是安妮59岁的奶奶在一次车祸中意外离世。安妮4岁的时候妈妈开始恢复全职工作，从那以后奶奶就一直负责在安妮放学后照看她。下面是我和安妮的第一次（也是唯一一次）会谈开始几分钟的部分内容记录。

治疗师　（在活动挂图板上画出1—10的标志）如果10，这里，代表很高兴（在10旁边画一张高兴的脸），如果1，这里，代表很难过（在1旁边画一张难过的脸），那么，安妮，你今天在哪个位置？

安　妮　（指着3的位置）

治疗师　你可以在那里为今天的心情画一个什么标志吗？什么颜色可以代表你今天的心情？（拿出了彩笔盒）

安　妮　（选了蓝色，在3旁边画了个星星）

治疗师　哦,一颗星星,这是今天的。你最糟糕的日子里是在哪里?

安　妮　(指着1的位置)

治疗师　你能画一个什么来表示那个最糟糕的日子吗?

安　妮　(选择了黑色,做了个很潦草的标记)

治疗师　这是哪一天?

安　妮　……我差点被撞的那一天。

治疗师　嗯,看来你今天好一些了。好了这么多?(用手指表达从1
　　　　到3)

安　妮　是的。

治疗师　那是什么让你今天好一些了呢?

安　妮　……一些不同的事情。

治疗师　不同的事情可以让你不至于那么难过。

安　妮　(点头)

治疗师　看来这些不同的事情有助于让你快乐?

安　妮　(点头)

治疗师　那么请你告诉我一件让你快乐的事情。

安　妮　妈妈带我去麦当劳。

治疗师　你喜欢这样。

安　妮　(点头,笑容很灿烂)她总说自己不是真的喜欢麦当劳,可是她
　　　　把点的所有食物都吃掉了。

治疗师　哦,我明白了。妈妈带你去麦当劳这件事情会让你不那么难
　　　　过。我想知道……我们可以怎样在这里表达这种快乐呢?
　　　　(拿出另一张活动挂图板)

安　妮　(画了一张有黄色刘海的微笑的脸、一道彩虹)

治疗师　太棒了!这张笑脸……是你吗?

安　妮　（点头）

治疗师　……这道彩虹,代表你的快乐?

安　妮　是的。

治疗师　这真是一个很棒的快乐标志。我们能在这张活动挂图板上画些不同的让你快乐的东西吗? ……就像是……安妮的快乐帮手?

安　妮　（迅速点点头）我还知道一个。（拿起蜡笔,画了一只猫并在下面写下"巴特"）我的猫,巴特。

在这次会谈中, 我用一些基本的交流方式帮助安妮表达自己, 不管是用语言的形式还是其他形式 —— 蜡笔或彩笔、活动挂图板、纸、黑板或白板、黏土、一些玩具。（当然, 这类工具不仅对孩子有用, 对其他任何人都有用。）这种特殊的互动方式的好处是即使安妮不是很健谈, 但依然可以用画画或列清单的方式, 流畅地表达自己的想法。也许, 跟很多孩子一样, 安妮喜欢用活动挂图板和彩笔, 这对陌生的治疗师来说是个小小的有利条件。治疗师可以用以下工具帮助孩子在他们自己的"语言"世界里更流畅地表达: 木偶、玩具、故事、游戏、和宠物玩以及其他许多有创造力的表达方式（e.g., Ash, 2007; Berg & Stenier, 2003; Bertolino & Schultheis, 2002; Chang, 1998, 1999; Corcoran, 2002; Freedman & Combs, 1997; MacLeod, 1986; Pichot &Coulter, 2007; Selekman, 1997; Shilts & Reiter, 2000; Steiner, 2005; Zalter & Ash, 2006）。

安妮也很擅长使用数字, 能很好地使用刻度尺来表达自己的情感。刻度尺的一大用处在于快速追踪孩子的情感变化, 也可以作为安妮和她的团队（安妮的团队包括她的父母、老师、接管安妮及其家庭的治疗师, 还有我。团队也可以扩大至包含儿童心理治疗师、对安妮及其父母起到关键支持作

用的叔叔、帮助安妮重新融入学校的社工）之间的沟通工具。如果安妮在
1 这个刻度位置，我们就会知道她可能处在自杀行为的危险中。另外，我们
也可以知道处于什么位置是相对安全的（一点点快乐的开始？）。如果安妮
在 3 或者更低的位置，就需要特别谨慎。使用刻度尺和快乐清单可以使我
对安妮的治疗延续到下一名治疗师，从治疗室延续到家和学校。在帮助安
妮加强、练习以及补充快乐清单的内容时，安妮的所有团队成员都可以一起
合作。

我们最初的计划是，如果安妮在 3 或者更低的位置，我们就启动一个安
全计划，包括：父母中的一方要一直和她在一起；提供令她感到舒服的东西
（巴特？）；尝试做快乐清单中的一两件事。这一计划的价值在于为已经筋
疲力尽的父母提供一个参考框架，让父母明确知道他们可以做些什么。

其他安全事宜

提供一个安全的环境是让任何一个孩子痊愈的基础。面对孩子的自杀
问题，还有一些其他具体的事情要做："最重要的是警惕枪支和弹药。如果
孩子身边有枪支和弹药，它们应该被拿走。"（Pfeffer，2000，p. 245）一些家
庭成员经常不会听从治疗师的建议，即强制把枪支和弹药拿走或者保管好
（Brent，Baugher，Brimaher，Kolko，& Bridge，2000），因为他们低估了孩子发
现和使用这些被藏起来的枪支和弹药的能力，于是我会在电话中和下一次
会谈中继续提出这一建议。

我们的方法要对儿童友好

当我们面对情况严重的孩子时，以下的假设会是个不错的开始。

关于儿童的焦点解决假设

我们相信所有的孩子都希望：

· 父母以他们为荣。

· 取悦他们的父母和其他成年人。

· 被他们生活的社交圈子所接纳并成为其中一部分。

· 学习新事物。

· 积极参与和他人的互动。

· 收到惊喜或者给他人惊喜。

· 表达自己的意见和选择。

· 当给予机会时，能做出选择（Berg & Steiner, 2003, p. 18）。

　　奇迹问句对孩子来说是有趣的，就像其对成年人一样。而且在治疗过程中，奇迹问句是有价值的。适用于儿童的奇迹问句变化形式包括戏法、魔术棒、典故、他们最喜欢的童话故事或迪士尼故事。和我的同事一起受训的一位儿童治疗师建议用一个我经常在用的变式（Laura Champion & Brenda Zalter，个人通信，1996 年 11 月 4 日）。将一大张纸分成四等份，邀请孩子在上面写出或画出四种景象。第一个景象是问题，或者是"你希望发生什么不一样的事情"。第二个景象是奇迹、魔术或是正在发生的"令人**惊喜**的事情"。第三个景象是奇迹发生后，事情有什么不一样。第四块区域可以有几种不同的用法：可以画出奇迹给当事人或当事人的家庭带来的影响、已经发生的例外（"已经有点接近奇迹图像的一件很小的事"），或是朝着奇迹图像迈进的第一小步。

在写下上述这段文字的时候，我的脑海里浮现出我曾经服务过的一个家庭。这个家庭是由五个孩子组成的新混合家庭，孩子们的年龄在6—14岁。他们每天都面临一大堆冲突，其中那个14岁的孩子已被诊断为抑郁症。我一般会对小一些的孩子运用四等份画图奇迹问句法，而问大一些的孩子一些口头问题。然而，这个家庭所有的成员都主动拿起了纸，一同坐在地上，传递着蜡笔，开始画画。在治疗结束前，我们只剩下一点时间简要概括这些画（这对于我而言有些困难，因为我比较依赖语言，但是孩子们似乎更喜欢画画）。在画作中，他们发现了他们身上存在的共同点，也看到了有关改变的想法，这些都是进步的表现。他们的父母告诉我，他们很喜欢我的方法，并决定在处理家庭冲突时，让大家在一张纸上一起画画，这种方法比充满敌意的聒噪争论要好得多。我十分认同。

伯格和斯坦纳（2003）介绍的众多"对儿童友好"的焦点解决治疗方法都很好地示范了如何在会谈中使用故事。无论这些故事是从书中读到的，还是记忆中的，或是为某个特定的孩子创作的，又或是孩子们一起创作的，都可以。他们建议将故事作为一种反馈形式：

在你读完这个故事后，不要再去讨论这个故事，就仅仅是读完这个故事。不要和孩子讨论这个故事意味着什么，相信他们会凭借自己的直觉去理解这个故事，并找到有用的方法将故事应用到他们的生活中。（Berg & Steiner, 2003, p. 82）

布鲁斯及其家庭的故事

布鲁斯 11 岁，来自一个辛苦工作的加拿大非裔家庭，他是家里三个儿子中最小的一个。在一次恐怖的入室盗窃中，他的母亲和两个哥哥受到了攻击和恐吓，全家都被吓坏了。排行老二的儿子 16 岁，曾经试图通过过量服药自杀，结果留下了肾脏损害的后遗症。有着童年创伤经历的母亲，正经历着闪回、噩梦和极度焦虑。那次入室盗窃事件之后，布鲁斯爸爸这边的亲戚来探望过布鲁斯，每个人都觉得他是唯一一个幸运儿。他的家人都在努力从这场噩梦中挣脱出来，整个家庭氛围变得日趋紧张，布鲁斯离家的频率越来越高，但这或多或少地被忽视了。布鲁斯总是安静地待着，他的父母认为他应该没事，直到他父亲发现自己藏着的手枪不见了。这支手枪最后在布鲁斯的床垫下被找到了。布鲁斯告诉父母的事情足以让他们怀疑他曾有用手枪自杀的打算。这一家人来我们这里接受治疗，我被邀请去看望布鲁斯。

布鲁斯很有礼貌，以他特有的方式回答了我提出的所有问题。无论我问什么，他都会聊他最喜欢的电视节目——一部家庭情景喜剧。他绘声绘色地讲述了剧中人物的性格特点和他们各种各样的尝试。我从未看过这部剧，但是我从他那里了解到，尽管这是一部喜剧，它也隐含着一个深刻的主题，那就是一家人齐心协力解决家庭问题。尽管有时候他们也会表现出自私和无礼，但当不幸降临时，他们都会照料和关心彼此。

无论行程有多满，我都会尽量抽出时间关心布鲁斯，了解他当前的处境。自从开始治疗后，他变得好多了，他的父母和老师都很高兴。在三次治疗后，我终于有机会看布鲁斯提到的电视剧——《拖家带口》(*Married with Children*)。当我看到这部剧中的角色对家人的无礼、敌意，甚至极端的残忍时，我深感震撼：这就是布鲁斯告诉过我的相亲相爱的一家人吗？

在下一次治疗中，我认真聆听了布鲁斯转述的有趣情节，那集我是看过的。那一集我只看到消极和自恋，然而布鲁斯却看到了家庭成员之间的相互关心和体贴。我意识到，布鲁斯真正在得到"治疗"，而我很荣幸能看到他在为自己提供解决方法。"相信他们会凭借自己的直觉去理解这个故事，并找到有用的方法将故事应用到他们的生活中。"（Berg & Steiner，2003，p. 82）

希望和能量：针对青少年的自杀干预

Hope and Energy: Preventing Adolescent Suicide

青少年需要一些即时的技能去解决日常生活中出现的问题。(Jobes, 1995, p. 152)

通过将青少年的自杀状态与潜在的积极未来进行比较，或许可以减少他们的自杀念头。(Overholser & Spirito, 2003, p. 36)

苏珊的奇迹

在我工作多年的一家综合医院里，青少年治疗及家庭治疗的需求很大，但社区资源却很匮乏。我们三四个专业人员组成的团队采用了一种分类模式，在这种模式下，我们可以分出那些最复杂、资源严重不足的青少年及其家庭，并将其余的人介绍给社区里其他少数可用的顾问。这在我们训练实习生的时候发生了改变。我们尝试让实习生从问题可能稍微简单一些（我们认为）的青少年及其家庭开始。于是，我们给新实习生奈德从候选名单中选择了一个可能已经被转介过的家庭。这个家庭的信息表中包含如下信息：苏珊，15 岁，在关于宵禁、学校表现和到课率的问题上和父母起了冲突。

奈德在儿童治疗方面接受过大量训练，但他在家庭治疗方面的经验还很欠缺。他之前从未接触过焦点解决治疗，但是在看了我一个星期的咨询，读了《成为焦点解决短期治疗者》（*Becoming Solution-Focused in Brief Therapy*）（Walter & Peller, 1992），并在小组里做了焦点解决提问的角色扮演练习后，他很渴望有机会实践焦点解决治疗。他一开始做得不错，与每个家庭成员都有较好的接触，甚至包括苏珊。虽然她一直低着头，回答问题时咕咕哝哝的。在和每位家庭成员大概讨论了他们想要从治疗中获得什么之后，奈德问了他们奇迹问句。父亲和母亲洋洋洒洒地说了很多，包括希望苏珊可以按时回家，努力学习，在学校里表现得更好，可以和她原来的朋友恢复联系，而不是去找她现在的那些"不良伙伴"，多花一点时间和家人待在一起，而不是把自己关在房间里。接着，奈德开始问苏珊的想法。

> **奈 德** 苏珊，在奇迹发生后，你会注意到什么？
>
> **苏 珊** 最重要的是我的父母能够允许我自杀。

我在单面镜后对这次治疗进行着督导。当治疗进行到这里时，我一惊，很担心苏珊和她的父母会如何面对这么严峻的情况，同时也很担心奈德，他第一次做家庭治疗就要处理自杀危机。我的脑海中充满了灾难性的想法：奈德可能以后再也不想做家庭治疗了，他肯定也不会再去问奇迹问句了。[1] 我几乎

---

[1] 我从未听苏珊回答过奇迹问句，在那以后也没有。——原注

准备冲进治疗室去解救奈德。但是,在镜子的那一头,事情进展得却比我想象的好多了。

奈　德　（深深地吸了口气）那么 …… 这为什么会让你感觉更好一点？

苏　珊　（往前坐了坐,热切地）因为那样我就可以知道他们真的在听我说话。

奈　德　那对你来说会有什么影响？

苏　珊　很多！如果他们真的听我说话,他们就会知道我一直感觉多糟糕,他们也许能理解我,而不只是对我发脾气。

奈　德　那么 …… 他们做些什么可以显示出他们真的在听你说话？

苏　珊　我想 …… 嗯,他们会问我那天过得怎么样,并等我回答,而不是没等我开口就急着告诉我那天我又做错了什么。

突然,这场谈话朝着完全不同的方向进行着:以解决为导向,以促进家庭更好地沟通为具体目标。比起治疗自杀青少年,家庭治疗师对这个领域更熟悉、更舒服。这次治疗给我上了一课,让我学会等待并留意,让治疗自然而然地发生,让治疗师与当事人利用优势和希望去找到一种解决问题的方法。

注意,奈德的提问帮助苏珊专注于什么是她真正想要的:从她父母那里得到一种不一样的关注,自杀是她达到这一目的的手段。我是在说苏珊不存在真正的风险吗？不是！苏珊正面临伤害自己的风险,也许是死亡的风险；她正处于痛苦、孤独和绝望中,原因她在会谈中也提到了；她正处于误解父母的风险中,即使她的父母是真的渴望并努力想让事情变得更好,可是她依然觉得父母并不关心她；她正处于一种危险的想法中,即试图通过自杀来解决自己的问题；她可能一直在预演自杀解决方案,而随着时间的推移,这件事情会越来越有可能发生。但是在回应奈德的问题时,她已经从那种预想的场景中走了出来，去谈论家庭成员之间的互动，这会是一个更好的画面的一部分。风险受到了控制，而安全感和对未来的希望感正在慢慢占据主导地位。

随着咨询的继续，奈德和苏珊全家一起建构了一个例外故事。其实就在最近，苏珊全家就用一种友好的、互相关爱与支持的方式相处过。那次治疗后我在想，奈德本可以在不影响治疗效果的情况下，询问苏珊更多关于她自杀的想法。但是，奈德选择了不同的方向。他在利用休息时间与团队进行咨询讨论前，问苏珊的家人是否还有什么别的想说。苏珊的母亲问苏珊是否真的有自杀的想法，苏珊回答说，她曾经想过，用止痛药和父亲的酒。她向妈妈保证那不是她真正想要的，她也不会真的那么做。每个人都流泪了，苏珊的父母告诉苏珊他们有多爱她。当奈德给他们反馈时，他强调的一件事情就是他们一家人实际上已经有了新的"生活计划"。我努力想象，如果奈德在这次治疗中采用不同方式做出回应，那么他和苏珊的谈话会怎样进行（以下为想象的对话）。

奈　德　苏珊，在奇迹发生后，你会注意到什么？

苏　珊　最重要的是我的父母能够允许我自杀。

奈　德　……你一直都在想这件事吗？

苏　珊　是的。想了很多。

奈　德　想了多久呢？

苏　珊　至少从去年开始，最近一直在想。

奈　德　你有计划打算怎么去做这件事吗？

苏　珊　是的。

奈　德　什么样的计划？

苏　珊　我可以喝我爸爸的酒，我想他根本不会注意到，然后吞一大堆药。

我想，如果按上述的方式继续咨询，一段时间后，这种"想象"的会谈会带来一种不同的风险，会将关注点局限于苏珊有可能出现的自我伤害行为上，而不是关注她想要有什么不同。而她的父母在一旁吓坏了，在治疗中失去了作用。这可能导致家庭成员在咨询结束后，被他们问题的严重性和无解性所压垮。在这种假设的情景中，奈德当然可以将谈话重点重新转移到苏珊想要有什么不同上（"今天在这里发生些什么，会让你不那么想去实行那个计划？"）。但我的经验是，在强调关注问题后，再去建构积极的解决方案就比较难了，不如一开始就去建构积极的解决方案，然后看看建构的解决方案会

从两种角度看焦点解决技术

一位 15 岁的当事人：

你对我做事的不同方式感兴趣，你总是想知道这对我会有什么样的好处。我早就知道你会问我"有什么不同"，我也希望有一些不同的事情可以告诉你。你的好奇心促使我想要尽快改变现状。（p. 216）

治疗师：

（自杀）必须被严肃对待，治疗师不仅要关注具体细节 —— 青少年用过的自杀方法、触发自杀的事件、尝试自杀的经历或计划过的自杀行动，更要引导青少年参与到对话中来。这就意味着治疗师要花时间去倾听，将自杀作为一种解决复杂问题的潜在手段，要对青少年的想法保持好奇。参与谈话也意味着……努力找出除自杀以外的解决问题的方法。（p. 211）

（Berg & Steiner, 2003）

如何（或已经）对问题产生影响。在后者中，关于自杀的讨论是关于改变和"生活计划"的会谈的一部分。

面对"愤怒的年轻人"

对愤怒的年轻人进行心理治疗是颇有难度的。我手上已有两个案例，尽管他们有很多不同的地方，但总归属于同一类人。他们都是愤怒、好斗、急躁、冲动的年轻人（从十几岁到成年早期），策划自杀和实施自杀行为的风险都在迅速攀升（American Academy of Pediatrics, 2000; Apter & Freudenstein, 2000; Conner, Meldrum, Wieczorek, Duberstein, & Welte, 2004; Greenhill & Waslick, 1997; Wolfsdorf, Freeman, D'Eramo, Overholser, & Spirito, 2005），特别是当他们还存在物质滥用的情况时（Garrison, McKeown, Valois, & Vincent, 1993）。一些学者认为，青少年自杀行为可能存在一定基因或者神经化学基础（Bernagie, 2004; Ruescu, 2004）。有多少年轻人受到胎儿酒精综合征的影响及其程度如何，仍是一个未知的问题（Buxton, 2004）。他们其中很多人会被专业助人者诊断为品行障碍或对抗违逆障碍，年纪大一点的，则会被诊断为反社会人格。在年轻人中，抑郁症或创伤后应激障碍的确诊经常被忽视（American Academy of Pediatrics, 2000; Apter & Freudenstein, 2000; Pfeffer, 2000），他们遭受的痛苦也经常无人理解或重视。

乔：不是一个模范公民

初来诊所时，乔才14岁。他试图从家附近的一座桥上跳下去，被一帮朋友竭力拦住了，然后他被带到急诊室看精神科医生（因为他喝醉了，所以很容易被制服）。精神科医生将乔诊断为品行障碍，不建议进行后续咨询，因为乔可能不会接受，而且他的情况已经涉及司法系统。据评估，乔目前的自杀风险较低。然而，乔的母亲坚持认为他应该得到治疗帮助，所以她带儿子去看了两次心理医生，做了初步的咨询。在第一次会面中，他拒绝说话。第二次，他表现得很无礼，挖苦治疗师，并且在威胁要伤害治疗师之后，提前离开了治疗室。在那之后，乔和他的母亲便被告知不会再有治疗机会了。但是乔的母亲再次努力，恳求把乔的名字保留在候诊名单中，他们又从家庭医生那里获得了一次新的转诊机会，乔的母亲目前反复打电话询问什么时候可以进行治疗。结果，一天早上，在我的一个治疗预约被取消后，秘书台的同事拜托我务必要见见乔，这样乔的母亲就不会再去打扰她们了（命运的齿轮开始转动……）。

　　我在第一次和乔会面的时候是有优势的。第一，我已经知道我同事用了哪些（很合理的）方法，尤其是尝试去评估乔的风险、给他提出一些建议或制订一个"不自杀"协议，但这些都没奏效，所以我会做点不一样的事情。第二，乔接下来有个诉讼案件，他的保释官强烈建议他去获取一份文件，证明他一直都在遵守之前的咨询命令（也就是说，他"缺少一封重要的信件"，Berg, 1989）。第三，我的第一份工作是在监狱里的，所以我对各种激烈的言语和行为习以为常。实际上，我很享受为这些"愤怒的"孩子提供帮助，我喜欢他们身上的能量，他们的直接和坦率（可能是因为我自己比较慵懒）。最后，我一直都在学习并实践焦点解决治疗技术，在当事人自身的参考框架内整合他们自己的观点（De Jong & Berg, 2002; Osborn, 1999; Rosenberg, 2000; Tohn & Oshlag, 1996）。

乔，第一次会面

菲斯克　那么，今天是什么让你来到了这里？

乔　　　（嘲讽的语气）公共汽车。

菲斯克　我能帮些什么忙?

乔　　　揍我一顿。

菲斯克　你今天来到这里,希望得到什么呢?

乔　　　我想要大家都别再来烦我。

菲斯克　当大家都不再烦你时,事情是怎么好起来的?

乔　　　噢,天哪! 我妈成天在烦我,抱怨我生气时说出来的话,唠叨我喝酒,还有我的"精神状态"——好像她早就预见一样。还有那该死的保释官,好像嫌我还不够糟糕似的,总让我在第一时间去见他,然后在我耳边不停地絮叨让我去做咨询。难怪我想自杀。还有我女朋友,我是说,我的前女友。每个人都在烦我。

菲斯克　听起来你对此很不爽。如果所有人都不再来烦你了,那对你会有什么好处?

乔　　　我会冷静一点。

菲斯克　冷静一点?

乔　　　不会一直这么生气。会和朋友们在一起,想做什么就做什么,没有这些麻烦。

菲斯克　当你不那么生气的时候,你会是什么样的?

乔　　　我会 …… 比现在好一些。

菲斯克　还有呢?

乔　　　我不知道。

菲斯克　(等待)

乔　　　…… 开心一点?

菲斯克　听上去不错。那么,为了实现这一点,你首先得做些什么,才能让你妈妈不再来烦你?

乔　　　我不知道! 你才是心理医生!

菲斯克	但我也不知道该怎么办。
乔	天哪！她才是那个需要接受咨询的人！这样她才能放松下来。这个女人需要喝点镇静剂。
菲斯克	那有什么帮助呢？
乔	她可能不会一直担心和烦我了。
菲斯克	那有什么能帮到她呢？
乔	我怎么知道？
菲斯克	好吧，因为我从没见过你妈妈，但你很了解她。依你的想法，你觉得怎么样可以帮助她冷静下来？
乔	……也许，如果她知道我一切平安无事的话。
菲斯克	怎么样可以看起来像平安无事？
乔	嗯？
菲斯克	她怎么知道你一切平安无事？什么可以让她确信你平安无事？
乔	我不知道。
菲斯克	（等待）
乔	你就只是坐在这里？
菲斯克	（点头）我对你对这件事情的态度很感兴趣。
乔	（摇摇头）天哪。我想她得看到警察没来找我麻烦，看到我去上学，还有不跟她说任何有关离开的事情。
菲斯克	离开？
乔	自杀。但我只是在喝醉的时候说。
菲斯克	我明白了。还有呢？
乔	还有就是各方面都做一个模范公民。不，那会让她太过于震惊，我可不想一下子把她给吓死。
菲斯克	我很高兴你比较现实。我还想问你些别的问题，帮助我弄清

221

　　　　　　楚接下来该做些什么。

乔　　　接下来的事情。

菲斯克　是的。

乔　　　你真的有很多怪问题。

菲斯克　是的,个人的某种特质吧。

乔　　　(摇摇头)好吧。

菲斯克　在一个 1 到 10 分的刻度尺上,如果 10 分代表"为解决这个问题我愿意做任何事情",而 1 分代表"我连一根手指都不想动",你现在大概有几分?

乔　　　10 分! 我要摆脱这一切。

菲斯克　所以你已经决定要让妈妈看到你平安无事了。那么为此你能迈出的第一小步是什么呢?

乔: 风险和资源

风险。乔身上出现了一系列自杀警示信号(附录 C):自杀的想法("离开")、物质滥用、愤怒、鲁莽。他选择的方法具有高杀伤力且相对容易实现。此外,他最近刚刚失恋("我的**前**女友"),并且正处在和他生活中的重要他人的冲突中(他的母亲是其中一个在"烦"他的人)。他已经尝试过自杀,目前处于监管期,并且和警察之间有冲突,他也不打算去上学。父亲在他小时候就离开了。他是一个年轻的加拿大男孩。他的说话方式和不配合的态度也让他难以得到可用的帮助。

　　尽管乔身上存在着令人生畏的自杀风险,但大多数评估人员都认为乔并不会马上面临危险。一方面,他的自杀行为表现出冲动性和状态依赖性,这意味着在评估中其自杀行为出现的频率并不能代表在评估之外其风险最高的时候的情况;另一方面,他的自杀行为的冲动性和状态依赖性给治疗评估带来了重大挑战。

资源。乔是一个精力充沛、表达清晰并愿意参与谈话的人。他说了很多脏话，但仅仅是口头禅，并非出于攻击的目的。他说的话和他的想法、情感是一致的。他的母亲是他坚强的后盾，他们之间有着紧密的联系。他也不是真的希望她离开，而是希望彼此间的冲突更少一些。对于母亲对他的担忧和难过，他会感到很不舒服。他有一些朋友，朋友对他来说很重要，这是一个很好的迹象，表明他以自己的方式渐渐走上正轨。事实上，很多人都关心他的生活，希望他变得更好，甚至他的前女友也是这么希望的。乔想变得更快乐、更"冷静"，而且他知道做哪些事情可能会带来这些变化。他有能力设定目标：让人们不要总是烦他，让自己不用被拘留（也就是，做他需要做的事情，好让我给他写封信给保释官）。他的动机非常高（"10 分！"）。他还很有幽默感，尽管刻薄成了他当前的表达习惯。仅仅是通过参加治疗，并积极地与我交谈，他就很好地展示出自控能力和抗挫折能力。矛盾的是，他的自杀行为的冲动性和状态依赖性可以被视为一种资源，因为在相当长的一段时间内，他没有陷入自杀的想法和计划中，而这段时间可能是建立和利用能带来希望的技能、资源和关系的机会之窗。

乔：整合资源和减少风险，或者让人们不再烦他

我建议乔观察一下，当母亲不再烦他时，他当时正在做些什么，如果行为有效的话，怎样才可以做得更多，以及他在多大程度上可以控制住母亲的过度担忧和唠叨。（尽管我可以趁他动机比较强的时候建议他做更多积极的事情，但我知道，换个时间、换种状态，特别是当他喝醉酒的时候，他的动机可能完全不一样。我想建议他做一些自己可以做成功的事情。）他也同意让我和他母亲探讨一下他的安全问题以及如何在不烦他的前提下去帮他。他决定两周后进行第二次咨询。

因为乔的母亲伊芙琳的时间很紧张（她同时打两份工，一份是夜班工作），我从未和她见过面，但是我们经过多次电话交谈，讨论出了一个计划。伊芙琳邀请了乔的好朋友们喝咖啡，这是第一步。她一直不看好他的朋友们，因为这些人比乔的年纪大，而且一直在惹麻烦。伊芙琳请求这些朋友的支持，只允许乔在他们的陪伴下喝酒。这些朋友已经被上次的跳桥事件吓到了，知道让乔一个人喝酒是非常危险的。他们欣然答应了，乔也答应了。伊芙琳还向他们传达了我提供的一些信息，告诉他们，如果他们有疑问或者担心，可以打电话给谁或去哪里求助。这个减少伤害的计划并不一定有效，但它是我们目前所能做的。

让我们没有预料到的是，乔的朋友们喝酒时开始有些责任心了（比如选择代驾，这样就有个清醒的人能关注乔）。其中一个朋友甚至自告奋勇地做起了"联络人"，愿意打电话或亲自到伊芙琳家，告诉她有关乔的状况。

接下去的那一年我见了乔九次。虽然他告诉我，一开始他喝酒的时候还是想着跳桥，但是慢慢地，这样的想法变少了。同时，他喝酒的次数也变少了。乔的朋友们（感谢他们）也保持着警惕。至少同样重要的是，乔知道朋友们在留神关注他。我们治疗的焦点是，让他知道自己对于他人对待他的方式上有多大的控制力，以及他的行为"实验"，即通过改变自己的行为，在人际关系中获得更多他想要的东西。（他描述了大人们以他戴棒球帽的方式来决定如何对待他，这是非常富有洞察力的、惊人的、有趣的）。我们的关系对他来说变成了他苦中作乐的资源，他总是挖苦我说我把所有工作都丢给他做，而我欣然承认这是一个很好的安排。乔后来退学了，但他很快意识到，虽然教育体制并不适合他，但是在快餐店工作也不适合他。所以他一边保留了这份工作，一边用另一种方式完成了高中学业。在最后一次和伊芙琳的谈话中，她告诉我，乔去了加拿大西部，待在他叔叔那里学习焊接。

乔：什么是有效的？

为了引起乔的注意并帮助他专注于目标的设定和实现，坚持他就是自己生活的专家的这个立场是有效的。这比一堆人告诉他什么对他好要有效得多（这种做法的作用通常是微不足道甚至是负面的）。我们有能力找到一个彼此认可且可以合作达成的目标：让人们不再烦他。当我为乔提供了一封"证明信"，向法庭证明乔正在接受"咨询"，我们之间的合作有了进一步的发展。重要的是采取措施，保证他的安全（即和他的母亲合作，实施减少伤害的计划）。伊芙琳、乔以及他的朋友（"乔的团队"）达成的减少伤害的计划，使伊芙琳和乔的朋友之间形成了意想不到的合作关系。乔积极的"实验"行为提升了他的自我效能感和人际效能感。而且，我喜欢乔。当大家不再试图去控制乔的行为时，就会发现他的活力、智慧和幽默。

丹：对上帝感到愤怒

丹 19 岁，职高毕业，拥有厨师证书。5 个月前，我见过丹。那时，他的一个密友自杀了，他的家庭医生推荐他到我这儿来（详见第 13 章）。在那次会谈中，丹谈到他失去密友的痛苦，谈到在女友的支持之下他才能克服想要自杀的念头，谈到每当脑海里浮现密友死亡的场景时，他就会用酒精来麻痹自己那种近乎崩溃的感觉。

在我们首次会谈后，丹离开了小镇并很快开始了一份新工作。10 个月后，他预约了第二次会谈。他进来的时候脸色苍白，人消瘦了，也显得有些邋遢。他看上去很紧张，一会儿紧握双手，一会儿又松开，在座位上坐立不安。在交谈中，他感情强烈，有时候甚至处于半哭泣状态。

丹: 第二次会面

菲斯克　丹, 你好! 有一阵子没见了。自从上次我们见面后有什么不一样吗?

丹　没什么好事情。

菲斯克　什么也没有? 哪怕一件很小的事情?

丹　我想不出来有什么好的。我对整个世界都感到愤怒。对每个人、每件事都感到愤怒。对上帝也感到愤怒, 最愤怒的就是对上帝了。

菲斯克　愤怒 …… 这跟上次比起来, 确实很不一样。你有这种感觉多久了?

丹　我不知道。上一周是肯定的。我已经6天没喝酒了, 自从上次跟你见面后, 这是最长的一次。

菲斯克　6天 …… 你是怎么做到的?

丹　每天去参加匿名戒酒互助会, 经常一天去两三次。今天离开这里后我很可能还会去。

菲斯克　参加互助会是怎样帮到你的?

丹　我不确定这是否帮到了我。我的意思是, 参加互助会能让我保持清醒, 但保持清醒就意味着无法逃避。

菲斯克　所以互助会在某个方面帮到了你。

丹　当然。我一个人肯定做不到(摇头)…… 自从我上次见你后, 我已经戒酒好几次了, 从没坚持超过一天半的。

菲斯克　你已经尝试过很多次了。

丹　是的, 但都失败了。

菲斯克　那一定特别艰难。可是 …… 你依然在尝试。

丹　　　是啊。威尔森医生告诉我，如果我继续按过去的方式生活，我会死的。我相信他。

菲斯克　你不想死，你想活。

丹　　　（有些嘲讽）你也会这么想，难道不是吗？

菲斯克　嗯……丹，一定有些事情让你一直不停地努力和尝试。

丹　　　该死的，我怎么知道那是什么。比起过去，我现在更像是生活在地狱。我过得一团糟，4天前我还试图自杀。

菲斯克　你是怎么活下来的？

丹　　　我脖子上套着皮带，我准备一跳了之。（哀怨的）我很想这么做。

菲斯克　那你又是怎么停下来的呢？

丹　　　我没有停下来，我被制止了。（双手依然紧握着，身体向治疗师斜靠了过来）。有一个很大的声音对我说（大声地）："你这是在干吗?! 马上下来，去找人帮忙！"

　　丹的陈述让我很想做出推测。我可以做出很多推测性的回应，可以问他出现幻听多久了，探索可能存在的"精神病症状"，以及他是怎么让这个巨大的声音出现的。

　　但是，史蒂夫·德·沙泽尔提供的咨询建议出现在我的脑海中："如果你对当事人有预设，请自动服用两片阿司匹林，睡觉去吧。幸运的话，第二天早上你的预设就已经消失了。"我尽力抵制诱惑，集中精力关注他停下来的这个事实，关注他是怎么做到的，按焦点解决取向的习惯，假设他已经做了一个决定。

菲斯克　哇！……然后你决定听听这个声音。

丹　　　是啊。这个巨大的声音……但是现在我不知道怎么办。我觉得我失去了生活的方向。我失去了女朋友，失去了工作，失去了马可。看起来，我没有任何活着的理由了。看在上帝的分上，我现在在一家小餐馆里工作。但如果我想成为一名大厨，在这里干下去是没有希望的。

　　我很容易就关注到失去这么多对丹造成的影响，以及他不断累积的失望。然而，丹也有一些有趣的陈述。其中一个是，**他**提到了生存理由的重要性。增加或者强化生存理由，比起设法消除或弱化死亡理由要容易得多。同样，在丹的陈述中，他说自己**似乎**没有任何活下去的理由，这与他平淡地叙述自己没有活下去的理由，是相当不同的。他已经透露自己正在工作并且仍想成为一名大厨。这个愿望是对一个更美好的未来的设想。所有的这些都值得探究，但我首先关注的还是让他活下来的重要体验。

菲斯克　　嗯 …… 这个巨大的声音，一次强有力的体验。

丹　　　　天哪，是的！有些东西想让我活下去。一些很强大的力量。

菲斯克　　有些东西想让你活下去。（边说边写）

丹　　　　不管我愿不愿意。

菲斯克　　有些东西想让你活下去，不管你愿不愿意。

丹　　　　是的。我想可能是马可，但是听上去不太像他。

菲斯克　　马可想让你活下去。

丹　　　　是的。我想是的。但是死亡的确看起来更好一些。

菲斯克　　活着的理由很重要。你的理由已经在围绕着你转了。

丹　　　　也可以这么说。

菲斯克　　好，你说过你想成为一名大厨。如果我没记错的话，这应该是个长期计划。

丹	是的。我想过，如果我可以坚持去参加互助会一段时间，也许我也可以回到学校。
菲斯克	真的！
丹	是的，去读大学，获得更好的学历，这样我就可以得到一份真正的工作。
菲斯克	你已经找到了你想要的工作。
丹	是的。不是像做汉堡和肉饼那样，而是一些真实的东西。
菲斯克	真实的，这是个有趣的词……你是指食物、餐厅，还是别的什么？
丹	嗯，两者都可以。(坐起来了一点点，依然紧握双手)像溪畔餐厅，尽管他们从来没有真正成功过，但他们很真诚，整套东西是和谐的。
菲斯克	这些东西对你来说真的很重要，是吧？
丹	是的。
菲斯克	……只有在你烹饪时才这样吗？还是在其他方面也这样？
丹	绝对是在烹饪时。当然，其他方面也是如此。没有那些东西，什么都没有意义。
菲斯克	你最近一次体验到真实、真诚或和谐是在什么时候？
丹	……在上周的互助会上有个讨论。那天我差点没去，我差一点就完了。
菲斯克	那么你是怎么到那里的呢？
丹	我不知道。只是……自己走到了那里。我一直都感觉我就是不能这么做。
菲斯克	"有些东西想让你活下去。"
丹	也许是的。我不认为我是自己走到那里的。

　　我不知道在烹饪中，真实、真诚与和谐对丹来说意味着什么，但重要的是，这些词对**他**来说确实意味着什么：当他使用这些词时，他是专注的、充满活力的、有热情的。这对于他心目中有意义的生活是很关键的："没有那些东西，什么都没有意义。"将这些因素与他在康复项目中遇到的人联系起来，又加强了另一种积极的联系。在状态非常糟糕的那天，他在自身动力的驱使下，去了匿名戒酒互助会，用他的话说就是："自己走到了那里。"他尊重那个巨大的声音。就是这次经历后，他决定给我打电话。对比他之前不愿意寻求帮助，这是一个特别好的迹象。丹已经开始和我具体讨论他对于未来的期望和有关未来的各种可能性。在考虑如何给丹反馈时，我想利用和强化这些因素。

给丹的反馈

菲斯克　　那么，丹，这段时间对你来说特别艰难。我很惊讶，尽管经历了这么多，你还是在生活中做出了一些重要的决定。首先，你决定要戒酒，这对于任何人而言，都不容易。接着，你做了一个很大的决定，你决定去倾听那个巨大的声音，并按照它告诉你的去做，即使你还不知道那个声音是什么。除此之外，不管怎样，你已经找到了一些对你未来发展很重要的东西：通往真实、真诚与和谐的道路。更令我惊讶的是，你已经能够在现实生活中注意到一些真实、真诚与和谐的例子，在你将要认识的人身上，在你已经建立联系的人身上，甚至在今天晚些时候会见到的人身上。

　　我已经在这张卡片上写下了一些你今天说过的话，我认为这些话很重要，你要记住，也许你要时不时地提醒自己。你肯定比我更清楚它们什么时候有用。卡片上是这样写的："有些东西想让我活下去。"下面写的是："真实、真诚与和谐。"我给你的建议是继续去做能让你体验到真实、真诚与和谐的事情；继续留心观察"那些已经存在的"、希望你活下去的东西。

顺便提一下，你能接受威尔森医生的邀请去参加他的互助会，也是一个很好的决定。你打算我们什么时候再聊聊？

丹：跟进

我后来又见了丹一次，但只有一次，因为他为了实现自己的计划去了另一座城市，重返学校学习并很快开始了一个非全日制的厨师训练课程。这都是我们最后一次会谈中的重点。他继续在戒酒、参加互助会。他发现了很多关于真实、真诚与和谐的例子，其中许多是在匿名戒酒互助会中发现的，甚至有一两个是在家里发现的。我想知道他最近的行为，以及他在面对生活中的一些困难时选择的应对方式是否体现了真实、真诚或和谐。他承认了这一点，然后我们讨论了他是怎么做的。那个巨大的声音再也没有出现。丹似乎接受了那个声音，并认为它是在马可死前，他和马可都很感兴趣但难以解释的一种神奇现象的体现。

当事人回答"我不知道"时

对于青少年，当他们的回答是"我不知道"时，我们应该如何处理，这是很有必要专门安排一个章节来讨论的内容。在当事人说"我不知道"时，治疗师可能会感受到受阻、"抗拒"、沮丧或防备。当事人说"我不知道"时，听起来像是在邀请治疗师就当事人应该做些什么发表自己的意见。如果他们不知道，我们就必须帮助他们知道。我们必须这样做吗？主动去接手"他们

的"治疗能如何帮到他们呢？也许从其他角度来看这个问题，可以帮助我们
更灵活地做出回应。

　　史蒂夫·德·沙泽尔说过，"我不知道"是他**最喜欢**的回答，因为它给
了我们很多选择（个人通信，1992年8月20日）。"我们的同事丹·加拉赫
（Dan Gallagher）说，'我不知道'意味着'请安静，我正在思考！'（个人通信，
2000）。"（de Shazer et al.，2007，p.66）一位精神动力取向的督导认为，"我不
知道"是青少年们采用的一种防御方式，这种防御是青少年独立成长过程中
的常见现象。这意味着这个年轻人正处在成长的轨道上。一位儿童治疗师
告诉过我，当一个十几岁的孩子说"我不知道"时，他或她在那个时候正在
"努力摆脱"所谓的正确回答，并开始自由猜想或者仅仅在努力尝试做出回
应。盖尔·米勒（Gale Miller）（de Shazer, Berg, & Miller, 1995）解释说，说
"我不知道"打破了人与人之间对话的一个默认规则，即对话意味着双方轮
流说话，而"我不知道"打破了一个完整的回合。因此，我们只要等着，大部
分人会因为觉得不舒服，而给出一个回答。下列这段话介绍了如何与生活
在俄勒冈州暖泉印第安人保护区的原住民进行交流，也给了我们一些启发。

　　提出问题，并不一定要得到答复。不回答问题，可能是因为回答充满各
种可能性，或者说问题仍然属于提问者。然而，问题可能会随后被回答，也
可能被再次提出来。提问者也许可以做一个合理的假设，即他的听众需要
花时间去思考这个问题。（Philips, 1973, p. 81, in Ross, 1996, p. 109）

　　有时候，即使是未被回答的问题也会产生有用的影响："被新思想所吸
引的头脑永远也不会回到它原来的维度。"（Oliver Wendell Holmes, in Ross,
1996, p.113）最后，我很想知道的是，在一些关于自杀的会谈中，"我不知道"
是否能建构出真正的好消息。如果当事人已经认定事情怎么也不可能变得

回应"我不知道"的一些建议

· 仅等待。（此乃首选建议）如果可以，请耐心等待。

· 等待，并告诉当事人慢慢来。

· "假如你知道的话，你会说些什么？"这显然是个很荒诞的问题，我第一次听到这个问题时（由茵素·金·伯格提出），我对专业治疗师所拥有的才华感到敬畏。自那以后，我多次听到这个问题被问起，我自己也问过很多次，几乎每一次，都可以听到回答。

· "当你知道的时侯，你会说些什么？"这与上述问题（聚焦于当下）是不一样的，因为它邀请当事人展望未来，那时会比现在拥有更多的解决方法。

· "你要知道怎么回答的话，第一步会做什么？"

· "什么迹象的出现，会让你觉得自己已经知道该怎么回答了？"

· "当你知道时，会有什么不同？"

· "你最好的朋友会怎么说？"

· "需要先发生些什么，你就能知道怎么回答了？"

· "你当然不知道，因为这真的是个棘手的问题。你认为呢？"

（de Shazer，与一位当事人的会谈，1998）

更好,而自杀是唯一的出路时,"我不知道"算不算是向前迈进了一步?

关系和关系问句

即使是对一个有自杀能力并且感觉自己是一个负担的人,我们依然有一条"救赎"之路——归属感。在我看来,如果归属感得到了满足,活下去的意愿将会一直存在。(Joiner,2005,p. 117)

多年前,我遇到一个叫塔尼亚的 13 岁女孩,她向我(一个无知的成年人)介绍了学校里各种重要的团体:预科生、摇滚族、光头族等。然后她带着明显的自豪感说道:"我属于失败者团体。"塔尼亚表达得很清楚,**归属于一个团体**非常重要。作为失败者团体中的一员,有同伴的失败者显然与孤独的失败者大不相同。塔尼亚教会了我关于归属感具有保护性力量的宝贵一课。

在美国,一项针对全国青少年健康的纵向研究调查了 9 万名七年级到十二年级的学生,发现预防自杀行为的首要保护性因素是"归属感"(Schools and Suicide, 2006, p. 26)。当青少年遇到麻烦时,他们最想告诉他们的朋友,其次是家人,最后才是各种助人者(Chiarelli et al., 2000)。事实上,当问男孩子"你想和谁说说……"时,他们的第一选择是"没有人"(Chiarelli et al., 2000)。这些发现提醒我们,第一,作为专业助人者,我们有必要关注自己提供的服务怎样才能对青少年显得更友好;第二,面对大部分青少年,把他们放到关系框架中进行治疗至关重要,无论是通过积极地让他们社交圈里的伙伴成为助人团队中的一员,还是使用关系问句:"你最好的朋友会怎么说?"

我发现,关系问句几乎在任何助人谈话中都很有价值。在与青少年的对话中，更是如此。比起直接问他们的想法、感受和行动，青少年更愿意回答这种问题："你的朋友怎么知道你有所好转了？"从发展的角度看，这是有道理的。即便青少年不确定自己是谁，他们也**的确**相信自己与最好的朋友之间的关系是相当牢固和重要的，朋友可以提供有关他们的有用信息。十几岁的孩子经常会花相当多的时间去考虑别人会如何看待他们，关系问句往往能引起他们的注意。同时，青少年常见的自我中心现象会让他们思考自己的行为对他人产生的影响，包括自杀行为。关系问句，也被称为"他人视角问句"（Lethem, 2003, p. 120），能够让孩子们逐渐放开。在某些情况下，我们甚至可以问"如果你自杀了，谁会最痛苦？"（Metcalf, 1998, p. 115），或"你死了，会**如何**对你的母亲／宠物／老师……更好？"。我们甚至可以经常问："如果你的朋友或家人知道你是在为人生目标而奋斗，而不是在垂死挣扎，这对他们来说会有什么不同？"

丹、乔和苏珊都取得了进步，人际关系在这当中功不可没。如果治疗发生在一个系统的环境中，或者如果我们能利用关系问句挖掘系统资源，需要帮助的青少年会更有可能得到帮助，也更愿意参与治疗，也就更有可能从中受益。

与自然系统团队合作：
与当事人的父母及朋友合作

Teamwork with Natural Systems I: Collaborating with Clients' Parents and Peers

父母提供帮助／帮助父母

拉德（Rudd）和乔伊纳（1998）关于自杀青少年的治疗实践建议之一，就是"让他们的父母或者监护人参与最初的评估、治疗计划的制订和持续进行的自杀风险评估过程。治疗师要认可父母对孩子起到的帮助作用，鼓励他们对孩子施以积极的影响"（p. 444）。这一方法，与一些其他重要实践者和专业团队的方法不谋而合（e.g., American Academy of Pediatrics, 2000; Ashworth, 2001; Berman, Jobes, & Silverman, 2005; Borman, 2003; Donaldson, Spirito, & Overholser, 2003; Group for the Advancement of Psychiatry, 1996; Hazell, 2000）。

然而，在具体实践中，父母往往仅作为信息提供者参与治疗，他们的积极影响很少得到承认和发挥。可能是由于孩子选择的个体或团体治疗都强调保密的重要性，阻碍了治疗师和父母之间的信息共享，也可能是由于孩子拒绝家庭治疗，还有可能是由于这个家庭还没有得到家庭治疗的机会等。即便是让父母参与到治疗过程中来，父母关心的议题也可能没有得到关注。（我相信，有关父母应对孩子的问题负责的偏见不会影响精神健康治疗，但我知道，这类偏见依旧存在于一些治疗师身上，他们本不该这么想。）

不管出于什么原因，将父母排除在外，存在两方面的严重副作用：第一，在没有专业支持和引导的情况下，父母会处于一种急性的震惊和悲痛中；第二，作为预防年轻人自杀最有价值的资源之一，父母在"一线"进行干预的机会被浪费了。如此有价值的资源被浪费掉，会削弱治疗效果，还可能导致悲剧性后果（Trautman, 1989）。目前，已有一些关于让父母在不同时间、地点参与治疗的效果研究（e.g., Brent, Poling, McKain, & Slaughter, 1993; Hazell, 2000; Kruesi et al., 1999; Rotheram-Borus et al., 1996; Rotheram-Borus et al., 2000; Zimmerman, Asnis, & Schwartz, 1995）。研究结果表明，父母能够快速习得有关自杀干预的有用知识和意图（Maine, Shute, & Martin, 2001），在青少年试图自杀后，让父母立马参与进来，可以提高青少年听取治疗建议的可能性（Rotheram-Borus et al., 2000; Rotheram-Borus et al., 1996）。不过，这些学术成果尚未成为主流实践的参照依据。

迈克尔·希恩（Michael Sheehan）法官的一个孩子因自杀而离世，他一直都在积极倡导合作性治疗。

让家庭参与治疗，不仅会为专业人士提供额外信息，也会让父母从最开始就清楚事情的进展。它可以让家庭成员主动关注可能发生的危险，更好地理解治疗的理由和重要性……参与家庭治疗让家庭成员有更多机会成为主要支持者，家庭成员也可以随时向治疗师汇报最新情况……让家庭参与治疗,更是治疗师"言行一致"的表现:"求助是一种力量的标志,而不是软弱的表现。"(Sheehan,2005,p. 6)

一个为父母设置的心理教育团体项目

我相信,当该说的都说了,该做的都做了,你唯一能做的也就是出现在这个深陷危机的人面前。尽管这看上去无济于事,但当你这样做的时候,事情就会彻底改变。你出现在那里,你进入了惊慌失措的父母的视野中,你能给予他们力量。通常在刚遇到危机时,每个人都会想逃避,尤其是父母。你能做的就是,当他们的世界崩塌的时候,陪伴他们,你的陪伴就是在告诉他们,此时此刻,在这个小小的天地里,一切都会好起来,或至少会好一些。(Lamott,1999,pp. 163-164)

1988 年,在我工作的那家医院,候诊名单上有很多企图自杀的青少年不能立刻就诊。出于对他们的关心,我决定为他们的父母提供一个心理教育团体项目,以让这些青少年身处一种更为安全的"可控环境",直到他们接受治疗为止。我最初的目标是让父母了解更多关于预防自杀的知识,对他们做出适当、有效的干预,为他们提供支持,以便他们在面临孩子的自杀问题时能克服自己的情感反应。虽然这类情感反应是当下的本能,但它们会削弱父母的行动力。这类情感反应包括深度焦虑、无助和拒不承认。对父母来说,在面临孩子随时可能自杀的严重后果时,选择拒不承认是十分有用的,但这也会增加另一种风险,即忽视重要的预警信号。

我设计了一个持续 3 小时的单次晚间会话项目(Fiske, 19923, 1998b),我告诉父母们哪些是风险因素和预警信号,如何识别和处理危机,采取一些强制性手段的必要性,寻求专业帮助的重要性以及可以从哪里获得帮助。

我用了一部教育影片、投影以及大量文件资料（e.g., earlier versions of Fiske, 2004b）。

我希望，与治疗任务相比，这种单次"教育"会话没那么严肃吓人。有些父母一开始可能会回避心理健康专业人士的建议，或许当他们对治疗有大致的了解后，会更愿意参与治疗、支持孩子的治疗。我认为，如果我们能够在危机发生后迅速邀请父母参与，他们一定会很乐意。我想强调的是，我们列出来的一系列风险因素都可以在帮助下得到缓解，而且，父母可以用这种方式给孩子树立主动寻求帮助的榜样。我想，也许这一观点可以鼓励一些父母主动寻求帮助。我希望帮助父母将注意力集中到一些具体的事情上，这些事情是他们可以立即去做并会带来不一样的效果的。在我进行这一项目的十二年里，我的这些想法变得愈发强烈。

我很快意识到，有两个因素可能比我可以提供的任何信息资源都更为有用。第一是团体认同。当父母遇到身处同样境地、深爱着自己的孩子并尽力做到最好的其他父母时，他们肩上的重担会减轻一些。第二是我通常都很温和友善，会给他们提供热饮和甜点。大部分来这里的父母都怀着强烈的恐惧，以为我（这个"专家"）会用手指着他们狂骂，他们究竟做错了什么使得孩子的情况变得一团糟。

了不起的是，无论如何**他们还是来了**。他们来了，尽管他们要克服自身的焦虑，也随时准备接受批评和指责。他们会看到进来的门上挂着块大牌子："针对自杀青少年父母的心理教育团体项目"。这行字不仅乏味，也极不友善，时刻提醒这些父母他们所遭受的一切。所以，我决定对此做些改变。

朝着父母能做的方向努力

我从改变项目名称开始，把它改成"身处危机中的父母"。现在想起来这个名称依然是问题导向的，不过从某种意义上来说，它更贴切，也更能让父母接受。同时，我开始了一种新的实践：每当父母来到这里，我会告诉他们，他们能出现在这里真的很了不起，能为孩子做到这种程度，其实很难，这也充分体现了他们对孩子的责任心。我很快就发现了这些话所带来的不同。

那个时候我正在学习焦点解决治疗，一段时间后，这个项目也更多地受到了焦点解决治疗的影响。皮切特和多兰（2003）表示，焦点解决实践的学习是循序渐进的，从一开始运用一两个"技巧"，到最终能领会并身体力行这一方法的哲学理念。在循序渐进的学习中，我也一步步完成了项目的转变：开始我只是扔给父母一个方法锦囊，到后来和父母一起就如何帮助他们的孩子进行合作式对话。

我改变了项目的内容：以前，我们会讨论风险因素和预警信号；现在，我们还会讨论积极因素和进步迹象，什么是有效的、好的结果，当积极变化出现时如何使它一直维持下去。以前的我总会给予父母们一些建议，现在的我总是主动寻求他们的意见，不断提醒他们，他们才是了解自己的孩子和家庭状况的专家，因而他们有权决定做哪些事情是合适的，哪些事情是不合适的。

我改变了项目的形式：项目从他们希望获得什么开始，最后以他们的评估结束。我不再播放教育影片了，而是经常征求他们的意见：做什么是有用的或者没用的；他们会做哪些一样或者不一样的事情；他们的孩子对此会怎么说。

我改变了我的语言：从多半使用陈述句到大部分使用疑问句，从"你应该这样处理……"到"你是如何处理的?"或"你将会如何处理?"。

我**真的**改变了项目的形式：我向父母呈现课程"菜单"，并让他们做选择。我开始做一些开场暖身活动，这有助于他们识别自己作为父母的优势以及他们孩子的优势（关于这类活动的一些想法请参见 Nelson, 2005）。我鼓励父母制订"行动计划"。

当我 2000 年离开医院的时候，这个项目已经改名为"父母能做些什么"。

小　结

在许多临床案例中，我们经常看到父母在单打独斗，或者出现在家庭治疗，而不是团体治疗中。我们也会碰到一些父母，他们的孩子有自杀倾向且已经成年。然而，许多团体干预方法仍然适用，例如，称赞这些父母在面对困境时，依然不忘记自己对孩子的责任，询问他们想要从治疗中得到什么、他们的孩子会如何得知自己的父母正在步入正轨、孩子取得进步的迹象是什么。我们可以问些奇迹问句，用评量问句来寻找会谈前后的变化和进步。对于父母在助人和应对上的好主意，我们可以表示支持。我们要坚信父母是孩子很好的支持资源，观察和强化那些已经起效的好方法，这些都是与父

关于父母的有用假设

到目前为止无法反驳的是，我们相信父母都希望：

· 为他们的孩子感到自豪。

· 对孩子有积极的影响。

· 听到有关孩子的好消息，并知道孩子擅长什么。

· 为孩子提供优质教育和获得成功的好机会。

· 看到孩子未来比他们好。

· 和孩子有良好的亲子关系。

· 对孩子抱有希望（Berg & Steiner, 2003, p. 17）。

母一起开展有效工作的绝佳方法。

最后我想说："如果我们看到父母'妨碍'孩子接受治疗，很可能是由于治疗师没有因孩子取得的进步而给予父母适当的肯定和认可。"（Berg & Steiner, 2003, p. 234）

朋　友

露易丝·莱恩问超人："你是谁？"他回答道："一个朋友。"最重要的是，这个回答使他成为希望的象征。在逆境中，希望常常来自朋友伸出的援助之手。（Christopher Reeve, 2002, pp. 158–159）

她是那个坚信我值得活下去的人。（DeQuincy Levine, in Bright Mind, 2006, p. 14）

当我想起数年前，有多少次我发现当事人和他的一个"朋友"在等着我，有多少次我握一下那个朋友的手，聊几句，然后起身去和当事人说话，扔下那份宝贵资源，从未去开发它时，我有时会皱起眉头。我痛恨浪费，在这件事情上我没有抓住机会，没有与任何一个陪同当事人来到治疗室的朋友进行会谈，没有向他们了解情况，而这些朋友是很关心或担心当事人的。我甚至对青少年也一样，浪费了他们的很多资源，尽管随着青少年工作开展得越来越多，我越来越意识到朋友对青少年的重要性。我经常让青少年和成年人在一个团体里工作，因为我希望挖掘出他们关系中的积极力量。在家庭中也是一样，我希望能挖掘出系统的积极力量。不过，我仍然一再地在候诊室里浪费着潜在的宝贵资源。

有研究成果显示，感觉被社会孤立是自杀的一个风险因素（Joiner,

2005），而社会支持或朋友关系网络是自杀行为的一个保护性因素（Bille-Brahe & Jensen, 2004; Evans, Smith, Hill, Albers, & Neufeld, 1996），我们应该协助当事人发展和供用这类朋友关系网络（e.g., Eagles, Carson, Begg, Naji, 2003）。青少年们一致认为，相比家人、老师和专业助人者，他们更愿意把烦心事告诉朋友（Chiarelli et al., 2000; Hawton, Rodham, & Evans, 2006）。然而，在面对身陷麻烦的青少年时，很少有从业者尝试使用同伴支持关系（e.g., Bertolino, 1999; Laszloffy, 2000; Selekman, 1993）。莫里塞特（1992; Morrissette & McIntyre, 1989）强烈建议，对于无家可归的青少年，要维持他们的社会支持网络，邀请他们的同伴一起来参与会谈。焦点解决实践者长期以来坚持主张，参与治疗的是"出现的人、任何走进治疗室的人"（de Shazer et al., 2007, p. 5）。汤姆和他的朋友让我理解了把这些想法付诸实践的价值（Fiske, 1992）。

汤姆和他的朋友

以下片段摘自会谈记录。汤姆 17 岁，读到高中最后一年了，最近因为服用 20 片对乙酰氨基酚而被认为有自杀迹象，被送到了急诊室。汤姆向他母亲承认自己服药过量，母亲连忙把他送到了医院。精神科医生建议他进行后续的心理治疗，治疗其消极身体意象和饮食失调症状，这两点被看作他自杀想法和行为"背后的原因"。精神科医生同时也注意到他有抑郁、双相精神障碍和自杀家族史，其中包括一位堂兄的自杀身亡、他母亲抑郁症的反复发作。我们头两次的会谈很积极。他希望"将这件事（试图自杀）抛在脑后，继续生活"。我们讨论了他对学校的厌恶和不适应以及对未来的期望。关于未来，他画的奇迹图像显示，他渴望成为一名演员，他表示自己能在演艺道路上和生活中忍受失望和批评，而不是生活在自我否定和无望中。我给他的"家庭作业"是观察和体验自己是如何提高处理负面情绪的能力的。

汤姆，第三次会谈

菲斯克　汤姆，有什么更好的事情发生吗？

汤　姆　哦 …… 我不知道。

菲斯克　（等待）

汤　姆　我不太好。

菲斯克　不太好？

汤　姆　是的，很多事情都出错了，不过那还不是主要的。我只是觉得这些对我来说太多了，也不值得。我始终会想到死亡，也许死亡才是答案。

菲斯克　一直都有很多事情 …… 只不过现在对你来说太多了。

汤　姆　（点头）

菲斯克　所以看上去现在死亡更像是一个答案。

汤　姆　是的。

菲斯克　真的糟糕到让你想去自杀吗？

汤　姆　一直是。我想吃妈妈的药，伴着杜松子酒吃 …… 开始的时候，我努力想些别的事情，但是这种想法总是回来，我摆脱不掉。

菲斯克　那么这个想法已经在那里了，占了你多少时间？

汤　姆　我不知道，大概 90%。

菲斯克　那么另外 10% 的时间里，你是怎么做到不想的？

汤　姆　我不知道。你什么意思？

菲斯克　我的意思是，据你所说，这种想法已经占据了你 90% 的时间，但你还是设法把 10% 的时间留给了自己。你是怎么做到的？

汤　姆　我不想完全屈服，只留下对自己的恨。

菲斯克　那么你是真的希望和这种自我怨恨做抗争。

汤　姆　我想是的。不过我觉得我做不到,它太强大了。

菲斯克　感觉上它很强大 …… 它占据了你 90% 的时间,同时你也不确信你能打败它?

汤　姆　是的。

菲斯克　什么会有些帮助?

汤　姆　我不知道。

菲斯克　(等待)

汤　姆　你什么意思?

菲斯克　你身上有什么品质可以帮你对抗这种想法?它可能是什么?

汤　姆　你的意思是,我有什么好的品质?我什么也没看到。

菲斯克　假设你能从你身上发现一种品质,这种品质有助于你对抗自我怨恨,它可能会是什么?

汤　姆　我猜 …… 我的创造力?

菲斯克　你的创造力!它会怎么帮到你?

汤　姆　人人都说创造力是我个性中最好的一部分 …… 当我充满创造力的时候,我总是喜欢自己的。

菲斯克　你可以多和我说说吗?

我们进一步讨论了他的创造力、当演员的经历、他的特殊才能和抱负、他画画时的快乐和享受。当汤姆沉浸在创造的过程中时,他就不会感到那么没用和泄气了,自杀的想法也少了。

(随后的会谈)

菲斯克　谢谢你和我说了这么多。我脑子里真的有了一个画面:你的创造力非常强大,它会在你对抗自我怨恨时成为你的得力助

手。我会将它列在清单的第一排。那么 …… 还有别的什么
可以帮你对抗自我怨恨吗？

汤　姆　我想是我的朋友。

菲斯克　你最先想到的是谁？

汤　姆　娜塔丽。我总是可以和她聊聊。

菲斯克　和她聊会儿有什么不同吗？

汤　姆　当我和她说一些事情的时候，我感觉会好一些，另外，她也不
会觉得我有什么异样。

菲斯克　哦，那么谁会是你想到的第二个朋友呢？

汤　姆　贾斯汀。

菲斯克　贾斯汀是如何成为你对抗自我怨恨的帮手的？

我们继续在清单上补充他的帮手，很快就提到了他的母亲。我问汤姆
他的妈妈是否知道最近他一直在努力对抗自我怨恨，他说"不"，接着我问
他，他的妈妈是否想知道。他想了想，觉得妈妈是想知道的，很可能也应该
知道。我们给他的妈妈打了电话，告诉她汤姆的近况，并且告诉她他一直在
和自我怨恨的想法作斗争。她很担心，不过当她知道汤姆正在努力时，她明
显高兴多了。我和她都认为应该把家里的药拿走，并对汤姆做定期记录，直
到汤姆至少能持续一周不再想自杀的事情。

会谈结束时，我称赞了汤姆的创造力和他的做法，以及他拥有的对他来
说重要的人际关系。这些朋友作为帮手都被列在了清单上。我建议他做些
什么来"激活"现在的这些帮手。我们也讨论了一些其他的方法，共同制作
了另一份清单。

激活汤姆的帮手的方法清单

· 周五晚上去参加朋友聚会。(他提到这个方法目前对他来说很有挑战性)

· 打电话给娜塔丽、贾斯汀和清单上的其他朋友。

· 完成前一天就开始画的那幅画。

· 听他最喜欢的乐队(红辣椒乐队)的歌。

· 看看他希望下学期表演的戏剧的剧本。

· 看看上个学期已经表演过的戏剧的剧本。

· 把他的感觉画出来。

· 把他希望感受到的那种感觉画出来。

汤姆答应做些清单上的有创造力的事情,并联系清单上的那些可以帮到他的人(他的妈妈除外)。同时,我们约好了过些天再会面。

第四次会面

在候诊室看到汤姆的时候,我感觉他比上次好多了。他直直地坐在那儿,眼神很清澈。他看到了我就向我笑笑,并站了起来。但当我和他打过招呼,准备一起去办公室的时候,他清了清嗓子对我说:"嗯,实际上我们来了六个人。"

"六个!"我很惊讶。汤姆朝我咧嘴笑了笑,同时也朝和他一起来的三个年轻男孩和两个年轻女孩笑了笑。自从上次会面，汤姆给娜塔丽打了电话，娜塔丽很快就去他家看他了。同时娜塔丽还打电话给另一个朋友，那个朋友也很快过来看他了。从那刻开始，汤姆的朋友关系网络就开始以其自己的方式起作用了。

接下来的内容摘自我和娜塔丽的谈话。娜塔丽 17 岁，和汤姆同岁。她在读高中，同样对视觉艺术和戏剧感兴趣。这段内容摘自团体内的一个更为复杂的讨论。虽然我只问了包括汤姆在内的每个人一系列相似的问题，但是更多的反馈被激发出来了。在讨论过保密问题后，我询问团体这次会谈的目标，团体出现了短暂的沉默，有些人看上去有些疑惑（也许他们在想：这些成年人怎么**能**这么愚蠢？），然后他们异口同声地说："帮助汤姆。"

作为练习，你可以尝试从汤姆的角度"听听"这段摘录。

菲斯克　娜塔丽，我对你和汤姆的友谊感到很好奇。你们俩的关系是怎样的，能让汤姆邀请你和他一起来我这里？

娜塔丽　你知道我们的关系一直都很好。我和他的朋友杰夫约会，自那时起我们就认识了。但真正让我们成为朋友的是我们有很多共同语言，聊艺术，其他事情也是一样的。

菲斯克　汤姆是如何使这一切发生的呢？

娜塔丽　他是个男孩子，但他从不像其他男孩子那样假装对什么都不关心。他很真实，从不隐藏自己的感受。我知道有什么事情都可以去找他。如果我半夜要找一个人，告诉他我不想说原因，让他把钱都给我，让我坐车去温哥华，汤姆会二话不说地帮我。

菲斯克　你是怎么知道的？

娜塔丽　他就是这样，不管发生什么事情，不管他有多沮丧。他现在是真的很沮丧，但是他很愿意知道，也真的在乎我的情况。如果他知道、看到或者感觉到我有麻烦，他会非常在意。对他来说，这是很重要的事情，我了解这一点。

菲斯克　所以即使他自己很沮丧，他也依然会守护你？

娜塔丽　是的。

菲斯克　他沮丧的时候，你是怎么看出来的？

娜塔丽　很容易。他很安静，看上去有些难受，对艺术和他想要的角色一点也不兴奋，他沮丧的时候就是这样。有时候他会打电话告诉我，但是这对他来说很难，因为他对自己很失望。如果他能打电话告诉我就好了，通常我们会聊很长时间，聊过之后他会感觉好多了。

菲斯克　所以你知道，当他受伤难过时，和你聊天能让他放松一些。

娜塔丽　是的，他之后也会告诉我。通常情况下，我都可以发现他的异样，我总是让他答应我不要伤害自己。

菲斯克　好极了！那么他曾经对你说过他想伤害自己吗？

娜塔丽　是的。我知道他堂兄的事情，当他消沉的时候，我就知道他脑子里又在想伤害自己的事情了。

菲斯克　那对你来说意味着什么？

娜塔丽　我有时候很害怕。不过我宁愿他告诉我，而不是憋在心里。如果他憋在心里我就帮不了他。后来我也担心他不再和我说话了，因为他知道我不喜欢他用这种方式……嗯……你懂的，对吧？

菲斯克　是的。

娜塔丽　哦，好极了！……我就是想让他知道无论他怎样，我都是他的朋友。

菲斯克 你要怎么做才能让他明白你的这个想法？

娜塔丽 在他打电话喊我过去时，我就告诉他了。我不会因为不认同他做的某些事情就讨厌他。

菲斯克 那么，你认为这样就可以让他知道无论如何，你都会是他的朋友？

娜塔丽 我不太确定……（看着汤姆）我有吗？（大笑）我猜不是百分之百。

菲斯克 那么会是百分之多少？在你告诉他之前和现在分别是百分之多少？

娜塔丽 哦……之前是 10%，现在……也许是 60%。

菲斯克 哇，一大步！

娜塔丽 是的，和他聊聊真有用。

菲斯克 怎样可以让这个百分比提升到 70%？

娜塔丽 嗯……如果他告诉我，当他想找人聊聊时，他会打电话给我、迈克或贾斯汀。

菲斯克 那样有多大可能性？

娜塔丽 如果他那么说，他必然会那么做。汤姆对朋友很负责。我会问他的。

菲斯克 好极了。你知道，对于我从汤姆那里了解到的那些事情，你显然都很清楚。你也知道当汤姆消沉的时候，让他把事情说出来会很管用。

娜塔丽 是的。

菲斯克 我也想知道，你这么了解他，还知道其他什么对他有帮助的事情吗？

娜塔丽 嗯，就是有时候就算他不太想说话，和我们一起待着也会有帮助。即使是去快餐店待上一个小时也会带来不同，你能从他脸上看出来。

菲斯克　太好了！（同时写下来）还有呢？

娜塔丽　继续玩他的艺术，但是他也不会任何时候都那样。有时候当他脾气不好的时候，我们就会去找出他的素描本，他就会一直画啊画的。

菲斯克　哇！我从不知道这个，还有呢？

一个研讨班的学员在查看了上述这段重新整理过的摘录后，满怀渴望地说他希望他的当事人也有像娜塔丽这样的朋友。我同意。我希望所有当事人都有像娜塔丽这样的朋友。这对汤姆的好处是显而易见的，我的工作也因此变得如此简单！事实是，我的某些当事人**确实**有像娜塔丽这样的朋友。你的一些当事人也一样。

接下来的内容摘自我和汤姆的老朋友贾斯汀的谈话。贾斯汀今年18岁，是一名高中生，也是一名音乐人，不过他不是很健谈。贾斯汀已经听到了我和娜塔丽的谈话。就像刚才那样，你可以再次尝试从汤姆的角度来"听听"这段摘录。

菲斯克　好，贾斯汀，和我聊聊你和汤姆的友谊。

贾斯汀　我不知道，我们很亲近。

菲斯克　很长时间了？

贾斯汀　是的。

菲斯克　（等待）

贾斯汀　我们四年级就认识了。不过自那以后我去了另一所学校，一直到初中毕业。

菲斯克　你们重新联系上了？

贾斯汀　在高中开学的第一天。哦，天哪，我很高兴见到他！

菲斯克　哦？这是怎么发生的？

贾斯汀　他就是……（耸肩，招手）是汤姆！天哪。

菲斯克　他对你来说很特别，因为……

贾斯汀　他像我的兄弟。不，也不是这样。

菲斯克　不是这样。

贾斯汀　是的。我希望我和兄弟能处得像我和汤姆那样。

菲斯克　所以他对待你的方式更像你希望你的兄弟对待你那样。

贾斯汀　是的，我想是这样的。就像兄弟该做的那样。

菲斯克　这是个真正的赞扬。

贾斯汀　是的，我也这么认为。

菲斯克　这是一种很亲密的关系。

贾斯汀　是的，不过很难说出口。

菲斯克　嗯。

贾斯汀　没有人像汤姆那样对我，没有人！

菲斯克　你真的很想让汤姆知道这些。

贾斯汀　是的，我确实很想。

第四次会谈的反馈

菲斯克　我很感谢你们的出现以及你们所做的一切，也很感谢汤姆安
　　　　排了这样的会面。我感到很荣幸有机会这样近距离见证你们
　　　　这帮朋友的友谊。对于我而言，你们真的帮助我看到了汤姆
　　　　身上的更多品质，这些品质对你们每一个人来说都是如此重
　　　　要。同时，我也看到了你们的坦率、真诚、幽默和体贴。我看
　　　　到了你们的友谊是如何帮助处在黑暗中的汤姆的。

　　我特别欣赏大家提出的能帮助汤姆的这些充满智慧的想法，你们能在汤姆和我所列的清单上补充部分内容，这些都能帮助汤姆对抗自我怨恨。汤姆，这是更新后的清单复印件。我答应会给你们每一个人清单，上面记着当地的资源信息和相关联系方式，还有我的名片。

　　最后，我有个建议。考虑到你们关系的重要性，以及你们都很有创造力，我想请你们思考一下，对汤姆或者你们每个人来说，什么可以作为这次讨论的提醒物或象征物。你们都知道，当一个人消沉的时候，有人提醒他一些积极的、有创造力的事情，帮助他和这些事情建立联系，会是件好事。我把这个作业留给你们，我对你们会想出来的解决办法很感兴趣。

汤姆和他的朋友：结局

　　接下来的这次会面是汤姆独自前来的。在处理自己的情绪起伏问题上，他已经做得好多了。他没有放弃自己，继续对抗着无助感和自我怨恨。他能够有这样的进步，部分源自他定期和朋友联系，即使是在非常消沉的日子里。他急切地告诉我，他的朋友为了完成我布置给他们的作业（想出某种提醒物或者象征物），想到了一种象征物（在我看来，它有点像凯尔特结），每个人都将它文在了身上。我惊讶地发现，汤姆将它文在了手上。汤姆解释说他希望自己每天都可以看到它。他也可以通过画画或者随便涂鸦这一文身来强化他和朋友之间的联系。

　　在联合会谈的几个月之后，汤姆再次失恋了，他的心都碎了。不过这次他没有选择自杀，而是顺利地度过了这段艰难的时光。他有意识地利用自己的创造力和他与朋友之间的友谊帮助自己渡过了难关。

关于和青少年当事人的朋友一起工作的一些观点

当一个身处危险境地的青少年信任某个人，无论这个人是谁，都要充分挖掘并最大限度利用这种关系资源，这比把这个孩子交给其他任何人，都要有效得多，哪怕是交给所谓的"专业人士"。（Perret-Catipovic，1999，p.37）

让当事人和朋友一起进行治疗是比较困难的，尤其是当他们的年龄较小时，会面还需要经过家长的同意。但是在我看来，让当事人和朋友一起进行治疗所起到的效果，值得我们这样去做。我听到过一些对这种实践的反对意见，有些人认为这对青少年的要求太高了，但是青少年通常只对自己的朋友说出自己的想法，而那些朋友需要独自承受很大的心理负担。心理解剖研究发现，83%死于自杀的青少年在自杀前一周都谈起过自杀，但是过半的人都**只是和他们的同伴**提及此事（Pearsall，2001）。"这对青少年来说无疑是个很重的担子，但是显然，对身陷麻烦的同伴来说，他们是提供帮助的主要资源，他们有必要获得相关的知识，知道如何担任这一角色。"（Hawton，Rodham，& Evans，2006，p. 128）如果我们让身处危险中的孩子的朋友们聚在一起，形成一个互助会，让他们知道他们可以互相支持和依靠，不是更好吗？

团队建设的其他方法

在以当事人为中心的团队建设中，全方位个案管理（VanDenBerg & Grealish，1996）是一个相当好的系统。全方位的理念承认当事人的能力，构成"团队"的人是在当事人的世界中**当事人**认为对自己有帮助的一批人。团队成员可能是专业人士或志愿者、家庭成员、老师、朋友、老板、邻居、警察等。他们每个人都知道自己的角色是有局限的，而且当他们需要帮助时，他们知道可以去哪里获得帮助、信息和支持。全方位个案管理特别适用于焦点解决方法（Handron, Dosser, McCammon, & Powell, 1998），且能够被任何年龄段的当事人接受。金（King）等人（2006）在研究由青少年自己选择的支持团体对青少年自杀的影响时，使用了类似的方法。

日内瓦大学医院的自杀干预项目包括专业热线电话咨询服务，该服务对社区里任何一个和自杀青少年有联系的人开放，朝着"提升他们的助人能力"的方向而努力（Perret-Catipovic, 1999, p. 37）。

在温哥华的 S.A.F.E.R. 咨询服务中心，有一个"关怀他人"的创新项目，旨在向个体或者家庭提供心理教育式会谈、电话咨询、短程咨询，服务对象是可能有朋友、同事或家人存在自杀的情况的人（Popadiuk, 2005）。这种方法以提高合作能力为基础，既有个体咨询服务，也有团队咨询服务，包括培训应对能力和干预技能、鼓励自我照料、促进建立支持网络。

米沙拉（Mishara）、霍尔（Houle）和拉沃伊（LaVoie）（2005）向存在高自杀风险的人（这些人没有寻求帮助）的家人和朋友提供四个项目：信息会谈、电话跟踪信息会谈、快速转介到心理健康中心或物质滥用治疗中心的会谈、电话支持会谈。当事人参与这些项目的朋友或家人报告说，有高自杀风险的当事人的自杀念头和企图明显减少，抑郁症状也有所减轻。家人和朋友感受到的压力也随之减轻，他们能够更加积极地面对生活。这些策略可以帮助我们充分利用自然系统的治愈性力量。

第 10 章 · Chapter 10

与自然系统团队合作：
家庭和伴侣治疗

Teamwork with Natural Systems II: Family and Couple Therapy

家庭中的自杀干预

人类最古老的需求之一是当你深夜未归时，有人关心你身在何处。
(Margaret Mead, in Eisen, 1995, p. 180)

自杀危机可以成为一个契机，调动家庭发现过去忽略的资源……
(Zimmerman, 1995, p. 8)

有些学者（e.g., McGlothin, 2006）认为，治疗师需要评估哪些家庭成员对于当事人而言是积极、有用的资源，而哪些不是，参与治疗的人只能是那些对当事人具有积极影响的人。我对此的看法略有不同。当然，我不会贸然邀请当事人的每一个家庭成员，我也只在极端情况下才会将互助团队中担任某个角色的家庭成员排除在外(当事人或许会邀请某些家庭成员加入,而不邀请另一些家庭成员,关于这一点,我当然会尊重当事人)。在我接触过的案例中,在当事人的家庭成员一同参与治疗时,有些家庭成员的主要贡献(事实上这**的确**是主要贡献)是作为一个反面教材(还记得第六章的阿什莉不希望成为妈妈那样的酒鬼吗?)。我也有过很多次与高风险当事人的家庭成员共事的经验,这些家庭成员有的可能不够积极,有的可能完全消极,但他们都对当事人的康复做出了重要的贡献。他们有时仅仅是坚定决心做他们能做的事情,有时甚至做出了重大的个人牺牲。我见过当事人的那些自愿加入成瘾治疗的兄弟们,也见过每周给当事人送一张卡片或每天给当事人发一封电子邮件的叔叔们和祖母们,还见过打两份工支付孩子治疗费用的母亲们。我相信改变的可能性,但是我不会自欺欺人地认为这是很容易或很常见的。当爱的人处于高自杀风险中时,这种想要帮助自己所爱之人的渴望,是引发家庭成员做出改变的强大动机。而目睹人与人之间的这种变化,或者只是注意到有人正在试图帮忙,都会给身陷无望、孤独和无助的当事人带来希望。

总之,我不会问:"这位家庭成员应该成为治疗团队中的一员吗?"我更愿意问:"这个人会对团队做出**怎样**的贡献?"

每个人都可以做的事情

2001 年 9 月 11 日是星期二,也是我的私人门诊时间(这对我来说很重要)。当我听说世贸中心和五角大楼被袭击时,我正打算去上班。在这个可怕的日子里,比起呆坐在电视机前看新闻,我可以做些事情让自己感觉好一点。有很多身处困境的人需要帮助,而我知道该如何帮他们。在这样严重的事件发生之后,很多人不知道如何去帮助试图自杀的家庭成员,不知道也无法想象怎样才能使生活重回正轨。面对试图自杀的家人,有些人尝试提供一些帮助，但他们感到很泄气，因为他们时常听到"你什么也做不了"的说法（Miller, Azrael, & Hemenway, 2006）。如果在离开家庭治疗室后，家庭成员认为**他们能做一些可以带来改变的事情**，那么我们的工作可能就算是做到位了。

桑雅、玛丽和戴夫

我第一次见到桑雅时，她 13 岁。因为她每天暴饮暴食和反复催吐，她的妈妈玛丽已经和她接受了 5 次共同治疗。桑雅觉得自己长得难看，没有人喜欢。尽管有严重的学习障碍，桑雅在特殊教育学校中仍是非常认真和成功的学生。同时，她与父母、宠物狗，甚至近乎"完美"的姐姐（一名大学生）之间都保持着非常紧密的联系。治疗计划包括三个方面：第一，确定一些可供选择的替代暴食和催吐的健康方法，列出清单，以便桑雅在脆弱的时候使用；第二，让桑雅主动计划和两个她认为可以成为她的朋友的女孩一起玩；第三，哪天当她做了任何对自己有帮助的事情，都要记录在一个特别的笔记本上。朝着这些目标，桑雅表现出了相当的主动性，例如，她精心设计并安排了两次和两个女性朋友的短途旅行。（桑雅向我们解释笔记本是她在学校"最好的东西"之一，据此我们提出了上述三个方面的策略，特别是有关笔记本的策略，这些策略都被桑雅采纳了。她将这三个策略写在笔记本的第一页，这样她就能反复回顾，以让自己保持在正轨上，她也能在每天做笔记的时候时不时回顾它们。）用笔记录下计划和进展十分关键。对桑雅来说，那句古老的格言"写下什么就会去做什么"是真理。

当桑雅有更多时间远离暴食，并与同伴有更多积极的交往后，她变得更健谈，她那天生的热情和幽默也被激发了出来。在桑雅状态较好的三周后的一次治疗中，她发现了妈妈的一个"秘密"——酗酒。桑雅很害怕妈妈会像外祖父母一样死于酒精中毒，毕竟她已经因多发性硬化症而残疾，治疗效果也不理想。在桑雅的直接干预下,妈妈开始戒酒,而且加入了戒酒互助会。不久后,她们结束了治疗,并说一切都很好。可是六个月后,电话疯狂而来。

玛丽在电话里说,桑雅正身陷危机。最近几周,桑雅变得越来越不开心,会很早醒来,哭泣,不想去上学(后来我们得知,她的两个好朋友之一转学了,她一直在被班里的一伙女生欺负)。玛丽带她去看了家庭医生,她被诊断患有学校恐惧症和抑郁,家庭医生建议她服用抗抑郁药物。玛丽和她的丈夫戴夫对于桑雅吃药感到很不安,所以他们没有按照处方配药。几天后,桑雅歇斯底里地拒绝去上学,并告诉妈妈自己不想活了。在这种情况下,玛丽打电话给我。电话中,玛丽表示自己束手无策,并且说她快要在这种压力下失去理智了。

与桑雅和玛丽的第六次会谈 [1]

当你阅读下面这段摘录时,请注意以下三点:

· 有关问题、风险因素以及自杀预警信号的信息是如何显现的。

· 让桑雅活下来的理由。

· 如何利用之前的治疗关系。

菲斯克　桑雅,玛丽,好久不见。

玛　丽　是啊,好几个月了。

桑　雅　上次见面是在四月份,学校时装秀之前。

---

[1]　该案例详见 Fiske, 2001。——原注

菲斯克　是的，我记得你告诉过我，你帮他们搞音乐 …… 那事儿做得
　　　　怎么样？

桑　雅　挺好的。

玛　丽　非常好。每个人都说音乐成就了时装秀，她做得棒极了！

菲斯克　哇！太好了，我希望你为此感到自豪！

桑　雅　（微笑了一下）是的，我也这么认为。

菲斯克　还有其他好事儿吗？

桑　雅　妈妈在坚持参加戒酒互助会，她做得很棒。

菲斯克　（站起来，握着玛丽的手）这太棒了！你感觉怎么样？

玛　丽　很棒！到上周三已经有 7 个月了。我每周至少参加 2 次，戴夫
　　　　每周五晚上和我一起去，桑雅有时候也和我一起去。

菲斯克　看起来全家人都支持你。

玛　丽　（点头）

菲斯克　桑雅，我很好奇，妈妈这样子遵守承诺，对你意味着有什
　　　　么不同吗？

桑　雅　很有帮助 …… 我不用那么担心她了。如果她能做到，我觉得
　　　　我也能做到 …… 就像现在的我，再也没有催吐过。

菲斯克　（站起来，握着桑雅的手）

桑　雅　（微笑着，低头捂嘴，咯咯地笑）谢谢。

菲斯克　对你来说，这意味着什么？你已经克服了像暴食催吐这样一个
　　　　非常艰难的问题？

玛　丽　我想这意味着 ……

菲斯克　（举起手）玛丽，我对你的想法很感兴趣，不过我想先听听桑雅的。

桑　雅　我想 …… 我想这也许意味着我可以变得坚强。

菲斯克　（写下来）坚强。我同意。是的，我能看得出来，你变得更坚强

了。还有别的吗？

桑　雅　我想……也许我真的能有所改变？

菲斯克　这真是一件有价值的事情，了解自己，知道自己可以做出改变。玛丽，你觉得呢？

玛　丽　百分之百同意！她是对的。她是个坚强的人，她经历了很多考验，但依旧很可爱。

桑　雅　可是这些对我现在的感觉没什么用！

菲斯克　嗯……对现在的你来说，事情又变得艰难了？

桑　雅　糟透了。

菲斯克　和我说说。

桑　雅　我感觉糟透了，一直在哭，在学校里也哭，这让我很尴尬。我讨厌去上学，那里每个人都会注意到我，我这么难看，没人喜欢我。我只想待在家里。

玛　丽　她很沮丧，上周几乎没去学校……我试着鼓励她，可是我不知道这对她有多少帮助。她一直深陷在这种状态中，情况真的很严重。她真的受到了伤害。

桑　雅　（啜泣着）我从未感觉如此糟糕过，即使在催吐的时候也没有，虽然呕吐很恶心。

菲斯克　糟糕到甚至让你想自杀吗？

桑　雅　是的。

菲斯克　你是怎么想的？

桑　雅　我想，死了也许更好，这样我就不用再去学校了，也不用担心失败。

菲斯克　（等待）

桑　雅　我想吊死自己。

玛 丽 （捂嘴，大喘气）噢，桑雅，不。

桑 雅 我什么都没做，妈妈。

菲斯克 你是怎么让自己停下来的？

桑 雅 我不想伤害妈妈，而且我知道我们会来这里。

菲斯克 还有呢？

桑 雅 这听起来很傻，不过……杰茜卡（桑雅的小狗）和我一起睡觉，如果我那样做，她也会很伤心，她会想我的。

菲斯克 你说得没错！狗狗们非常喜欢身边有人。听起来，你和杰茜卡相处得特别好。

玛 丽 是的。如果桑雅回家晚了，杰茜卡就会闹情绪，呜呜叫着，趴到我脚边……（更多有关桑雅对妈妈和杰茜卡有多重要的描述）

（后来）

菲斯克 桑雅，你刚才也提到了你知道会来这儿。

桑 雅 是的。之前到这儿来都帮到了我，尽管现在情况看上去更糟，可我知道我先前的状态也不怎么样。

菲斯克 所以，之前的成功让你对这次治疗有信心，你相信情况终会发生改变。

桑 雅 是的，我是这么认为的。

菲斯克 即使你现在并不确定怎样才能做到。

桑 雅 是的。

菲斯克 那么，你觉得这次我要怎么做，才会对你有所帮助？

桑 雅 ……我想和你聊聊应该就挺好的。

菲斯克 （等待）

桑 雅 我仍然觉得糟糕，我也不知道怎么解决每件事情。但是……对我来说，聊聊会是一种安慰。

菲斯克　怎么说?

桑　雅　嗯,爸爸不理解这些事,而且我也不想让他们太担心。

菲斯克　哦,你也在担心他们。

玛　丽　噢,宝贝!(对菲斯克说)我很难过,我一直在鼓励她向我倾诉,但是无济于事,我感到很累。……我甚至难以集中精力戒酒。

菲斯克　这真的是艰难的平衡。一方面要鼓励桑雅,还不能给她太多压力。在她难受的时候,你既要支持她,又要集中精力解决自己的问题。

玛　丽　是的。可能有时候我比较自私。

桑　雅　妈妈,不是那样的。

菲斯克　你们心里都清楚,玛丽,你戒酒成功对桑雅来说的确是一种支持和帮助。

桑　雅　是的,如果你失败的话,我是受不了的。

玛　丽　宝贝,我不会让这种事发生的。

菲斯克　你们真的让我感受到,想办法让你们的支持系统变得更为强大,会是一个不错的主意。因为当前,你们的压力都过大了,是时候寻求外援了。

(桑雅和玛丽都点点头)

菲斯克　那么,我怎样做才会对你们有所帮助?

玛　丽　宝贝,你怎么看?

桑　雅　……也许有时,我可以自己过来和你聊聊,其他时候再找妈妈聊。

菲斯克　我觉得这是个很好的主意。我们可以在今天把这件事定下来。还有呢?

桑　雅　(脸色黯淡下来,又变得眼泪汪汪)那就是学校!我再也无法忍受待在那儿了。在那种环境下,我也不知道谁能帮到我。

菲斯克　好，那我们一起来解决。你妈妈刚才提到的一句话让我有些
　　　　好奇，(翻看笔记本)她说你上周几乎没去学校。

桑　雅　是的，我只是周一早上和周四去了下。

菲斯克　那么我想知道，那两天你是怎么做到的？

桑　雅　嗯，我周四去学校是因为和辅导老师史密斯夫人约好了，她前
　　　　一天打电话给我了。

桑雅：风险，活下去的理由和计划

风险。桑雅似乎正在经历万分的痛苦和不安。按照附录 C 中提到的
"迫在眉睫的自杀危机预警信号"，桑雅身上体现出了以下几点：焦虑、绝望、
在学校的问题上感觉被困住、在学校里很孤僻、情绪变化。她有一个致死性
较高的死亡计划。同时，她有自杀、情绪障碍和酗酒的家族史。她主要的支
持来源是患抑郁症的妈妈。根据桑雅的外貌特征和档案上记载的有关她的
成长经历、家族史以及当前学习障碍的情况，我认为桑雅很可能受到了胎儿
酒精综合征的影响。

活下去的理由。桑雅和父母、姐姐、小狗杰茜卡之间保持着积极的关
系。在学校里，她至少有一个盟友：辅导老师。她想参与治疗，而且对治疗
能带来什么样的帮助有具体的想法。她对治疗的态度是积极的，她过去有
过成功应对艰难问题的经历(这些在她这次抑郁复发前都很明显)。这些都
会带来希望。她也知道她的行为会影响到家人，毕竟她在妈妈的康复过程
中起到了中流砥柱的作用。同时，她已经向妈妈保证不再伤害自己。她希
望在学校有所成就，并且已经在学业上和课外活动中取得了相当大的成就。

反馈和计划

这次会面中，我不认为桑雅有迫在眉睫的自杀风险。但是桑雅可能受到

了酒精综合征的影响，这让她很难从过去的经验中学习，也让问题变得有些复杂。对于桑雅是否能将自己在治疗中做出积极回应的能力迁移到生活的其他场景中，我有些担心，特别是当她抑郁时。对桑雅的治疗要首先从对她所处的**环境**进行干预开始。一方面，要对她的家人和学校进行干预；另一方面，要通过使用一些具体的提醒物（比如她的笔记本）记录下她的积极想法、支持资源，以巩固和强化她在各种情况下出现的积极想法。

　　玛丽也在我的考虑范围内，因为桑雅和妈妈的关系很紧密，妈妈的幸福安康会深深影响到桑雅，也会让桑雅看到自己拥有的优势和做出改变的能力。所以，鼓励玛丽持之以恒地戒酒是很重要的。如果还有其他人可以帮到桑雅，玛丽不用承担全部的压力，反而也会更好。

　　在这次会面结束前，我们已经想出了一系列大家都能接受的计划，我把它们写了下来，给玛丽、桑雅、戴夫、史密斯夫人和我自己各复印了一份。

・桑雅将独自来我这里接受治疗，我们已经约好下次会面的时间。

・我和玛丽都要打电话给辅导老师史密斯夫人，和她一起探索桑雅在校时能获得哪些支持资源。

・桑雅同意继续去找辅导老师交流。

・基于过去的经验，桑雅列出了一份人名清单，当她感到难受或沮丧时可以去找清单上的人；同时也列出了一些可以帮到她的活动。像过去那样，她会把这些写在笔记本里，并记下每天对这些资源的使用情况。

・我会帮忙安排一次精神科医生会诊，这样一来，这家人可以了解更多有关药物治疗利弊的信息。

・我给戴夫打了电话，希望他对家里进行安全检查，建议他拿走长绳、电话线、钩子或条状物品等一些可以将身体吊起来的东西，"堵住一切自杀的可能"。同时，我也向他强调了他继续陪玛丽参加戒酒互助会的重要性。他自愿重新安排他的时间表，以便每天早上可以开车送桑雅去学校。我对这个想法表示非常赞同。

·玛丽决定认识一位匿名戒酒互助会的负责人，将其作为自己康复过程中的一个额外支持资源，此前她从未做过类似的事情。

桑雅：接下来发生的事情

辅导老师重新安排了桑雅的在校课程，缓解了她当下的痛苦。在向精神科医生咨询过后，桑雅和她的父母决定尝试一些抗抑郁药物。在服用了两周 SSRI 抗抑郁药物后，桑雅的症状明显得到了改善。桑雅和我的会谈主要用来寻找、加强以及不断练习一些应对技能。父母、学校辅导老师以及桑雅的主课老师都很支持她，并且及时肯定她的表现。桑雅曾有进一步的自杀念头，但是她很好地利用了她的应对技能和支持网络。之后，她又和我会面了五次，同时参加了另一个为期十次的团体治疗小组活动。我和桑雅的父母多次进行电话交流，并和她、她的妈妈及学校老师做过一次案例讨论。当时，我们一致决定让桑雅在下学期改选另一个学校项目，这个安排事后被证明是对桑雅有帮助的。玛丽也如约找到了额外的支持资源，并在戴夫的陪伴下继续参加戒酒互助会。杰茜卡也发挥了她的作用。

伴侣间的自杀干预

达娜的话，让我想要活下去，因为我感受到了爱和责任的分量。(Christopher Reeve,1998,p. 28,关于在考虑过自杀后承诺活下去)

目前,已有大量文献表明伴侣治疗在抗抑郁中的作用(Denton & Burwell, 2006; Yapko, 2006)。吉姆和萨辛德的例子证明,在当事人有自杀念头时,焦点解决问句能够帮助当事人的伴侣集中注意力去做出当下力所能及的改变。

吉姆和萨辛德: 美好时刻

吉姆,男,56岁;萨辛德,女,58岁。他们结婚三十八年,他们的家庭医生推荐他们来做婚姻治疗。那位医生之前一直在为吉姆做抗抑郁的药物治疗。我们以闲聊的方式开始了这次咨询,对咨询的保密原则、知情同意书和咨询框架做了简单讨论,不过大部分时间是我和萨辛德在说话。可在咨询开始没多久后,萨辛德抽抽噎噎地哭了起来。

菲斯克　那么,我现在想知道的是,假设6个月后,当你们谈起今天这次会面时,你们认为这次会面是有所帮助的,觉得幸好进行了这次会面,那时的你们是怎么知道这一点的?

萨辛德　6个月后?

菲斯克　是的。

萨辛德　嗯,我不知道他怎么想。对我来说,就是我们一起坐在这儿,一起……(哭泣)就是知道他在这里。

菲斯克　对你来说,仅仅是知道他在这里,和你一起,就对你很重要。

萨辛德　(点头)

菲斯克　所以这件事情可以让你知道今天来这里是好事,还有呢?

萨辛德　(朝着吉姆)亲爱的,你怎么想?

吉　姆　我怎么会知道?

萨辛德　一定会有些什么。有些事对你来说会很重要。

吉　姆　好吧,就是我们俩都在这里。

萨辛德　你并不是这个意思。

吉　姆　（翻白眼，双手抱臂）你来说吧。

菲斯克　（对着吉姆）你刚才说了你们俩都在这里。

吉　姆　是的，不过我不确定这是好事。

菲斯克　那什么会是好事？

吉　姆　我不知道。

菲斯克　（等待）

吉　姆　她能更开心点。

菲斯克　哦！萨辛德会更开心。她更开心的时候你是怎么知道的？

吉　姆　她不哭了。

菲斯克　哦，她不再哭了。她不哭的时候会做什么？

吉　姆　你问她。

菲斯克　哦，我会的。不过首先我好奇的是你是怎么发现这一点的。

吉　姆　是她提出想到这里来的。

菲斯克　谢谢，知道这一点很有用，而且你也愿意一起来。现在咱们
　　　　　回到萨辛德不再哭这件事情上。她不哭的时候，一般都在做
　　　　　什么？

吉　姆　嗯，她会很忙，工作，收拾屋子。

菲斯克　哦，她会很忙。

萨辛德　吉姆是名卡车司机，工作时间很长，幸好不用加夜班。

菲斯克　那很好。

萨辛德　孩子出生之后，他就把工作辞了。他说一家人要常在一起家
　　　　　才可以算是家，他见过太多离婚的卡车司机了。

菲斯克　这倒是很有道理。能提前明白这个道理的人不多。

吉　姆　嗯。

菲斯克　那你是怎么明白的呢?

吉　姆　就像她说的。如果你不和家人待在一起,你就算不上家庭的
　　　　一分子。

菲斯克　你是一个重视家庭的人。

吉　姆　也许吧。

萨辛德　(语气强烈的)吉姆很重视家庭!这点毫无疑问!

吉　姆　孩子们现在都过上了自己的生活。

菲斯克　他们过得怎么样?

萨辛德　老大结婚了,全家住在埃德蒙顿。老二就在这座城市工作。
　　　　最小的还在哈利法克斯读大学,他希望将来当老师。

菲斯克　嗯,听起来你们俩已经做得很好了。(对着吉姆)你们都说这
　　　　次谈话可能的积极意义就是你们现在都在这里。

吉　姆　是的。

菲斯克　那么,如何让现在变得更好呢?

吉　姆　这就是问题所在。

菲斯克　如何能变得更好呢?

吉　姆　对是否会变得更好,我不是很有把握。

菲斯克　(短暂的停顿)这就是你所说的问题。

吉　姆　是的。

萨辛德　他对辛格医生说,他想用汽车尾气自杀。

菲斯克　你有过那样的计划?

吉　姆　我考虑过。

菲斯克　事情看上去这么糟糕吗?

吉　姆　我想是的。

菲斯克　嗯,你今年多大?

吉　　姆　56 岁。

菲斯克　结婚多久了？

吉　　姆　三十八年。

菲斯克　三十八年！（写下来）我想你一定非常努力工作，才让子女们现在都过上了好日子。

吉　　姆　是的。

菲斯克　这些年，你一定经历了很多困难。

吉　　姆　是的。

萨辛德　你难以想象一切有多么艰难。

菲斯克　是的 …… 你既然会这么想，可见当前的情况真的很糟糕。

吉　　姆　何止糟糕？简直就是糟糕透顶！

菲斯克　糟透了。

吉　　姆　是的。

菲斯克　那么糟糕 …… 即便那么糟糕，你仍然希望萨辛德比从前更快乐。而且你今天还陪她一起过来了。

吉　　姆　是的。

萨辛德　他答应过我他愿意努力。

菲斯克　哦！是吗？

吉　　姆　是的。

菲斯克　努力 ……

吉　　姆　（停顿了下）活下去。

萨辛德　并且活得更好。

菲斯克　活下去，并活得更好。（写下来）是什么让你在感觉那么糟糕的时候还能够对萨辛德做出承诺的？

吉　　姆　……

萨辛德 我告诉他，我仍然需要他，孩子们也需要他，虽然跟从前需要的方式不太一样。

菲斯克 哦，你需要他！（写下来）

萨辛德 是的。

菲斯克 孩子们也需要他？

萨辛德 是的！他们喜欢他，尊敬他。失去爸爸会让他们无法忍受，尤其是通过那种方式。

菲斯克 通过自杀？

萨辛德 是的。（哭了）

吉　姆 萨辛德……

菲斯克 萨辛德很激动，她希望你活下去，并且活得更好。因为她和孩子们都需要你。

吉　姆 我想是这样的。

菲斯克 而你，即便感觉很糟糕，也注意到了这对她来说也是一种折磨。

吉　姆 我不想伤害她和孩子们。

菲斯克 你是一个重视家庭的人。

吉　姆 是的。

菲斯克 即便现在也许是你生命中最糟糕的时刻，你依然关心他们。

吉　姆 是的，是的。

菲斯克 哦，我终于开始明白萨辛德希望什么事情发生了，你呢？

吉　姆 我不想伤害她。

菲斯克 是啊，这是你看重的。（写下来）你不想伤害她。

吉　姆 是的。

菲斯克 失去你会伤害她。

吉　姆 是的。

菲斯克　毫无疑问。

吉　姆　我想过，如果我死了她会过得更好。

萨辛德　如果没有你，我永远不会好起来。你怎么可以这样想？

菲斯克　(对着吉姆)我明白，那是你过去的想法。但是现在……

吉　姆　我想我不会了。

菲斯克　那么，你现在怎么想？

吉　姆　我想我得继续走下去。

菲斯克　继续走下去。(写下来)好的。那么，现在什么可以帮助你继续走下去？

吉　姆　我不知道。

菲斯克　(等待)

萨辛德　辛格医生给他配了左洛复，一种抗抑郁药。

菲斯克　好啊，谢谢。我们一会儿再来讨论这件事。现在什么才能帮助你继续走下去呢？

吉　姆　我需要确信我仍然是个有用的人。

菲斯克　啊，当然。(写下来)当然！我会问你们俩一个奇怪的问题，来帮助我尽可能搞清楚你们接下来想要怎么做。这需要一些想象力，你们的想象力如何？

萨辛德　没问题。

吉　姆　(耸耸肩)还行吧。

菲斯克　想象一下，这次会面结束后，你们回到家中继续做些平常所做的事。然后，夜晚降临，你们都去睡了。今晚，你们睡得特别香……当你们睡着的时候，一个奇迹发生了……今天让你们到这里来的所有问题都被解决了！这是个奇迹。但是因为你们在睡觉，所以你们不知道这个奇迹已经发生了……然后，到了第二天早晨，你们醒了过来。你会注意到什么事情，哪怕很小的一件事情，让你们知道改变已经发生了？

萨辛德 这很简单。

菲斯克 是吗？

萨辛德 是的。吉姆会比我起得早，然后就像过去那样，他会给我送一杯茶。

菲斯克 起床后给你送杯茶，他这样做会给你带来什么不同吗？

萨辛德 自从我们的女儿出生后，他每天早上都这么做。

菲斯克 他做了件多么美好的事啊，这会带来什么不同呢？

萨辛德 这表示他又做回了自己。

菲斯克 他做回了自己。这对于你而言，会有什么不同？

萨辛德 他能这样做，真的很好。我从未听说过别的男人会每天早上为妻子送一杯茶。（擤鼻子）对于我而言，那一刻我特别幸福，即便整夜照料生病的孩子，我也不会觉得累。

菲斯克 即便由于照料生病的孩子而一夜未眠，只要吉姆早上给你送来一杯茶，任何疲劳都会烟消云散。

萨辛德 是的。

菲斯克 你知道这样做很特别，充满爱意。不是所有男人都会这么做。

萨辛德 是的。

菲斯克 那么当他给你送来一杯茶之后呢？

萨辛德 我会坐起来，谢谢他。

菲斯克 （对着吉姆）那个时候你是怎么做的？

吉 姆 我通常会亲吻她的额头。

菲斯克 哦！你总是这么做吗？每个清晨？

吉 姆 是的。

菲斯克 然后她通常会怎么样？

吉　姆 嗯，她会微笑。

菲斯克 她会微笑。哦，我明白了。当奇迹发生后，你会送给她一杯茶 …… 她会向你表示感谢 …… 你会亲吻她的额头 …… 然后你看到她朝你微笑了 …… 这对你来说有什么不同？

吉　姆 我喜欢看到她微笑。

菲斯克 哦，你喜欢看到她微笑 …… 她现在正在微笑呢。

吉　姆 我有一阵子没看到她笑了。

菲斯克 所以，只要一想到你在清晨送给她一杯茶，亲吻她的额头，她就会微笑了。

吉　姆 我想是的。

萨辛德 是的，过去就是这样的。我一直很享受一天中的那个时刻。

菲斯克 那么，奇迹发生后，那个时刻会有什么不同呢？

日常生活即"道"。(Zen Master Nan-Sen, in Mars, 2002, p. 78)

.

第11章 · Chapter 11

与非自然系统团队合作：
与我们的同事合作

Teamwork with Unnatural Systems: Collaborating with Our Colleagues

　　人际网络涉及人际关系的运作。在人与人之间周旋，组织相关工作需要我们极大的情感投入。例如，由挫败而产生的愤怒、失望和沮丧，由资金分配引起的嫉妒和竞争，以及由屈从于团体目标而产生的自省……不过，开辟一个新的社区庇护所、开发一个必要的外联项目，或签署一份书面协议让有自杀倾向的青少年更快进行转介，这些都让我们的付出变得值得（Aaronson, Bradley, & Cristina, 1990, p. 151）。

我所有的亲人

　　"我所有的亲人"（all my relations）是大多数北美土著人都熟悉的一个说法。它可以作为一次祈祷、一场演讲或一个故事等的开场或者结束语。它首先提醒我们，我们是谁，以及我们与家人和亲戚的关系。它还提醒我们，我们与所有人都有着广泛的联系……。更重要的是，"我所有的亲人"鼓励我们以和谐且道德的方式生活，接受我们在世界这个大家庭中所承担的责任（一种常见的责备人的方式是说某人表现得好像他没有亲人一样）。(King,1990,p. ix)

我的直系亲属很少，但我的大家族网络庞大而复杂，就像我的朋友玛莎说的那样"丰富多彩"。因为有收养和生育的传统，这个家族网络就变得更加"丰富"了。我的家族网络中有很多近亲，尽管我很少见到他们，但他们做的事与我密切相关且非常重要；还有远亲，其中有些人我非常熟悉，也有许多人我从未见过。他们通过谈往事、打电话、写邮件、寄信，还有罕见的会面的方式告诉我一些家族的往事（说白了就是八卦），让我感受到他们是真实存在且重要的。支撑这一过程的是我们共同的身份和我们对活着或已逝去的长辈的爱与忠诚。共同经历一些或快乐，或沉痛的事件和仪式，让我们之间的联系变得更为紧密。当然，如果没有那些称职的家族守护者们，我们之间的联系就不会像今天这么密切。我们这样一个再普通不过的家族就是这样组成的。

我们的人际网络就像一块布，普通但丰富多彩，有的地方太薄，有的地方有口子，有的地方有补丁。我并不总是喜欢或认同我的每个家庭成员（！）。（更让人吃惊的是，他们也不总是喜欢或认同我！）在性情方面，我们存在很大的差异，有时候"暴风雨"和"冰冻期"会持续很长时间。但是，就像第九章汤姆的朋友娜塔丽一样，如果我必须在半夜打电话给某人，向他借走所有的钱，或者开车环游全国，我知道自己身后是有人的。我总是能够独立行动，并认为自己是独立的，能够独立思考，做出决定和选择，因为我非常确信自己总是能够得到支持。这是多么棒的礼物啊！

你们努力帮助那些在痛苦和绝望中挣扎的人，努力防止他们自杀，减少自杀带来的痛苦影响，尽自己所能地支持另一个人活下去，你们的工作给了我不可或缺的支持。你们都是我的亲人，我确信自己拥有你们的支持。这是多么棒的礼物啊！

合作中的挑战

我视你们的存在为理所当然，忘记了这其实是一份礼物。你们所做的一切让我有机会做我所做的事情。我认为你们过于关注问题、过于等级分明、过于悲观，或者 …… **一点都不像我**。你们认为我使用的方法不科学，我总是胡言乱语、盲目乐观 …… **一点都不像你们**。因为我们关心当事人和我们所做的工作，所以我们希望事情以**正确**的方式（"我的方式"）进行，我们之间的不同也就变得异常突出。我们关注并盯着我们之间的不同不放，很快裂缝就变成了鸿沟。这相当于在我们的"安全网"中撕开了一个口子，当事人就会落空。

迎接挑战

正如哈里·科曼（Harry Korman）（2006）所说，"焦点解决治疗看上去是如此简单，实际上却又是如此之难"。虽然我已有多年经验，但运用焦点解决方法对于我而言仍然是一个挑战，和我的同事一起运用它挑战则更大。不知何故，在治疗室里使用与他人建立关系和实现沟通的技术似乎比较容易，但在开会时使用就不是那么一回事了（我想不仅仅是我如此，其他焦点解决实践者亦是如此）。或许，要真正实现与同事之间的协同合作，最高效、快捷的途径仍然是使用我们都非常熟悉的技术，每天都在生活和专业实践中使用。

借助框架

兰斯·泰勒（Lance Taylor）（2005）设计了一个有关 SFBT 的缩略表（大小与钱包卡类似，内容见表 11.1），强调了从"问题式语言"到"解决式语言"的转变。表 11.2 是泰勒设计的焦点解决取向助人系统缩略表，可供参考。

表 11.1　焦点解决短期治疗缩略表

语言转换	询问方式
我**不想要**的 → 我**真正**想要的	目标是什么？
当事情往**错误**的方向发展时 → 当事情往**正确**的方向发展时	什么时候出现了一些迹象？
我**无法**控制的力量 → 我**可以**控制的力量	他们是怎么做到的？
我**卡住**了 → 我在**进步**	这样做有什么好处？
会有**更多的麻烦**出现 → **积极的可能性**	接下来呢？

（资料来源：改编自 Taylor，2005）

表 11.2　焦点解决取向助人系统缩略表

语言转换	询问方式
我们不想要的，或我们中的一个人想要而其他人不想要的 → 我们都想要的	我们的共同目标是什么？
当事情往错误的方向发展时 → 当事情往正确的方向发展时	什么时候已经出现了一些迹象？
我（或你）无法控制的力量 → 我们可以共同控制的力量；在你（我）的帮助之下，我（你）可以控制的力量	我们是怎么做到的？ 我们每个人的作用是什么？
我们卡住了 → 我们在进步	这样做有什么好处？
会有**更多的麻烦**出现 → **积极的可能性**	接下来呢？

（资料来源：改编自 Taylor，2005）

应用框架：提问和示例

我们想要的：共同的目标

在许多机构部门或跨机构小组中，关注共同目标的一种方法是定期审查任务陈述。奥布莱恩（O'Brien）（2006）建议，将这种组织审查与对工作人员个人任务陈述的讨论结合起来，可以"营造一个更协调且更富有温情的工作环境。分享价值观、宗旨和目标的过程 …… 能够增强大家的共同目标感和集体感"（p. 28）。

我喜欢偶尔大声朗读下面的这段"愿景陈述"（摘自安大略省自杀预防网）："我们设想这样一个世界，在这个世界里，人们总会得到支持和鼓励，释放自己最大的潜能。"成为拥有以上愿景的多元群体中的一员，会拥有非常强大的力量。

我们可以通过各种正式和非正式的目标设定对话来找到共同目标，包括使用下列"寻找共同目标的提问示例"。我们也可以通过有意关注是什么让大家走到了一起，来发现共同目标。一旦我们开始关注或想起共同目标和价值观，事情就变得容易多了，我们可以将它们引入对话，承认和强化它们。请留意当谈话以承认共同目标开场，整个谈话的基调和结果会有什么不同。

有时候，仅仅这样说就已足够："我知道我们之所以都在这里，是因为我们都希望当事人能得到最好的治疗结果。"事实上，有时候只要我们默念这句话，然后带着这种态度去和同事交流，就够了。

寻找共同目标的提问示例

· 当事人如何知道我们今天在这里做得不错?

· 我们如何知道这次会谈对当事人有所帮助?

· 在这次讨论会中,什么事情的发生会让我们所有人都觉得这次会面是有所帮助的?

· 设想一个奇迹发生了,让我们所有人今天前来的某件惨事被解决了。但这个奇迹的发生是悄无声息的,所以一开始我们很难注意到一些改变已经在团队里发生了。那么,这个奇迹发生的第一个小小的迹象是什么呢?

· 设想一个奇迹发生了,我们都很渴望来参加这次会面。当我们下次聚在一起的时候,什么微小的迹象会最先被你看到,让你觉得事情有所不同了?

· 想象一下,今晚你睡着的时候,有个奇迹发生了。这个奇迹就是这里变成了你所能想象到的最好的工作场所(无论是否存在特定或普遍的挑战)。然而,因为你当时在睡觉,并不知道这个奇迹已经发生了。当你第二天早上来工作时,有什么不一样的地方会让你知道奇迹发生了,这里变成了你最喜欢的工作场所?(改编自 Pichot & Dolan, 2003)

· 我们共同的当事人做些什么事情时,会让你觉得他(或她)已经取得了进步?

寻找共同基础：个人或团体练习

这个任务很简单，就是从别人说的话里，观察并记录下你认同的部分。如果想让这个任务变得更有挑战性，你可以选择去听那些你认为与自己观点截然不同的人说话。会议上经常会有很多人发言，你可以让大家找出每名发言者所说的内容中自己认同的部分。你也可以制定一个规则，即后一名发言者一定要先说一些前一名发言者所说的内容。这里要提醒大家，这个练习做起来要比听起来容易得多。当我们去寻找共同点，使用马蒂亚斯·冯·基贝德（Matthias von Kibed）（von Kibed & de Shazer, 2003）所说的"连接之眼"（eyes of connection）时，我们就会很容易发现共同点。"连接之眼"即随时注意什么是有效的、什么是有帮助的、什么是与"分离之眼"（eyes of separation）相关的。"分离之眼"的意思是随时准备分析、分解，并发现缺陷、故障、错误和差异。运用焦点解决的习惯——使用对方的"语言"（用语和概念），有助于确定共同的理解基础，加强积极的联系。"我们可以说法语，但不必成为法国人。"（Insoo Kim Berg, in Pichot & Dolan, 2003, p. 130）

一个建议是，一旦你发现了共同基础，牢牢地立足于此。环顾四周，这是一个辽阔而美丽的国度。要经常拜访此地，甚至可以考虑搬进去住。

当事情往正确的方向发展时

试着想想，我们编织的安全网最近一次为脆弱的当事人提供支持和帮助是在什么时候？是什么在起作用？当同事之间或机构之间不能达成合作时，识别当前问题情境中的"例外"是很重要的。会议或案例研讨会召集人可以带领大家练习从找到具体的成功例子开始。这种关于例外情况的相互交流可以给我们带来希望，过程中也会涌现有关如何更好地建立联系和加强联系的信息。在讨论"当事情往正确的方向发展时"会出现情况时，我们应该说出自己对同事的赞美，感谢他们为"例外的发生"所做出的贡献。

如果我们在一次员工聚会的一开始花几分钟时间，直接和同事聊一聊，他们的工作或性格中的哪个方面影响了我们、是我们欣赏的或激励了我们的工作，会怎样？我们可以在聚会开始时轮流发言，每个人对自己左边或右边的人说一些话，直到每个人都轮到。这种说出同事带来的贡献和影响的练习，会不会有助于我们获得新生和活力，并营造一种更好的工作氛围呢？

关于我们可以一起做些什么的提问示例

· 有多少紧急转介在机构间的合作下被快速处理了？

· 我们跟进了多少个来自遇险中心的紧急呼叫？

· 我们的联合跟进形式对当事人有什么用处？

· 这种跟进形式如何改进了我们的跟进工作？

· 谁提出了这种跟进形式？谢谢你！

· 本周参加会议的人之间有哪些转介？

· 你说服了那家人接受治疗？哇！

· 你的同事／合作机构提供的服务，对当事人产生了什么帮助？

· 危机处理人员提供的关于当事人的信息，是如何起作用的？

· 关于我们共事的方式，当事人会说哪些方面是有帮助的？

在这种工作氛围中，同事们关注彼此，工作文化也更为丰富（O'Brien, 2006, p. 29）。

在我们的控制之内

我们究竟该如何利用我们已有的技能和实践，或开发出新的技能和实践以改善我们之间的合作方式？我们要说什么，做什么，怎么做？我们每个人要做些什么才能对我们的工作有所贡献？去密尔沃基的短程家庭治疗中心接受培训的众多益处之一，就是听茵素·金·伯格回复电话留言。每一次，在对方还没来得及说话之前，她都会用赞美来开场："谢谢你坚持联系我！你真的很有耐心。"我从她身上学到，如果我们以真诚的赞美开启会谈，会谈会变得非常不同。这在和当事人的家人或和同事一起工作时，会非常有帮助。当然，赞美一定要真诚，否则不会起作用。这意味着，我必须要考虑我同事所做的工作中，我看重什么，即使是（或尤其是）我们对某个个案的某些方面持不同意见。就像"共同基础"部分中提到的那样，找到共同点是很容易的。我想，把注意力放在同事所用的方法的效果上，也会产生一些积极的效果，比如我的语气、语调会更好。以积极的态度开启会谈，会产生积极的效果。我们会彼此分享观点和目标，在帮助当事人这件事情上相互欣赏。

皮乔特和多兰（2003）把焦点解决式案例管理方法称为"跨机构外交"（p. 129），他们强调要带着尊重的态度询问其他助人者，怎么做才能帮到当事人。他们尤其认为，"焦点解决导向"和"问题解决导向"的实践者要找到共同点和共同语言，就要询问对方特定的行为标准（即当事人会做什么不同的事）。在合作中，允许有用的变化以不同的方式发生，即使大家的实践方式不同，大家也秉持着"共同的宗旨"（Ellis, 2000）。

关于我们如何更好地共事的提问示例

· 对于这个人（这个家庭／这个项目），你认为什么是有用的？

· 你是如何说服那家人接受治疗的？

· 关于这种合作如何以最高效的方式进行，你有什么经验？你还注意到了什么？还有呢？

· 到目前为止，就这种合作给当事人带来的变化，当事人是怎么说的？

取得进步

我的同事做了哪些让我欣赏和认为有价值的事情？我们共同取得了什么成果？我们又是如何肯定和庆祝我们的积极努力的？

为了巩固我们所取得的进展，并在此基础上更进一步，我们必须养成关注进步的习惯，并为进步庆祝。我曾经有几年时间是一个地方性自杀预防委员会的成员，该委员会的成员非常敬业且有才华，我们努力工作帮助社区预防青少年自杀。我们都是志愿者，有时候我们也深陷泥潭。任务的艰巨性和我们希望带去改变的强烈愿望使得我们的注意力总集中在那些需要进一步去做的事情上。随着时间的流逝，我们意识到，为了让我们的努力变得可持续，我们需要定期关注我们取得的成绩。这其实很简单，就是将当年我们已经做了的工作列一份清单。这样做给我们带来了成就感、满足感、动力和希望。我们懂得了将"部分"成就列入清单的重要性，也就是说，我们已经朝着更大的目标前进了几步。在回顾进展时，我们会注意到什么是有效的，并且更有可能重复去做有效的事情。这种定期回顾成就的例行实践做得越多，合作团体间的联系就越紧密，共同努力也会越持久。将这类实践纳入自杀预防计划的倡议（e.g., Masecar, 2006），为协作工作提供了可持续的模式。当然，我们需要做的不仅仅是注意，还包括通过表达欣赏、颁发荣誉的方式，来扩大和增强我们已经取得的进步。

我的丈夫给我讲了一个故事，这个故事与美国律师协会（American Bar Association, ABA）的委员会主席在筹款活动中发表的一次备受期待的演讲有关（A. Hill, 个人通信, 1998 年 11 月 5 日）。在晚餐及冗长的介绍之后，嘉宾来到了演讲台。他讲到，当有人做了一些对组织有帮助的事情时，要公开向他表示感谢和赞美，并送给他一个纪念匾，同时拍照留念。然后，他就坐了下来。在不到一分钟的时间里，他给了我们强有力的提醒，虽然人尽皆知但人们经常忘记做的事情。一些用心的努力能够得到感谢和赞美是多么重要啊！如此，善意、承诺以及合作所带来的变化必将接踵而至。

2000 年，加拿大自杀预防协会决定颁发年度媒体大奖，对那些负责任、符合伦理的自杀报道表示认可。协会董事会没有关注（许多）危险的、不准确的报道，也没有关注未能遵守媒体关于自杀报道的既定准则的报道（e.g., American Foundation for Suicide Prevention and Centers for Disease Control and Prevention, 2001; Canadian Association for Suicide Prevention, n.d.; World Health Organization, 2000），而是选择关注提供负责任、不耸人听闻的信息和预防教育的报道，并公开感谢这些负责任的记者。

茵素·金·伯格发现了很多表达赞美和颁发荣誉的方法。下面是一段伯格与尼克·特里安塔费卢（Nick Triantafillou）之间的线上对话，内容与如何处理下列情况有关：当事人是身处麻烦同时已接受各种帮助的青少年，哪怕他身上出现了非常明显、重大的积极变化，他的父母和（或）专业助人者也很难承认。茵素是这样回复的：

想想有多少人试图以自己的方式去帮助孩子……承认我们有很多事情都做不了，治疗或安置处理只不过是孩子生命中很小的一部分。父母的养育、爱和多年的努力才刚刚结出果实，我们只不过是提供了一个环境，使孩子身上那些好的影响和学习成果有机会得以展现……

与其他专业助人者合作，是一种值得尊敬的做法，他们需要知道，自己所做的什么……对孩子的成功有一定的作用。这是一种协同合作的立场……同时对孩子也有好处，这样一来，在我们淡出孩子的生活后，孩子还能继续与这些人保持积极的联系。（Triantafillou, n.d.）

有时，口头肯定其他助人者的贡献，会在合作对话中产生惊人的作用。用更具体的方式表达我们的欣赏，会进一步强化这样做的积极影响。就如同 ABA 委员会主席所说的，我们可以给对方一个纪念匾，也可以打印或手写一份证书。我们可以给与我们共事的助人者发电子邮件或写信，或向他们的督导、管理者表达我们的赞美。我们可以在早上喝咖啡、吃午餐、吃晚餐的时候奖励自己吃甜甜圈，以此来表扬自己所做的出色工作。我们不用等到特别的场合、项目结束或做年度回顾的时候才表达这种赞美。我们要在工作过程中表达小小的认可，总是肯定大家付出的努力，这才是团队合作的燃料。

关于见证和庆祝我们共同的进步的提问示例

- 我们这周做了什么？……这个月呢？……这个季度呢？……今年呢？

· 我们收到当事人的哪些反馈，让我们知道自己正在做正确的事情？还有什么？

· 我们每个人做出了怎样的贡献？我们每个人还做了什么使情况有所不同？

· 我们的努力带来了哪些变化？这又会带来什么样的变化？

· 对于我们在这里所做的工作，其他人应该知道些什么？我们会如何让他们知道？

· 我们该如何庆祝获得的成就？谁的贡献应该最先被肯定？用什么样的方式向那个人表达感谢会比较有意义？

· 我们该如何庆祝我们的团队合作？

积极的可能性

我们所有人都需要"前行的勇气"。有效的团队合作，尤其是在受到认可和赞扬时，就会激发这种勇气。

关于积极可能性的提问示例

· 我们接下来要做什么？

· 我们如何使用已经形成的团队工作模式？

· 我怎样才能支持你们机构的工作?

· 当事人看到什么,可以让他们知道我们正在进行很好的团队合作?

· 首先需要做什么? 我们谁能做到?

· A 部分由谁牵头? B 部分呢? 其他人又该如何提供支持?

· 对于我们这次可以如何互相支持,我们从过去的经验中可以学到什么?

· 到目前为止,在我们所做的工作基础之上,我们该如何继续做下去?

· 我们一起做些什么,会对当事人最有益? 我们该如何做得更多?

· 假设当事人知道我们是如何合作的,他们会向我们建议些什么? 如果某些做法确实有效,为了让我们继续做下去,他们会说些什么? 他们会建议我们做些什么改变?

· 我们可以如何直接询问当事人?

小 结

治疗过程的一部分内容,就是告诉迷惘、受伤和害怕的人,建立在相互尊重和关心基础之上的关系是**可能存在的**。(Ross,1996,p. 147,强调为原注)

你得让人们切身感受到现实生活中基于相互尊重的人际关系，而不是口头说说而已 …… 治疗中不应该只有治疗师，还应该有一大**群**人参与。（Ross，1996，p. 150，强调为原注）

问题：我们该如何称呼这样一个，甚至是一群非自然系统？其中，成员们有着共同的目标，在共同的项目中工作，认可彼此的价值观，尊重彼此。

回答：社区。

第 12 章 · Chapter 12

社区协作

Teamwork in Communities

大多数自杀预防工作都必须在社会层面展开,在这个层面上,人际关系能赋予公共政策更多的活力。(David Satcher,2001,p. 2)

在作为加拿大自杀预防协会成员的这段时间里,我意识到,我们全都可以做一些力所能及的事情来帮助别人。(Helen,一位来自加拿大西北地区图克托亚图克的老人、自杀幸存者,在加拿大自杀预防协会全体会议上的发言,多伦多,2006 年 10 月 27 日)

加拿大自杀预防协会的前任主席,一位不知疲倦的自杀预防事业倡导者戴维·马赛卡(David Masecar)讲了一个令人心碎的故事:在加拿大安大略地区北部,有一个偏远的原住民社区,在两年时间内,这个社区共有 18 人自杀身亡,其中大部分是十几岁的少女(1998;个人通信,1997 年 10 月 29

日）。整个社区的居民都因为这一系列的创伤性事件而深受打击，而当地在自杀预防方面所做出的努力，在不断发生的悲剧面前显得无济于事。大部分自杀的年轻人采取的方式是（我很抱歉接下去要给各位描述一些具体的细节，但这是必要的，当然您也可以选择跳过这一段，直接阅读后面的内容）在脖子上系一条绳子，把绳子的另一头系在衣橱的挂钩上，然后身体向前倒伏。然而，"有一位危机防治工作人员建议 …… 安装 …… 脱离式衣橱挂钩"（Masecar，1998，p. 251）。于是一群当地人拿出了工具箱，挨家挨户地安装这种脱离式衣橱挂钩，这种挂钩足以承受衣服的重量，但无法承受人体的重量，所以会在承重量过大时脱落。

　　这个故事中有很多让我惊讶的地方。一方面是这些人的勇气和决心，他们克服悲痛、创伤和令人窒息的无助氛围，做了一些力所能及的事情来保护他们的家人和邻居的家人；另一方面是那位把目光放在可行对策上、独具慧眼的危机防治工作人员。同时，我也深刻意识到，他们的努力说明人人都可以在自杀预防工作中做出贡献："预防自杀是每个人的事。"（Ontario Suicide Prevention Network，2005）

　　我的同事佩吉·奥斯汀（Peggy Austen）做过一次演讲，演讲题目为"我们必须通过'烘焙义卖'来预防自杀吗？"（Austen，2000）。这是一次对在更大范围内进行自杀预防工作的激情洋溢的呼吁。我同意佩吉的观点。自杀预防需要重新定位，需要各级政府合理规划并给予财政上的支持。我认为对佩吉提出的问题，答案应该是肯定的。我希望每个烤制饼干、织袜子、穿 T 恤或参加游泳马拉松的人都知道，他们也可以做一些事情来预防自杀。我认为，当有一天身边的老人都开始为预防自杀而烤制饼干时，那种阻碍更多人行动起来做出改变的所谓"无助"氛围，一定会随之消散，整个社区安全网也会变得无比强大。

　　那么，这些和与自杀有关的焦点解决取向对话之间到底有什么关系呢？

对系统资源的利用是一种有效工具。像我这样的临床医生很容易过度关注个人和家庭的情况，从而忽视了社区资源或社区的参与，这些也有可能给事人带来影响。然而现实是，需要帮助的可能不仅仅是这些个体或家庭："当绝望情绪存在于整个社会时，……针对个人的解决方法可能是远远不够的。"（Kirmayer, Fletcher, & Boothroyd, 1998, p. 207）为了拓展我的思路，我试着关注那些可以说明社区参与能带来积极影响的故事、研究及个人经历。我希望能在社区层面上做充分的思考。随着研究的不断深入，我发现其实有很多类似"脱离式衣橱挂钩"的成功事例存在。这些事例中，人们尊重当地的专业人员，利用已有资源，设定建构性目标，采取一小步行动，然后在有效的事情的基础上继续推进。下面是一系列不同的（我希望是启发性的）例子，说明社区资源对处于危险中的个人、家庭，甚至整个社区都产生了影响。其中几个例子来自原住民或因纽特人社区。在这些社区中，整个社区因素和应对措施的作用似乎都得到了更好的理解和利用。这些社区居民对这种关系更密切的世界观的应用（Cross, 1998; Ross, 1992, 1996）给其他社区提供了重要的参考。

注意例外

智慧产生于社区。（Kral, 2003, p. 4）

非常不幸的是，在北美的原住民和因纽特人[1]社区中，自杀现象相对普遍（Advisory Group on Suicide Prevention, 2003; Lester, 2000; May, 2003; Royal

---

[1] 在对群体的描述上，我有意使用在我生活和工作的地方看来是尊重、得体的词。我知道，在不同时期和不同地方，不同的人可能会偏好使用其他说法，对此还望读者朋友们多多包涵。——原注

Commission on Aboriginal Peoples, 1995）。有人认为不断攀升的自杀率是文化融合的历史产物，是传统文化知识与实践丧失的结果（Conners, 1996），更有甚者称之为"文化大屠杀"的恶果（Sinclair, 1998, p. 167）。尽管大多数人，尤其是因纽特人，认为自杀是一种传统的死亡方式，然而自杀本身，尤其是现在严重的青少年自杀现象，从来都不是一件寻常的事情（Kirmayer et al., 1998）。自杀率不光在不同的族群或语言区中有高有低，在不同的社区中也是不一样的（Lester, 2000; Chandler & Lalonde, 1998）。不列颠哥伦比亚省的两位社会学家迈克尔·钱德勒（Michael Chandler）和查尔斯·拉隆德（Charles Lalonde）注意到了该省原住民社区之间存在着青少年自杀率的不同，他们提出了一个非常好的问题："许多没有青少年自杀现象的社区究竟

无青少年自杀现象的原住民社区不同于高青少年自杀率的原住民社区的因素

· 确保传统土地的所有权（已取得或尝试取得）。

· 实现一定程度的自治。

· 对教育有一定的影响。

· 对医疗卫生有一定的影响。

· 对警方和消防服务有一定的影响。

· 建立公共的"文化设施"，以保护和丰富原住民的文化生活和遗产。

（改编自 Chandler & Lalonde, 1998）

与其他社区有什么不同?"他们的研究(Chandler & Lalonde, 1998, 2000)着重
关注那些自杀率较高和自杀率为零的社区之间的潜在差异。他们归纳出了
影响自杀率的六个独特因素。

他们的研究显示,拥有上述六个因素的社区在五年的调查时间内**没有
报告任何青少年自杀现象**。不完全具备这六个因素的社区相应的自杀率就
会较高。

钱德勒和拉隆德(1998, 2000)用**文化连续性**(cultural continuity)的理论
框架来解释他们的发现。他们认为,如果一个青少年正在成长,正在形成身
份认同的过程中挣扎,那么文化连续性能给他们提供一种稳定的连接感和
持久感,这种感受与个人的未来联系在一起。他们的研究为观察以社区为
基础的干预措施在原住民社区中的重要性提供了实证支持(e.g., Connors,
1996; Levy & Fletcher, 1998; Mussell, 1997; Ross, 1992, 1996),同时也为
朝向系统性、以社区健康为基础的自杀预防倡议的持续努力提供了支持
(Dechant, 2005; Idlout & Kral, 2005; Wieman, 2006; White & Jodoin, 2004)。
这一方向转变的一个明显标志就是努纳武特的"预防自杀"联盟,该联盟目
前已更名为"拥抱生命委员会"(Levy et al., 2005)。

尽管关于社区因素的研究有限,但有证据表明,社区力量的保护作用
不只出现在原住民或青少年群体中。比如,罗得岛州一项针对试图自杀的
青少年的研究表明,在抑郁症和社会经济地位两个因素都得到控制的情况
下,那些生活在社会网络关系较紧密的社区里的人要比那些生活在社会
网络关系较疏远的社区里的人更不容易感到绝望(Perez-Smith, Spirito, &
Boergers, 2002)。不管在压力管理和自尊方面有没有改善,仅仅是有社区
支持系统,有时都可以减少人们自杀意念的产生(de Man, 1991, reviewed in
Breton et al., 1998)。在处在自杀风险中的当事人认为自己的人际关系良好
时,社区支持最有可能起到帮助作用(Spiece, Duberstein, Conner, Eberly, &

Conwell, 2004)。我想知道在莫托的明信片研究中(Motto & Bostrom, 2001),给患者送明信片这种小却有效的干预在多大程度上为患者提供了一种与医院社区的连接感。**社会融合**(social integration)(相对于**社会分裂**, social fragmentation)和低自杀率密切相关(Congdon, 1996)。社区凝聚力能保护移民群体不自杀(Trovato, 1998)。"种族密度"(ethnic density)是一种环境保护性因素(Neeleman, Wilson-Jones, & Wessely, 2001),也就是说,当一个少数民族群体的成员生活在较大的地方族裔社区,而不是较小的地方族裔社区时,他们尝试自杀或自杀死亡的可能性会更小。约翰斯顿(Johnston)、库珀(Cooper)和卡普尔(Kapur)(2006)最近提出,**社会资本**(social capital)的概念可能可以用来衡量一个地区所拥有的针对自我伤害的保护性因素的区域特性。(社会资本是一个综合指数,包括对外貌特征,家庭、工作和娱乐环境,公共服务,社会文化特征和地区形象的评级。)

利用社区资源的实例

戴维·马赛卡的另一个故事(个人通信, 1999 年 11 月 12 日)与一个工业小镇的大规模裁员事件有关。在短时间内,当地的医疗机构、社会服务团体和警员注意到个人及家庭问题不断增多,其中包括威胁自杀和尝试自杀。针对这一现象,政府采取了及时的保护措施。其中一项就是在当地的学校开展志愿服务项目,让失业的家长为学生提供各种项目活动,包括各类教学、教练和辅导,如篮球、雪地车维修。这可能不是一个完美或放诸四海而皆准的解决办法。但是这的确为失业者提供了新的关注点,让他们产生一种目标感、成就感和连接感。这些都能用来对抗消极念头,尤其是自杀念头。

在美国新墨西哥州,保留地年轻人的自杀死亡率高得令人担忧,大多数适用于非原住民社区的自杀防治方法和项目都没能起到好的效果,甚至出现当事人不愿意接受救助的现象。然而,"旱谷疗法"(arroyo therapy)带来了一些积极成果。"旱谷疗法"就是**字面上的意思**,即与保留地的年轻人在他们所在的地方一起工作,也就是在旱谷中,这些旱谷由河流冲涮形成,如今河流干涸,旱谷成了年轻人外出聚会的隐秘去处(May, 2003)。

律师死于自杀的可能性是普通人群的六倍(Hill, 2000)。安大略律师援助计划(Ontario Bar Assistance Program)为法律专业人员提供心理健康和成瘾问题方面的帮助,该计划包含一套创新的同伴志愿辅导方案(Hill, 2000)。例如,一位因抑郁而自杀未遂中断工作的律师,可以与另一位律师结对。后者会在前者重拾工作的过程中及时提供建议、信息和支持;帮助前者向同事、客户和法院解释其暂时无法工作的原因;帮助前者逐步开始法律工作等。只要有可能,从事志愿工作的律师最好是有过类似经历,且重新开始生活和工作的人。对一个脆弱、想重新融入专业群体的人来说,这类帮助的价值是无可估量的。

也许,关于如何利用社区资源最典型的例子是"自然帮助者"或"社区帮助者"计划(Austen, 2003; Dunne-Maxim, 2000; May, Serna, Hurt, & DeBruyn, 2005)。这类计划基于社会计量学的发现,即在大多数社区中(包括邻里、学校、工作场所),总有一小部分人被大部分其他人认为是在自己陷入困境或痛苦时可以倾诉的对象。这一小部分人往往不具备专业知识,也不是志愿者。他们可能是当地咖啡馆的服务员、学校门口的交通协管员、公交车司机、老师,或仅仅是住在对门的邻居。"自然帮助者"计划就是找到这样的人,然后给予他们:第一,认可和欣赏;第二,信息、培训和专业支持。这样,这些人就能继续以更有效的方式为周围的人提供帮助了。

该计划成为能力建设的关键方法,因为它突出了社区现有的优势,而不是缺失的东西。**"社区帮助者"计划**并不是**培养**新的志愿者来为年轻人提供服务,而是找到一种方法来**发现**社区成员中的"自然帮助者"。在年轻人遇到心理健康问题时,这些人已经和他们有了联系。杯子里不光已经有了半杯水,社区中还有很多人能帮忙把杯子里的水加满(Austen,2003,p. 22)。

当事人构筑社区,社区支持当事人

我曾经认为,对治疗师来说,工作中和社区有关的就是协助当事人发现、深挖、联系和利用可能对他们有所帮助的社区资源。而现在我却认为这种方法是很狭隘的,因为它只利用了社区和个人之间复杂互动过程的一个方面,而这一互动过程对双方来说本来就是具有建设性和可持续性意义的。社区为其成员提供资源时,自身也在发展;而成员在互动中构筑了社区,在他们"回馈"社区时,他们支持的资源,反过来也支持着他们。我想到那些无家可归的流浪汉还在食物救济站做义工,他们不仅收获了社会交往、个人自豪感和满足感,还收获了一种参与重要工作的归属感以及**活下去的理由**。我想到了(从伊冯娜·多兰那里学到的)一种做法,即如果当事人无法支付治疗费用,那么可以请他们花时间去做社会服务以换取治疗。在这种交换中,当事人看到了自己能为这个社区提供的东西,他们能有所作为,能参与到一些更具影响力的事情中去(Duvall & Rockman,1996)。

然而,我想到最多的还是詹姆斯。

詹姆斯的事例

"我们都在为进步而努力 …… 我们丰富了自己对于人类生存方式多样性的理解。"(Feinberg,1998,pp. 1-5)

詹姆斯出生时叫吉尔,她是一个移民家庭中最小的孩子。吉尔从小就把自己当成一个男孩子。当我们见面时,她已经 40 岁了,已婚,并且是四个青少年的妈妈。在见我之前,她刚刚和她的家庭医生聊过,家庭医生给了她极大的支持和同情,这为她提供了她所需要的安全感。在我们的谈话中,吉尔一直纠结于基本的身份问题:我究竟是男人还是女人?还是一个自认为是男人的女人?我该穿什么样的衣服?我该怎么称呼自己?我该和谁倾诉?**有没有一个专门的词语来描述我这样的人?**她不认识任何变性人,甚至从未听说过这个词。在过去的三十年里,她一直认为自己疯了,并感到极度绝望。在被转介到一家性别鉴定诊所后,她被诊断患有性别焦虑障碍及性别认知障碍,但她没有做相关的咨询,也没有被随访,因为她对全面性别重置手术(也被称为"性别肯定手术",这个称呼或许更合适)不感兴趣。相反,她只是渴望像男人一样过安静的独身生活。尽管在离吉尔家不远的大城市里就有许多充满活力的变性人社区,但她却生活在城郊,拿着非常微薄的工资,没有互联网,也不开车。她无法得到任何正式或非正式的针对女性转男性变性人(female-to-male,FTM)的服务或支持。

最终,吉尔决定在一部分人面前做回她自己,或者应该说"他"自己 —— 詹姆斯,虽然在大部分的时间里,他还是吉尔。他穿男人的衣服,剪短发,放弃任何"女性气质"的伪装,这些做法帮他达成了艰难的自我和解。这是詹姆斯能找到的最好的解决办法,他试图在以下几方面达成平衡:自己的渴望、不断浮现的关于他是男人的自我意识、对孩子的强烈责任感,以及他的婚姻(他很看重婚姻中的忠诚和情义)。

公众和大多数现有的文献都简单地认为,跨性别意味着变性,这些人有一个统一的目标,就是从他们的"原始"性别转变为相反的性别:女变男或男变女。但事实上,很多人像詹姆斯一样,因自身的原因,介于两者之间。有些人是因为要兼顾个人的欲望和现实的可行性;有些人认为这是向更复杂的改变发展的中转站；有些人则认为这种交织在一起的身份更符合他们对自己的认知。对这一群体进行调查的研究人员提出，在限制任何一种先入为主的观念的情况下，对于性别的理解应是持续性的，而非绝对的，或可称为"性别融合"，并将其作为适当的模型（e.g., Denny, 2004; Ekins & King, 1997; Eyler & Wright, 1997; Lewins, 1995）。对大多数具有"性别差异"身份的人来说，无论他们在自我表达方面做出何种艰难选择，都会给社会带来挑战。

毫无疑问，拥有性别是一种特权。只要去问问那些没有性别、没有说明性别或者无法说明性别的人就知道了。当你有性别或感觉拥有一种性别的时候，你走在街上不会被人取笑，不会被人欺负。你知道该用哪个洗手间，并且当你使用的时候，别人不会投来怪异的目光。你知道在填写表格时性别那一栏该怎么写。你知道该穿什么衣服。你有自己的英雄和榜样。你是有过去的。（Bornstein, 1994, p. 127）

而且你会拥有自己的社群。事实上，大多数以社会期望的方式确定性别的人都会拥有很多社群。在这些群体中，他们感受到归属感和舒适。对许多变性人来说，缺少或者失去社群是一个紧迫的问题。正因为如此，纽约同性恋社区服务中心性别认同项目的治疗计划围绕社区赋能展开（Warren, Blumenstein, & Walker, 1998）。

詹姆斯一生都很少有归属感或融入感，他很少有成为一个群体的一部分的经历。当他承认了自己的性别角色后，想要证明自己不是孤身一人的欲望就愈发强烈了。当时，他参加了一个当地的女同性恋互助会。他每次去单程都需要花上一个半小时的时间，要转三辆公交车。在这个群体中，大家都感受到自己与他人不同，都感受到"出柜"（承认自己的性取向）带来的恐惧和失望，这些詹姆斯都能感同身受。除此之外，他与生俱来的善良和幽默感，能让他与其他群体成员产生连接。后来，这个互助会因为他的到来，把名字改为了"女同性恋、双性恋、跨性别者互助会"。

尽管詹姆斯没有受过很多教育，但他仍是一个酷爱阅读的人。他如饥似渴地寻找各种和跨性别者或变性人有关的书籍和文章，尤其是那些能和他的个人生活或周边社会环境联系上的内容。他也关注新闻报道。当他看到对跨性别者的报道是充满理解和同情的，积极或中肯的时候，或者当他看到"好消息"时，比如有关政府批准变性治疗预算、学校接受跨性别学生入学的报道，他都会开心庆祝。

这些碎片化的联系是詹姆斯作为一名跨性别成年人获得社会归属感的唯一途径。正是在这种背景下，我们决定合作，为一场专业会议准备一篇论文。我们这次合作的催化剂是一次意外的发现。我在纽芬兰的一个渔村的旧货甩卖会上偶然发现了一本绝版的跨性别人图书，我一直在试图订购这本书，但都没有成功。最后，当我把书带回来，并告诉詹姆斯我在哪里购得时，他当时的反应和我的一样：在那样一个偏远的小地方，谁会愿意读一本关于"gender outlaw"[1]的书呢？如果这个人遇到与詹姆斯类似的问题，他将如何独自应对？那个不知名的纽芬兰人会得到什么样的支持和理解？詹姆斯知道我有时会出席一些自杀预防会议，有时甚至会因此临时调整我们的看诊时间。于是，他问我在精神健康领域是否有人关注跨性别议题。我告诉他，关于这方面的研究寥寥无几。他坚持道："回想一下我们看到过的统计数据、跨性别者面临的困难以及自杀行为（Cole, O'Boyle, Emory, & Meyyer, 1997；Harry, 1994；Lev, 2004；Ramsay, 1996），难道那些专业从业者在他们的职业生涯里就没有遇到过像我这样的人吗？"我承认的确有过。"那么他们

---

[1] 凯特·伯恩斯坦（Kate Bornstein）有一本同名著作 *Gender Outlaw : On Men, Women, and the Rest of Us*，该书中文版为《性别是条毛毛虫》，书中对传统的性别观念进行了深入探讨。

不是应该做更好的准备吗?""是的,他们确实应该。""你已经做过这类演讲
了,还有谁比你更合适做这些事呢?""嗯 …… 那你和我,一起。"

我整理了一些关于变性是什么以及变性意味着什么的信息,詹姆斯
仔细审阅了这些信息并给出了建议,尤其是在用语上。(事实上,他给出了
很多关于用语的建议,以至于我们决定附上一份单独的词汇表。)我们试
图向咨询师们传达一种"积极转变"(trans-positive)或"肯定转变"(trans-
affirmative)的倾向(Carroll, Gilroy, & Ryan, 2002)。我收集的资料的核心内
容是詹姆斯写的一封信,信中包含他的经历以及到目前为止,他觉得对他来
说有帮助的事。

来自"詹姆斯"的公开信

我是一个患有性别认同障碍(gender identity disorder, GID)的
人。我是一个跨性别者(一个认为自己进错了身体的人),而不是
一个异装癖者(一个喜欢穿异性服装的人)或者一个变性人(一个
已经做了变性手术的人)。

做一个跨性别者其实很难。你认为只有你是这样的,你也相
信你不正常,但什么是正常?正常对不同的人意味着不同的东西。
有时候,你会因为你与众不同而想要去死。作为跨性别者,有时是
很孤独的。我成功地找到了一个针对女性同性恋者的互助团体,
她们愿意接受我的真实身份。这个团体后来改名为"女同性恋、双
性恋、跨性别者互助会"。你真的需要一个互助团体,在那里你可
以畅所欲言,说出你的真实感受。

有时候,我会因为对自己的身份感到沮丧而想要自杀。你还
会认为人们在看你,即使他们并没有。你必须先向自己坦白,然后

才能向别人坦白。对此，你可能只有10%的舒适程度，但这是有帮助的。仔细选择要与谁交往，告诉他们真相，给他们提问的机会，无论问题是什么，都要回答他们。但我仍然不能对我的母亲或妹妹说出真相，因为他们会对此感到不舒服。

确保你有一位好医生可以帮助你。就我而言，我很幸运有两位非常支持我的好医生。朋友可能会因为无法接受你的真实身份而抛弃你。这令人很痛苦，但如果他们不理解你或不想理解你，那他们就不是你真正的朋友。你自己的舒适程度可能会有所不同，有时候，做自己比做"其他人"要更舒服。但要记住，除了你自己，你不用对任何人负责。

后来的一场研讨会和几次汇报都以这份包含詹姆斯的信的资料为基础而展开（e.g., Fiske & "James", 2002, 2003）。由于詹姆斯无法出席活动，他并不能在第一时间听到大家对他的赞美，看到他所做的事情带来的影响，我经常会准备一些纸，上面写着"给詹姆斯的反馈"，邀请参会者给詹姆斯留言，告诉詹姆斯他的资料对他们来说是多么有帮助。这些反馈措辞不一，但是无一例外都表达了赞赏和感谢之情。有些人是这样写的：

·感谢你同我们分享了你的故事。你乐意讲述你的感受和经历是一件很好的事情。我们从你这里得到了最直接的信息，从而避免了臆测和假设，这非常重要。你的勇气和无私是难能可贵的！

·太感谢你了！感谢你为这次汇报所做的努力，祝福你自己的转变，祝福你的勇气。

·我的爱人也是女性转男性。祝你在未来的生活中得到更多的支持。

·我和我的项目成员从你这里收获了很多。我欣赏并珍视你的勇气。对于我而言,我有了更多的理解和共情,恐惧变少了。

·谢谢你的坦诚。

·感谢你将这一切说出来,帮助人们理解你的经历,也让我们的临床实践更加丰富。

这些反馈,詹姆斯读了又读。这些反馈并不能为他创造一个社群,但是它们的确加快了原本非常缓慢的"归属感"培养过程。同时,这些反馈也让他感受到了一种"我所说的是很有价值的"满足感,他明白了他的经历对别人来说是有意义的。可能在一个偏远的小地方,正有一个跨性别的年轻人鼓起勇气想和心理医生谈论这个问题。而这位医生在听到了詹姆斯的故事后,也正好做好了帮助这个年轻人的准备。

小结:经验之声

在因纽特人的名字中,"Kamatsiaqtut"的意思是"关心他人的有思想的人"。(Levy & Fletcher,1998,p. 355)

巴芬危机热线(Baffin Crisis Line),也叫"Kamatsiaqtut",有三种服务语言(英语、法语、因纽特语)。它的建立、发展、延续和影响背后有着一个人们决心面对有限资源和极大挑战的迷人故事。这是一个100%由志愿者组成,以社区为基础的项目,它广泛服务于努纳武特和努纳维克(魁北克北极圈地区)区域内所有处于抑郁中的人。目前,这个热线已经成为类似求助热线的项目典范。在 1998 年的一篇文章中,该热线的两位创始人希拉·利维(Sheila Levy)和埃罗尔·弗莱彻(Errol Fletcher)分享了他们来之不易的经验智慧:

> "Kamatsiaqtut"的模式是"助人自助"……
>
> 主人翁精神、控制感、责任感是我们的主旨和前进的动力……
>
> 相信"人具有改变的能力"是至关重要的……
>
> 人与人、家庭与家庭、团队与团队、社群与社群之间,要相互依靠,而不是相互依赖。我们的工作目标是帮助别人,而不是拯救别人。一个项目要发挥作用,就必须让其服务的对象都参与进来……
>
> 计划时,不要太关注什么行不通,而是要找到什么行得通,即便只有一部分行得通。把这些要素都纳入规划和安排……(pp. 358-363)

第13章·Chapter 13

幸存者的智慧：发挥影响力

Survivor Wisdom: News of a Difference

补救措施是为了预防下一个十年或下一代人发生同样的问题。
（Shneidman, 1973, p. 41）

每一个故事都是关于死亡的。但是，如果我们幸运的话，关于死亡的故
事也都可能是关于爱的故事。（Humphreys, 2002, p. 50）

我想，悲伤也是爱，流连于过去某个瞬间的爱。（Humphreys, 2002, p. 50）

戴维·萨彻（David Satcher）是我心目中的英雄之一。他可能也是很多
人心目中的英雄。他是一个身着制服、高大、英俊、声音低沉的男人。在取
得了卓越的事业成就后，他成为美国第十六任卫生署署长。作为世界公共
卫生方面最有权威的人物之一，他表示，自杀是一个公共卫生问题，因此他
会运用公共卫生资源进行自杀防治工作。美国国家自杀防治策略和配套指

南及资源就是在戴维的直接倡导下组织起来的。这些都是戴维·萨彻成为英雄的原因。但是他之所以成为我心目中的英雄,是因为他的**倾听**方式。

主要是因为他倾听了来自乔治亚州玛丽埃塔的格里·韦罗克(Gerry Weyrauch)和埃尔西·韦罗克(Elsie Weyrauch)的声音。1987 年,韦罗克夫妇 34 岁的大女儿,身为外科医生的特丽(Teri)自杀身亡。在巨大的悲痛之余,韦罗克夫妇决定成立一个社团,专门组织那些自杀幸存者一起游说政府在自杀防治上做出更大努力。韦罗克夫妇创建了自杀防治行动网(Suicide Prevention Action Network,SPAN)。他们寄信和请愿书给众议员,并出席上百次不同的会议,鼓励其他人也这么做。他们通过出售购物袋、汽车贴纸,赠送钢笔来支持、宣传自杀防治工作。只要有时间,他们就会举着标语牌在白宫前请愿。大概是在 1998 年,我和他们一起在雨中请愿过一次。这种尝试看上去可能微不足道,但它对我们的意义可能要比对白宫里的那些人的意义大得多。

在自杀防治行动网成立超过十年,韦罗克夫妇寄出了 575000 封信后,一天,一位高个子的穿着制服的英俊男子从白宫里出来。当他看到韦罗克夫妇及其朋友们非常有耐心地站在那里,手举标语牌时,他停了下来,问道:"你们是什么人? 你们想表达什么诉求?"然后静静地倾听。

事实上,我并不确定这一切是怎么发生的。尽管我可以很清楚地描述这个场景,但事实上,好像是戴维的助理打电话到玛丽埃塔,安排了一次会面。不过,韦罗克夫妇的确寄出了那么多封信。戴维不仅仔细倾听了事情的发展经过,还采取了后续的行动。韦罗克夫妇的先见之明、不屈不挠的精神和不懈的努力都被证明是有效的。在支持韦罗克夫妇的过程中,不少自杀幸存者走出了丧亲之痛;在他们的帮助下,韦罗克夫妇也走出了丧亲之痛。

戴维·萨彻并不是这个故事里唯一的英雄。

　　在自杀防治领域里，**幸存者**这个词让人很头疼。从字面上理解，这个词好像是指那些曾经尝试自杀但最终活下来的人，但它实际上是指那些从亲友自杀的阴影中走出来的人。作为一个非常习惯于分析语法的书呆子（我其实是一个喜欢研究语言的书虫），我能理解人们对这个充满歧义的词的抱怨。然而，我觉得**幸存者**是个非常有力量的词，不能被轻易替代。一提到它，我就想到韦罗克夫妇，想到了爱和信念的力量。

　　我想到了邦妮·鲍尔（Bonny Ball）在加拿大自杀预防协会的年会上所做的关于"幸存者发挥影响力或幸存者的成功故事"的演讲（e.g., Ball, 2003b, 2005a）。她介绍了一个个自杀幸存者劫后重生的故事，讲述了那些幸存者在经历了生离死别的痛苦后，如何将自己的艰难经历转化为研究、教育和社会资源，并无私地奉献给社会的故事。我想起了安妮·埃德蒙兹（Anne Edmunds）。在1982年她27岁的儿子理查德（Richard）死于自杀后，安妮借助自己卓越的口才，做了很多积极的事。她通过写作和演讲的方式不断讲述她的经历（e.g., Edmunds, 1998）；她受训成为幸存者互助会的负责人；因为她当过老师，她又运用自己的教育经验，培养出了更多北美地区其他互助会的负责人（e.g., Edmunds, 1994, 2000）。还有她的丈夫休·埃德蒙兹（Hugh Edmunds），他一直默默支持妻子的事业。2003年，他加入了一个在加拿大伊卡卢伊特的互助会，直到那时他才敞开心扉，讲述他作为男人内心的伤痛，以及他是如何找到活下去的希望的（Fiske, Ball, Edmunds, & Hill, 2003; Edmunds, 2006）。我想到了像约翰·麦金托什（John McIntosh）和弗兰克·坎贝尔（Frank Campbell）那样忘我工作的专家们，他们让我们看到了身为治疗师在遭遇亲友自杀时，积极寻找帮助和支持的重要性（Hill, Fox, Campbell, & Fiske, 2004; McIntosh, Allbright, & Jones, 2002）。我还想到了巴吞鲁日危机干预中心（Baton Rouge Crisis Intervention Center）的积极补救计划。他们把自杀幸存者训练成志愿者，然后让他们和专家、急救人员一起工作。当发生自杀事件时,他们第一时间赶到现场,给幸存者提供支持性的延伸服务。这样做既延续了进一步帮助的可能,又同时让幸存者看到了"希望"(Campbell, Cataldie, McIntosh, & Millet, 2004, p. 30)。

我回想起成百上千的互助会、宣传简报、会议,这些全都在向幸存者传递一个信息:你们并不孤单。我想到了在我的婆婆弗朗西丝·希尔(Frances Hill)自杀后,我的丈夫阿德里安(Adrian)和全家所感受到的其他幸存者家庭传递的爱、接纳和支持。我想到了在每一次自杀防治会议上都能看到的一幕:一些有经验的幸存者通过简单的安慰或讲述自己的经历,试图告诉那些刚刚失去亲人的幸存者,生活中还有很多值得珍惜的东西,人生道路仍值得走下去。

邦妮·鲍尔21岁的儿子里德(Reid)在1994年自杀了。邦妮成为自杀幸存者事业的热情拥护者。她努力向公众宣传,试图消除外界对幸存者的误解,加强研究者、治疗师和幸存者之间的有效合作(e.g., Ambrose, Ball, & Fiske, 2001; Ball, 2005b; Ball & White, 2005)。她表示,她从事的这些活动对她自己的疗愈也起到了很大的帮助作用。但是她也承认,不是所有的自杀幸存者都愿意或需要加入自杀防治提倡行动。疗愈的道路其实多种多样。在一封写给刚刚经历丧亲之痛的幸存者的邮件中,邦妮提到:

> 自杀防治的第一步其实是照顾好你自己。从统计学的角度来说,比起常人,像你和我这样的自杀幸存者更可能选择自杀或精神崩溃。好消息是,如果方法得当,我们可以通过自己的努力让丧亲之痛转变为其他力量。虽然失去所爱之人这件事情是无法改变的,但是我们中的大多数人还是能慢慢找到生命中的新意义或者解决一些长期盘桓的困扰。这是一件很神奇的事情。(Ball, 2003a)

就像那些经历极大困难或极端痛苦的人一样（Nolen-Hoeksma, 2000；Tedeschi, Park, & Calhoun, 1998；Weisel, 1958/2006），幸存者最终也是可以获得成长的（Ball, 2005a）。

你想帮那些自杀身亡者的亲友找到一条希望之路吗？那就和自杀幸存者好好交流一下。我们是一群坚忍且富有同理心的人，我们会将自己关于希望和坚忍的领悟等这一路上学到的智慧传递给大家。（Carla Fine，丈夫自杀身亡的幸存者，in Myers & Fine, 2006, p. 180）

挑　战

我们不能假装知道什么议题对特定的当事人是最关键的，我们只能通过最困难的方法 —— 聆听来寻找答案。（Butler & Powers, 1996, p. 246）

原始的、痛彻心扉的丧亲之痛是很多人共有的经历，当然也有可能是完全个人化的经历。助人者遇到的第一个困难就是过度共情，即难以承受当事人的痛苦、忧伤等情绪反应。第二个困难就是找到保持希望的方法。在这一方面，具备一些有关自杀幸存者在经历巨大创伤后重新站起来的个人或者专业经验就显得弥足珍贵了。不过，我在日常工作中遇到的最常见挑战是**知识**。这里有两方面的知识。一方面，我们需要放下已有的或者想象中的自杀幸存者的经历，而去关注个体特有的情况。我听很多自杀幸存者说过，他们希望他人，尽管是出于好意，不要为他们的悲痛之情预设一个解决方案或时间期限。有些幸存者承受了额外的心理负担，比如被告知他们目前表达悲痛的方式不对：倾诉太多或倾诉太少；"整整"一年"还未"走出悲伤或"仅仅"一年"就"走出了悲伤。这些反而加剧了幸存者的挫败感。另一方面，幸存者希望助人者了解什么是自杀导致的丧亲之痛，知道为什么这和其他形式的丧亲之痛不一样（Grad, Clark, Dyregrov, & Andriessen, 2004）。熟悉一些专业资料和个人情况，能帮助我们更好地了解幸存者的感受和经历，例如有的幸存者一开始会被警方视为谋杀嫌疑人。同时，这也让我们避免根据不准确或扭曲的信息做出假设。

　　自杀补救一直是一个被忽视的领域（Clark, 2001; Jordan & McMenamy, 2004），它被称为"预防的可怜表亲"（Grad et al., 2004, p. 134）。大部分现有的研究都尝试结合 DSM 诊断去定义"幸存者综合征"（McIntosh, 1997, p. 48）。自杀而亡的突发性、不可预见性和暴力性都被视作它给自杀幸存者造成复杂的伤痛感的原因（de Groot, de Keijser, & Neeleman, 2006; Letofsky, 1998; Mitchell, Kim, Prigerson, & Mortimer-Stephens, 2004, Mitchell, Kim, Prigerson, & Mortimer, 2005; Rando, 1996）。这种复杂的伤痛感反过来也会成为自杀的先兆。幸存者往往会有激烈的情感反应，并且对创伤后压力非常敏感，特别是当他们见到死者的遗体时，这种反应尤为强烈（Brent, Poling, McKain, & Slaughter, 1993; Callahan, 1997; Rando, 1996）。有一些评论家（e.g., Ellenbogen & Gratton, 2001）总结，有证据证明自杀丧亲者和非自杀丧亲者不同，不过这类证据非常有限。但是其他评论家（e.g., Jordan, 2001）在研究了同样的资料后，定性、定量地归纳了两者在悲痛过程和内容、社会环境影响、家庭系统影响等方面的不同。克拉克（Clark）和戈德尼（Goldney）（2000）提出，即使是"严格的比较研究"也未能证明自杀丧亲之痛比其他丧亲之痛更难克服，"但是相较于非自杀丧亲者"，自杀丧亲者要应付"更困难的情绪问题"（p. 481）。尽管有上述这些研究，自杀幸存者治疗干预方面的文献实在稀少（Clark, 2001; Jordan & McMenamy, 2004）。我们不知道哪些方法是一定有效的，也不清楚某一组治疗模式是否会导致男性受访者**出现更多创伤后压力症状**。

根据治疗师的系统观察（e.g., Clark & Goldney, 1995; Worden, 2002）和（更为重要的）幸存者自己的反馈（e.g., Alexander, Klein, Gray, Dewar, & Eagles, 2000; Bolton, 1983; Grad, Clark, Dyregrov, & Andriessen, 2004），自杀丧亲者通常的反应是震惊和怀疑；急切地想知道自杀的**动机**；担心其他家庭成员、朋友或自己可能尝试自杀或死于自杀；强烈的悲痛和愤怒；在耻辱、自责、愧疚和相互指责中苦苦挣扎。他们还提出了能帮助幸存者康复的办法：创造意义；寻找积极事件；随时提供支持；以一种开放的、摒弃误解与偏见的态度谈论死亡；和其他幸存者建立联系（这可能是最重要的）。

有用的关系

uffda（读作"乌夫达"），瑞典语。

这个词可以用来对正在痛苦中挣扎的人表示同情。

人生总是会有痛苦和挣扎 …… 当我们和别人说"uffda"时，我们承认了他们正在受苦，表达了我们的同情，并同时选择了和他们站在一起，接受煎熬。（La Cerva, 1999 年 3 月 9 日）

这个词蕴含的智慧可以归结为一句话：自杀幸存者的事后补救不应该被限定，我们应该允许幸存者自己寻找出路 …… 我们不应该给他们规则，而是要让他们自己找到新目标。（Grad et al., 2004, p. 139）

无论伤痛过程是多么难熬，人们最终都有可能成功地适应丧亲之痛。（Clark, 2001, p. 106）

每当我作为治疗师和幸存者会谈时，我的第一项任务就是把脑海中其他幸存者的经历放到一边，要求自己不停地关注当下：此时此刻，对**这位幸**

存者来说，什么才是重要的？在焦点解决对话中，我感兴趣的是当事人需要什么、什么能改变现状这类问题。当然，语言也是很重要的，比如对处于伤痛中的人使用"处于正轨"（Walter & Peller, 1994）的说法，能让我们有机会询问一些积极的改变，而不用提及如"解决""克服"这类不妥、冰冷的字眼。当然，我也会向幸存者提出一些面向未来的奇迹问句。仅管他们的回答在细节之处有很大的不同，但其中都会包含和丧亲之痛和平共处、重新建立与他人的联系、重燃对生命的感激之情这类内容。有时候，即便幸存者的亲友刚刚去世，他们也会给出类似的回答。我常常惊讶于"失去亲人的悲痛能转变为积极的力量"这一现象的跨文化性和普遍性。

对于不少幸存者而言，找个包容的人一起谈谈逝者是非常重要的。有时候，我也会接诊一些正处于悲痛中的当事人，他们被迫前来接受治疗，因为他们的家人或朋友认为进行治疗性会谈能帮助他们更好地发泄悲伤情绪。这建立在两个假设之上：第一，没有表现出悲伤，不算是真正的悲伤；第二，在听到死讯后，任何人都应该立马表现出悲伤。可是，人表现悲伤的方式是多种多样的，不一定非要说出来。人与人之间存在性别差异、发展程度上的差异、文化差异以及最重要的，个体差异。语言对话只是表达悲伤的一种方式罢了。时机和节奏很关键，毕竟人们可能会选择或需要暂缓悲伤的发泄、在内心默哀，或通过行动来表达自己的悲痛，对此他们一定有自己的理由。因此，我们应该告诉当事人，他们有权不悲伤、**暂时**不悲伤，或用其他方式来发泄悲伤。

在讨论与死亡有关的宗教仪式时，一个有用的立场是对其保持简单的好奇心即可，不要大肆抨击它的科学性。有时候，询问幸存者还有什么其他方法或仪式能更好地帮助到他，可以扩展解决方案的讨论范围。无论这些方法或仪式是通俗的、"借来的"，还是不同寻常的，只要它们能帮助幸存者继续走下去，甚至只是保持现有的进展，就都是有用的。此外，借助小组、阅读活动或网上论坛,幸存者可以加强与其他幸存者的交流,这也是非常有益的。

有关未来、目标以及与目标相关的行动步骤的焦点解决问句都可能帮助当事人适应悲痛。就像希望理论（Hope Theory）的提出者治疗师查尔斯·R. 斯奈德（Charles R. Snyder）（2000）所说的：

希望理论为我们提供了三个标准。第一,幸存者可能建立了新的目标,从而赋予了日常生活新的意义。第二,幸存者能关注自身关于如何实现目标的想法。第三,幸存者充满动力地将想法付诸实践,从而达成新目标……充满希望的思考方式应包含三个部分：目标、能动性、途径。这三者是紧密联系在一起的,只要任意一个被启动,那么整个充满希望的思考过程也就会被启动。(pp. 139-140)

应对自杀丧亲者的有用问句

当幸存者纠结于逝者"为什么"选择自杀时：

· 在你明白这一点之前,要发生些什么事情?

· 目前你还不明白这一点,对你来说有什么帮助?

· ……（对当事人来说很重要的人）会怎么说?

· 如果你理解了当下发生的一切,你会和现在有什么不同?

· 你觉得怎样看待这件事情是最有益的?（Dolan, 2002, p. 5）

·（或）……现在怎样看待这件事情是最有益的?

·你是怎么向自己解释这件事情的?（Dolan,2002,p. 5）

·你希望怎么向自己解释这件事情?

·其他人是怎么看的?其中什么观点对你来说是有用的?如何让它变得更有用?

·你对他(逝者)有哪些了解?还有呢?

·(当幸存者对于逝者选择自杀的原因的看法非常消极或自责时)你还可以怎样看待/思考这件事情?还有呢?

引导幸存者渡过难关：

想象你今晚入眠后有一个奇迹发生了。这个奇迹就是,虽然你生命中很重要的那个人去世了,但是你知道他仍然是你生命中的一部分,而且他仍然有能力影响你的生活。不过,因为你在熟睡,所以并不知道这个奇迹已经发生了。那么明天早上起来时,你首先注意到的哪些迹象显示奇迹已经发生了,他会永远是你生命中的一部分?（Pichot & Dolan,2003,p. 200）

·你会怎么记住……(逝者)?

·你想要怎么记住……(逝者)?

·你会如何纪念这段回忆?

·这个人在你的生命中留下了怎样的印记?

·你会怎么知道自己开始从悲伤中走出来了?

· 你会怎么让 ……（对当事人来说很重要的人）知道你已经开始走出来了？

· 为了使一切重回正轨，你已经采取了哪些措施？

· 你会怎么知道自己正在做对的事情？

· 过去你是怎么度过类似的悲痛和创伤期的？你需要怎样的帮助？……（逝者）会觉得你需要怎样的帮助？（Rynearson, 2001, pp. 69-70）

· 到目前为止，你是怎么应对的？

· 你是怎么知道活下来是值得的？（Lelonkiewicz & Lelonkiewicz, in Fiske & Zalter, 2005）

· 在 1 到 10 分的刻度尺上，10 分代表你现在正以适合自己的方法走出来，1 分代表完全相反的情况，你给自己打几分？

· 什么会让你知道你现在有 4 分？

· 你可以做些什么来让自己朝 4.5 分迈进？

· 你会怎么知道自己已经准备好迈出这一步了？

· 在你看来，想要在这段时间稳定地保持在 4 分的水平上，继续做哪些事情是重要的？

在治疗期间，最重要的是要让当事人自然而然经历所有他们拥有的情绪，而不是强制让他们过早地走出失去亲友的痛苦。当事人自己会告诉你，什么时候他们准备好进入下一个阶段。以上这些问句有助于他们重塑自己的生活。(Hawkes, Marsh, & Wilgosh, 1998, p. 24)

"另一段旅程"

第一次和我见面时，19 岁的丹刚完成厨师培训。他是"被胁迫"而来的，因为他的妈妈和女朋友遵从医生的建议，强迫他前来接受治疗。丹的好朋友马可在一个月前自杀了。他们俩是一起长大的，都很沉迷于瑜伽和通灵之类的东西。在诊疗一开始时他就告诉我，马可的死让他觉得自己"像个废物"。

丹，第一次会谈 [1]

菲斯克　像个废物？

丹　　　是的，就像一个无用的东西，除了感到痛苦毫无用处，所以我靠喝酒来麻痹自己。

菲斯克　酒精是怎么帮到你的？

丹　　　喝了酒以后，我就不会感到那么痛苦了，就像按下了"暂停"键。

菲斯克　你可以暂停痛苦。

丹　　　是的，不过酗酒成了另一个问题。

菲斯克　所以说，有一个"暂停"键可以让你暂时忘记痛苦，但是……

丹　　　我变得沮丧，我开始想到自杀，我想随马可而去，我想进入这个洞，这是我第一次开始这样思考问题。

菲斯克　你以前从未这样思考过问题。

---

[1] 丹会谈的第 2 部分请见第八章。——原注

丹　　　是的。

菲斯克　这种思考在你的生活中占有多大的比重？一直都有，有时，还是很少？

丹　　　有时候，脑海里会突然闪过一些念头。但是，我最近已经在减少饮酒量了，那些念头真的变少了很多。

菲斯克　减少饮酒量帮助你少了一些自杀的念头。

丹　　　是的。

菲斯克　还有什么其他事情是你做了以后会让这种感受和想法减少的吗？

丹　　　……就在上周，我去布法罗参加了悼念会。他们足足拖延了一周才准备好。我感到非常难受，他的妈妈，他的兄弟……（摇头）……我向我自己和他保证，我不会因为痛苦而做傻事。太多人只是……太糟糕了。我知道很多人都关心我……我不能做伤害他们的事。

菲斯克　所以，这种利他的想法帮到了你。

丹　　　嗯，我想是的，还有我做出的承诺。

菲斯克　你对他人的关心，还有承诺。你说的承诺是对自己的，也是对……

丹　　　我对马可做出的承诺。

菲斯克　……对马可的。你在遵守诺言。

丹　　　直到现在还在遵守。我向他保证过，总得做到吧。

菲斯克　对马可的承诺重要吗？

丹　　　当然，可能我还是不愿意相信他已经走了。我真的很难接受。我不愿让人们认为他已经走了。

菲斯克　所以向他做出承诺……其实是把他留在你生命中的一种方法。

丹　　　是的，我知道他就在那里……马可死前一个月，我的另一个朋友死于车祸。

菲斯克　我很抱歉听到这个消息。所以当马可去世的时候，你已经陷
　　　　入失去另一个朋友的悲痛之中了。

丹　　　是的。特别是马可，我从未想到他会出这种事。以前我们当
　　　　中任何一个有什么问题，我们都会一起想办法解决。**只有这
　　　　一次他没有给我打电话，事情就发生了。我觉得自己有责任。**
　　　　我不是在说谁的错……

菲斯克　不是谁的错……"只是如果……"？

丹　　　还没到那个程度。但是我知道，如果当时我给他打一个电话，
　　　　或许事情就会完全不一样了。但因为前一天我还见过他，所
　　　　以就没打那个电话……我无法摆脱这些想法。他躺在棺材
　　　　里的景象总是浮现在我的脑海里。当我看到他的棺材时，我
　　　　就知道这是事实，这一切确实发生了。

菲斯克　关于他，还有什么画面经常出现在你的脑海里？

丹　　　画面，就是这个词。我会回忆我们在一起的时光，但是棺材的
　　　　画面会一再闯入。我不知道怎么把它赶出去，这个画面不停
　　　　地回放。

菲斯克　现在情况有所改变吗？

丹　　　没有。

菲斯克　你希望能有什么改变？

丹　　　只要不再看到那个画面，其他一些和他有关的画面不成问题，
　　　　好比说我们曾经拥有的美好时光。

菲斯克　你确定？

丹　　　是的。

菲斯克　你是怎么记得那些美好时光的？

丹　　　我和我的女朋友谈到了马可。我的女朋友现在是我生活里最坚定可靠的人，也是最积极的人。马可死前，我和他都对佛教产生了浓厚的兴趣。马可的父母和我的父母是很好的朋友，他们现在的状况都不太好。

菲斯克　所以你有和女朋友谈论起马可。她叫什么？

丹　　　苏琪。

菲斯克　她帮助你关注积极的行动？

丹　　　是的，她让我戒酒。还有，她让我重新想想是不是要参加那场新年聚会。我原本打算和马可一起去的。现在少了他，总觉得有点奇怪。但是带着他的照片，也感觉有些不对劲。

菲斯克　感觉不对劲，但是你又觉得这样做是对的。

丹　　　我觉得，这是我挺想做的一件事情，不光因为马可原本会去。你可能会觉得这很自私，但是如果马可在，他一定会去，而且他也希望我去。

菲斯克　他想让你去，而你自己也挺想去的。

丹　　　我想是的。

菲斯克　你是怎么想到要带上他的照片的？

丹　　　我知道我会想起他，而我又不愿想起他躺在棺材里的样子。不过我并不是真的需要看照片，这跟他在棺材里的形象差得挺远的。

菲斯克　我猜，带上照片是不是可以帮助你不去想他在棺材中的样子？

丹　　　哈，像一块盾牌。

菲斯克　很贴切，像一块盾牌。

丹　　　我不知道，可能吧。

菲斯克　也许会帮你记住一些事吧。

丹　　　也许。

菲斯克　这样去那场聚会有帮助吗?

丹　　　我感觉好像往前走了一点,不会总是陷在过去的伤痛里。但是马可依然每天出现在我的脑海里,我无法工作。现在我有个不错的工作机会,但我就是没办法去做。

菲斯克　你要去做的是什么工作?

丹　　　最底层的职位——二厨。不过我不在乎。干我们这行,只要进了好厨房,然后努力工作,就能慢慢往上升的。

菲斯克　这就是你所期望的吗?进入好厨房,一步步往上爬?

丹　　　是的,我喜欢做菜。

菲斯克　你喜欢做菜!

丹　　　是的。但是最近我甚至连打电话都无法打起精神。

菲斯克　所以,你想做的事情,其实就是联系一家厨房,然后开始工作?

丹　　　是的。

菲斯克　只要能做到这个,就表示你的生活慢慢回到正轨了吗?

丹　　　我猜是的。

菲斯克　我想通过问几个比较不同寻常的问题来更加细致地分析这件事,可以吗?

丹　　　可以。

菲斯克　假设我们今天谈完以后,你离开了,继续你接下来的行程。你会去见苏琪吗?

丹　　　会的。

菲斯克　好。然后,晚上你总归是要睡觉的。在你睡觉的时候,有一些神奇的事情,类似奇迹的事情发生了。这个奇迹,让你从这段经历中以正确的方式走了出来,让你遵守了承诺,也符合你的信仰……但是因为你当时在睡觉，你并不知道奇迹发生了。那么明天早上，当你起床以后，你会注意到什么，让你知道你的生活发生了改变？

丹　　　……我不知道……不需要大的改变。我希望不再痛苦，可是我也说不准。

菲斯克　你希望痛苦少一些。

丹　　　天啊，是的。它就像身体上的痛苦，无时不在。自从那件事发生以后，我就一直在品尝这份痛苦……但是……我不是真的希望这种痛苦立马消失。

菲斯克　你不希望？

丹　　　我不想忘记（哭）。

菲斯克　（等待）

丹　　　我的意思是，我应该感受到痛苦，不是吗？他已经不在这里了。我不想失去所有，所有的回忆和我们共同的信仰，但是想起这一切又是痛苦的。

菲斯克　因此，如果马可也会伴随着那些痛苦一起消失，你宁可选择继续痛苦。

丹　　　是的。

菲斯克　你真正想要保留的是关于马可的回忆以及那些你所相信的东西。

丹　　　是的。

菲斯克　如果你能保留回忆，同时痛苦会逐步减轻呢？

丹　　　这可能是我想要的。随着时间的消逝，马可会渐渐只出现在我的梦里，而我也将继续另一段人生旅程。这需要一个过程。

菲斯克　那么，你又是怎么知道你正在经历的这个过程是适合你的呢？

小 结

在帮助幸存者的过程中,我们所能做的就是**不要介入**:尊重自然的愈合过程,避免过多的干涉。

走出丧亲之痛,不是一个能被忽视或被草率对待的过程,而是一个让人们重拾希望的重要过程。(Snyder,2000,p. 140)

第 14 章 · Chapter 14

学以致用：充满希望的治疗师

Walking the Talk: The Hopeful Therapist

像冲浪高手一样……当你无法控制海浪时，你可以控制自己与它们相遇时的表现，协调自身以适应它们。同样，在面对改变人们生活的大事（和很多小事）时，普通人都显得无能为力，但是每个人都有责任发展和使用各种技能，让自己活得更好。(Ross, 1996, p. 76)

投身于让自己内心充实的职业，是幸福产生的土壤。(Sir William Osler, in Eisen, 1995, p. 73)

如果我有自杀倾向，我希望我的治疗师相信我会活下来。即使我的自杀倾向是长期的，我几乎总是在生死边缘挣扎，我也不需要一个在心理上已经放弃我的治疗师，带着一副自命不凡的表情对我说："我早就跟你说过了。"我不需要继续治疗，我需要换一个治疗师。(Quinnett, 2005, p. 4)

对于我而言，我很荣幸能做自己热爱并且有价值的工作，这是我的一大乐趣。有些时候，这种乐趣会被一些事情掩盖，像是堆积的邮件、未完成的报告、必须回的电话、要组织的培训班、越来越少的与家人相处的时间、很久没有遛过的宠物狗、被忽视的朋友和书架上已经生尘的书。有时我会变得疲劳、沮丧、**爱抱怨**。这时，我就会喃喃自语："充实，充实。"这个怪癖拜我的朋友，也是我的同事玛莎·拉卡斯（Martha LaCasse）所赐。我们交谈不多，其中有一次，她听我抱怨要在短时间内干完大量事务。她认真地听着，然后用温和的语气对我说："噢，希瑟，你的生活太充实了。"我停下了我的抱怨，感到很惊讶，我想："**充实**！你认为这种生活很**充实**?！……好吧……是的，**的确**很充实。"在那一刻，她用那种语气说出那个词，让不可能完成的事务表变成了我生活**充实**的铁证，感谢玛莎。

我没有机会经常和玛莎聊天。有时候，我会通过念"充实"的咒语让自己回到正轨上来。有时候，我需要更多：我会出去散步；打电话给父母、妹妹或朋友露丝；和我的狗玩；看孩子的照片；煮一杯茶；写报告，为当事人的进步感到惊讶和骄傲；和同事聊天，被他们的乐观和热情所感染；做深呼吸，舒展身体，开怀大笑，然后精力很快就恢复了。有时候，在对有些当事人的状况感到伤脑筋时，我就会想到丈夫说的情绪化的人："他们也是上帝的孩子，在努力做到最好。"

可能你们中的一些人会不耐烦地说："好了，好了，照顾好自己，我们懂的。"我同意助人者要学会照顾好自己。"永远不要把工作和生活混为一谈。"（艾迪鲍尔橱窗中的标语，Halifax, 1998）我们都知道照顾好自己的重要性，我不会（过多地）说教这一点。经常有人建议治疗师准备一个自己的"情绪急救箱"（Dolan, 2002），以便随时使用。如果要想要准备"情绪急救箱"，你可以从回答吉莉恩·艾克罗伊德（Gillian Aykroyd）的问题入手："你靠什么来充实你的灵魂?"（Aykroyd, 2003）照顾好自己不过是其中一部分，更关键的是保持希望。对任何从事自杀预防工作的人来说，保持希望是他们关键且持久的责任。"如果不能相信事情最终会好起来，那么悲剧也将随之而来。"（Quinnett，2005，p. 4）

无论是对于我们还是当事人而言，忽视当前工作的价值和希望都是极其危险的。目前，已经有很多关于助人者的同情疲劳、倦怠和继发性或替代性创伤的研究（e.g., Figley，1995；Pearlman & Saaktvine，1995）。这些骇人听闻的症状有一个共同点，这一点在下面这段关于创伤的文字中有所体现。

当事人的创伤性事件引发了治疗师的情感投入，继而使我们的内在感受产生了转变……（具体表现为）我们与日俱增的悲伤、恼怒和愤慨，以及随之而来的苦闷、麻木和失落感。这种**职业伤害**并非治疗师的病理性表现，也不是创伤事件的当事人有意造成的。（Pearlman & Saaktvine, 1995, p. 151，强调非原注）

心理创伤就像一些疾病，是会传染的。因为人与人之间情感相通，所以我们会受到类似的创伤。有些时候，正因为我们的工作做得**很到位**，这种糟糕的情况才会发生。不仅如此，我们工作的一部分就是从这类创伤中渐渐走出来。

有时，为了转化替代性创伤，你必须热爱你的工作或你工作的某些方面……如果没有使命感或坚定的信念，这份工作会显得太困难或需要太多的个人情感投入……你的工作必须对你来说有意义。反过来看，你的工作本身也是治愈职业伤害的良药。（Saaktvine & Pearlman，1996，p. 72）

许多传统治疗都秉持着相似的观点："帮助和意义能用来抵抗失落、痛苦和残忍。"（Young-Eisendrath, 1996, p. 64）和那些直面失落、痛苦和残忍的人一起工作，会提醒我们注意平衡："我对自杀研究得越多，就越关注活着的意义。"（Jobes, 2006, p. 87）

在帮助自杀幸存者的过程中，一些助人者发现了在工作中治愈自己的方法，例如，写信、授课或参与社会活动。这些方式能让我们对公共机构、团体和社会产生改变抱有希望。对于包括我在内的很多人而言，这类方法让我们达成了重要的平衡。除了我们工作的平台和系统，我们日常所使用的工作方法和技巧也能给我们带来希望感，特别是当这些方法和技巧确实在某些情况中起到效果时。

带来希望的实践？

如果你只关注生活中没有得到的或已经失去的，那么你注定绝望。在这一点上，治疗师和当事人是一样的。（Yvonne Dolan, in Duvall & Rockman, 1996, p. 83）

我们发现，不对当事人的未来感到绝望的最好方法，就是告诉自己万事都有两面，然后努力去挖掘事情的另一面。（De Jong & Berg, 2002, p. 228）

任何治疗取向都为使用者提供了观察当事人及其故事的"镜头"。焦点解决"镜头"能让治疗师充满希望——**现实的**希望。因为我们的"镜头"和我们提出的问题都聚焦于当事人的优势、资源和复原力，以及当事人承受、克服、应对和尽力而为的过程。我们越是通过这类"镜头"观察问题、提出问题，就越能发现类似的资源。这样的资源我们发现得越多，就越会使用，进而观察到更多类似的资源，即便我们遇到的问题很棘手。

我曾经有一位当事人，他的妻子正在和自杀作斗争。他给我带了一本他自己写的与各种病魔作斗争的文集。这就是一个很好的例子。他的妻子患有双相障碍，已经在过去几年里多次尝试自杀。

在一次又一次的自杀尝试中，我看到了活下去的意愿。我看到了在不可战胜的可怕逆境中的点点星火。我看到了内心正在上演的宏伟战斗。如果这种英雄主义都无法激励我们，那么这个世界上还有什么其他东西可以……

在炼狱中，生活中的琐碎烦恼变得微不足道。站在这里就是真正的胜利，团结在一起，击败那个恶魔。（Morris，2002，pp. 137-138）

我们要珍视并庆祝当事人的上述成就，对于当事人能发现并珍视来自朋友的肯定话语，表示喝彩。这份工作让我们有幸每天都能看到爱、勇气和互助的存在。我们所面临的挑战是，哪怕是在最黑暗的时期，也要时刻感受到这些。

多兰（2006a）建议我们"尝试米尔顿·埃里克森的治疗方法，想象今天会有很美好的事发生，我们不用语言，而是用表情和语调，把信息传达给当事人"。人的动作、感受和想法之间有着紧密的联系，这对治疗师也能起到积极作用。同样地，通过和当事人讨论关于美好未来的种种细节，我们也能感受到这种美好未来发生的可能性。总之，强调种种细节和为改变付出的实际努力，都会让我们和当事人相信这种美好未来最终会实现。

焦点解决实践的另一个观点也可以加强治疗师的希望感，即认为当事人都是专家："一旦你放下了要为对方的改变负责的思想包袱时，你就很容易成为他们热情、风趣的同伴。"（de Shazer et al.，2007，p. 236）但这一点**的确**是很难做到的。

　　我认为，治疗师必须足够勇敢 …… 有时，比起等待当事人回答奇迹问句，治疗师谈论一些无关紧要的事，会更容易一些 …… 但是，我会让自己相信，好的事情终究会发生，更会以实际行动去证明。(Y. Dolan, in Malinen, Cooper, & Dolan, 2003, p. 7)

具体的提醒物

　　科妮莉亚・威曼 (Cornelia Wieman) 是一位精神病医生，她是原住民社区精神卫生计划研究和行动领域的领军人物。她经常会带着一本皇家原住民族委员会 (Royal Commission on Aboriginal Peoples) (1995) 的《选择人生：关于原住民自杀问题的特别报告》(*Choosing Life: Special Report on Suicide Among Aboriginal People*)，让自己对工作保持清晰的思考和乐观的精神。她是怎么做到的? 她经常读这本书吗? 不是，她只是在每次见到当事人的时候，把这本书放在案头，因为这本书的封面照片是一群欢笑着的原住民孩子。这些孩子能让她保持镇静。

　　兰斯・泰勒 (Lance Taylor) 采访过一个在工作中遭遇过袭击的儿童福利工作人员。他问她："你是怎么保持积极乐观并继续有效工作的?"她说："工作中有精彩的一面，也有灰暗的一面，我只是时刻想着精彩的一面。" (Taylor & Fiske, 2005, pp. 84–85)。她是明智的。我好奇的是，她是**怎么**做到时刻想着精彩的一面的。

　　你们已经知道了我工作中精彩的一面，也知道了我"放在手边的"具体提醒物是什么 (我办公室里凯和阿什莉的画)。当然，还有一些更便携的提醒物。如果我们有机会见面，我可能会给你看独角鲸，然后给你讲讲有关它的故事。你呢? 你工作中精彩的一面呢? 你是怎么做到时刻想着它们的?

小结：我最喜欢的故事

就像所有好的故事一样，这个故事也有许多不同的版本。我第一次听到这个故事是在加拿大努纳武特的伊卡卢伊特的一次自杀预防会议上。一个叫罗里的年轻人讲了发生在他家里和所在社区里的自杀事件，讲了他是如何努力找到继续活下去的理由的。接着，他讲了下面这个故事，我很感谢他的分享。

这是一个关于某个年轻人向爷爷吐露心声的故事。这个年轻人跟他的爷爷说了他有多绝望。他一无所有，没有工作，没有任何工作技能，他所爱的女孩也离他而去。和他一起长大的人中有一半都自杀了。剩下的那一半，大多数都生活在黑暗中，靠酒精麻痹自己。他自己也经常外出酗酒。这样活着还有什么意思？

爷爷静静地听了很久。最后，他说道："你的绝望是一匹狼，一匹很强大的狼。这匹狼能杀死你，吞噬你的灵魂。但是希望也是一匹狼，一样强大，它会为了你和绝望搏斗。"然后他停顿了一下。（老人常常这么做，他们并不像伊索那样常在故事的最后总结一些人生哲理，他们希望你能自己悟出些道理。）

这个年轻人突然哭了："爷爷，请你告诉我，我得知道哪匹狼能取得最终的胜利并活下来。"

爷爷回答他："你一直在喂养的那匹。"

总　结
带上这个故事

调解员 …… 观察、倾听冲突双方的争论，然后转而考虑双方之间存在的联系。调解员不评价双方的是非对错。他们只在乎当前的局面是"hashhkeeji"（向不和的方向发展），还是"hozhooji"（向和睦的方向发展）。这样，关注的重点就是发展方向 …… 局面的发展**方向**—— 向和谐或不和的方向发展。在这个过程中，价值观的评判是一种参考因素，而不是必要因素。(Bluehouse & Zion, 1993, in Ross, 1996, p. 123)

治疗师并不能拯救正在与自杀作斗争的人。我们**只能**关注这些人用来拯救自己的好理由和好方法。焦点解决治疗为我们提供了帮助人们自救的理念、技术和沟通方法。我相信通过采用这些理念和方法，你可以改善你的实践并更好地帮助当事人。

我希望我讲的这些故事能帮到你。我尽量以"hozhooji"的方式来讲这些故事，重视实际生活中的各类动态关系和变化。当然，仅靠这本书很难做到这一点，但我相信你的想象力。在这本书的开篇，我引用了托马斯·金的《故事的真相：本土叙事》的内容，此刻，我要用书中的另一段来收尾。

带上……（这个）故事，它现在是你的了。你可以随意使用它，讲给朋友听或者改编成电视剧。但千万不要在多年以后说，如果你能早点听到这个故事，说不定人生会有所不同。

你已经听到这个故事了。（King,2003,pp. 28-29）

附录 A

焦点解决短期治疗：基本要素

是什么

焦点解决短期治疗（SFBT）是一种尊重人、以合作为导向、以当事人为中心的治疗方法，旨在帮助人们做出改变。它由威斯康星州密尔沃基短程家庭治疗中心的茵素·金·伯格、史蒂夫·德·沙泽尔和他们的同事发展而来。SFBT 通常被描述为"是基于优势的"，焦点解决实践者经常帮助当事人使用已有的优势和资源来实现他们的目标。一项重要的实践是让当事人关注不同及更好未来的可能性，并对可能性进行细节性探索。焦点解决是"短程的"，并不是因为它限制咨询次数，而是因为用这种实践方法能调动当事人的能力，从而加快咨询进展。关于治疗时长，我们的经验之谈是"根据需要，足够即可，**不多一次**"。

焦点解决短期治疗的核心在于以下五点：

· 与人一起工作，而不是与问题一起工作。

· 寻找资源而不是缺陷。

·探索可能性和偏好的未来。

·探索那些对可能的未来已经做出贡献的因素。

·把当事人视为他们生活各个方面的专家。(Ghul, 2005, p. 171, based on George, Iveson, & Ratner, 1999)

在《超越奇迹：焦点解决短期治疗》一书中，一群焦点解决实践引领者们对此做了简洁的描述：

SFBT首先通过描述问题被解决后状况会有什么不同来发展解决方案。然后，治疗师和当事人仔细、彻底地回顾当事人的真实生活经验，找出什么时候当事人想要的解决方案有一部分已经存在了，或当事人想要的解决方案会在未来的什么时候出现。这样的治疗模式很少花时间在问题的起源或本质上，也很少花时间去分析当事人的反常行为或功能失调等方面，甚至不花时间……这是一种真正的范式的转变。(de Shazer et al., 2007, p. 3)

如何起效

治疗立场

茵素·金·伯格是这样描述称职的助人者的：带着"尊重和好奇"去倾听(1994, p. 13)。我们的好奇表明了我们的尊重。我们会问很多问题，因为我们并不预设什么对当事人是最好的。焦点解决治疗师试图采取"未知"的心态。当事人知道他们想要什么，知道什么解决方案对他们有效。

"核心哲学思想"

SFBT 的"核心哲学思想"由三条务实的核心原则组成：

1. 如果没坏，就不要修理它。

2. 一旦知道做什么有效，就多去做。

3. 若无效，就别重蹈覆辙，做些不同的事。

假　设

当事人是专家。治疗师的任务是帮助当事人把注意力集中在他们已有的优势和资源上，这会帮助他们实现自己想要的改变。在 SFBT 实践中，治疗师最好不要带入自己的想法。

人总是在变。对于当事人的改变，治疗师可以顺势而为，也可以逆势而行。当然，顺势而为更容易，也更有效。要在当事人变化的过程与其进行合作，从当事人当前的状态开始，而不是我们想让他们或认为他们"应该"从哪里开始。

小改变带来大改变。从哪里开始改变并不重要，最有效的起点往往是对当事人来说特别突出、有意义和重要的事情。

当事人本身就具有能用来建构解决方案的力量和资源。

当事人的所做、所说及所感背后，都有其理由。

就更好的未来描绘出一幅清晰、细节化的图像，有助于当事人设定聚焦于解决方案的目标。没有目标或动力，就很难前进。激发更好未来的可能性，对建立目标和提升动力都有帮助。

短程治疗的首要准则是"慢慢来"（John Weakland）。我们与当事人的节奏保持一致,探询当事人关于想要的改变、更好的未来、应对方式,以及目标进展的细节化想法,而不是着急寻求解决方案,这对当事人来说最有帮助。

工 具

(选择性)反思性倾听

当事人需要告诉我们他们的故事,并且知道他们已经被听到了;尊重的反思性倾听是助人的核心。所有的谈话治疗师都在选择性地注意、强调和强化当事人故事的某些方面。焦点解决治疗师倾向于特别关注当事人的优势和资源,以及他们在应对和改变过程中的经历和潜能。

开放式问句

开放式问句是该问句的变体:"你来到这里后,希望什么发生变化?"

例外探询

问题不可能在一周的每一天,一天的 24 小时都发生,总有例外的时候。(事实上,发生例外,并不意外!)我们经常能在倾听当事人的过程中发现例外("所以你上周确实把这件事搞定了")。我们也可以直接询问当事人:

· 那问题什么时候不会发生呢?

· 你没有醉着去见朋友的时候呢?

"例外"能帮助我们了解当事人已经做了哪些有效的事。

应对问句

应对问句是例外问句的一种变体,一般形式是"你是如何做到 ……(积极的或有帮助的事情）的? 而不是 …… (问题)的?"在当事人很难发现积极或有希望的事情时，应对问句可以发挥作用。我们可以对他们的问题表示同情，同时好奇他们是怎样应对的。

会谈前改变问句

这类问句有许多种形式，例如：

· 自从你决定要寻求帮助以来，什么变得不一样了?

· 从预约到这次会面之间，什么已经开始改变了?

· 你是如何开始改变的?

对治疗前或咨询开始前已经发生的改变进行询问，有两个重要的优势：

1.这给当事人传递了一个信息，即改变的进程取决于**他们自己**，而不是参与治疗或与咨询师谈话。

2.有研究表明，尝试回答这类问题，或有时仅仅是被问到这类问题，都会产生更好的治疗效果。

奇迹问句

奇迹问句是让当事人想象问题不再发生时的情形，并描述当问题消失后，生活会有何不同。

让我们假设今天谈完话后，你离开了这里，接着做你通常会做的一些事情。天渐渐地晚了，你累了。你躺在床上，睡着了。然后，就在这个晚上……你睡着时……一个奇迹发生了。(停顿)这不是一般的奇迹。这个奇迹让你今天谈到的这些问题都消失了……就像**那样**。但是，由于奇迹发生时你正在睡觉，你并不知道它已经发生了。接着……第二天早上你醒了。晚上发生了一个奇迹，让你来这里的问题消失了。你会如何发现事情变得不一样了？你醒来后，会注意到的第一件事情是什么？(de Shazer et al.,2007, pp. 42-43)

这是一个不同寻常的、吸引人的问题，要让这个问题起效，治疗师需要带着信心去询问，并期待当事人会给出一个有用的回答。在开始问这个问题之前，最好先介绍一下，比如可以说："你介意我问你一个奇怪的问题吗？"仅在得到当事人的允许(如点头)后，再继续询问。接着，我们要尽可能细致地探索奇迹图像，使用当事人日常生活中的具体说法和实例("录像机对话")。

· 接下来会发生什么？那会带来什么不同？

· 当你感觉更自信的时候，你会做些什么不一样的事？

· 谁会注意到你的行为有所不同？那会对你的老板产生什么影响？

当事人通常会说，不愉快的事情将**不**再发生。这种情况下，我们可以询问什么会取而代之。因为我们希望听到的是有帮助的事情出现，而不是有害事情不再出现。当事人对在奇迹发生后自己会感受到什么、想到什么、做些什么的描述，是有用的，因为这样有助于让奇迹图像变得生动。**关系问句**(你最好的朋友会注意到什么？)的使用有助于使奇迹图像锚定在当事人的社会生活中。

在当事人提供了足够多的细节使奇迹图像变得生动逼真时，我们可以问："奇迹图像的一小部分什么时候已经出现过？"这个问题可以让当事人将"此时此地"和奇迹图像的各个方面联系起来。

德·沙泽尔等人（2007）提出了询问奇迹问句的四个理由。

1. 作为建立咨询目标的一种方式。

2. 作为更好的未来的一种"虚拟的"或情感性的体验。

3. 为了看到例外而建立的一个场景。

4. 作为创造一个越变越好的"进步故事"的一部分。

目标设定

在询问奇迹问句后发展出具体的目标，意味着我们聚焦于当事人想要的（建构解决），而不是他们不想要的（问题解决）。好的目标应该：

· 对当事人来说是很重要的。

· 使相互作用的情景具体化。

· 包含具体的地点和环境。

· 描述当事人想要出现的行为，而不是问题的消失。

· 聚焦于开始的一小步而不是最终的结果。

· 澄清当事人在改变中承担的角色。

·是现实的(可行的)。

·是用具体、可衡量、可操作的语言来描述的(De Jong & Berg,2007)。

评量问句

评量问句一般问法如下:

"在一个 1 到 10 分的刻度尺上,如果 1 分代表 ……(当事人最不想要出现的情况),10 分代表 ……(当事人最想要出现的情况),你目前处在什么位置?"

评量问句的优点包括以下几个方面。

·**用途广**:它们适用于一系列广泛的议题;刻度尺上的数字不是固定的、被外部定义的绝对数字,而是"自我锚定"的,也就是说,这些数字是和当事人的感知和生活环境有关的(同样的刻度尺,我的 3 分和你的 3 分是不同的);它们可以用多种不同的形式来呈现,如利用语言、图表、雕塑、绘图、动作。

·**简单**:只要是理解基本数字或等级概念的人都可以使用,包括孩子,甚至是不太能说话的当事人和认知受限的当事人。

·**有用**:即使是当语言描述很模糊时,评量问句也能使问题和目标具有可操作性;能随时用来总结不同的观点,例如,在夫妻、家庭或团体咨询中;使协商和观察微小、合理的改变成为可能。

评量问句的各种应用如下。

· **目标设定**：

—— 在 1 到 10 分的刻度尺上，(根据你的目标)你现在处在哪个位置？

—— 你想要到达哪个位置？

—— 能说明你已经朝目标前进了的第一个小小的迹象是什么？比如，从 2 分到 2.5 分？

· **评估动机**：

—— 在 1 到 10 分的刻度尺上，如果 10 分代表"我愿意尽最大努力来解决这个问题"，而 1 分代表"我一点儿都不想动"，你现在大概在什么位置？

—— 什么能帮助你哪怕只提高 1 分？

· **评估乐观程度**：

—— 在 1 到 10 分的刻度尺上，如果 1 分代表"我一点儿都不相信事情会发生改变"，10 分代表"我确信我能达成我的目标"，你对事情发生改变抱有多大的希望？

—— 是什么让你感到有希望，甚至充满希望？

—— 什么能帮助你哪怕只提高 1 分？

· **评估治疗效果**：

—— 在 1 到 10 分的刻度尺上，如果 1 分代表"一点儿帮助都没有"，10 分代表"非常有帮助"，你认为这次谈话有多大的帮助？

赞　美

赞美可以引导当事人把注意力集中在他们自己的优势、资源、努力和已经取得的成功上。(焦点解决治疗不是"把消极因素转化为积极因素"，而是寻找**真正的**积极因素。)当赞美是发自内心的、真诚的、"锚定"在具体的事实上的，并用当事人自己的语言表达的，赞美就会更有力量，也更容易被当事人接受。赞美可以包含以下内容：

· 认可问题的难处和所需要的艰苦付出。

· 认可已被克服的困难。

· 识别当事人身上有助于其达成目标的品质。

· "直面担当"，即称赞当事人为他人的成功提供了帮助。

· 强调当事人为防止复发、避免情况变得更糟、维持已有进展所做出的努力和拥有的品质。

那些不太能接受积极反馈的当事人可能更容易接受间接的赞美，包括：

· 以非语言的方式表达惊奇、好奇或快乐。

· "打断式"语言，如"哇！""真的吗?!"或"啊啊啊"。

· 如"你是怎么发现的?""你是怎么**做到**的?""你是怎么知道这……会有用? ……会带来不同?""这说明了你是怎样的一个人?""关于你能做到这件事，乔会怎么说?"这类提问。

焦点解决反馈

通常咨询结束前，会有一个短暂的休息，治疗师在思考或与团队（如果有的话）商量后，会进行"焦点解决反馈"。结构化的反馈信息很有用，因为：

1. 它能帮助治疗师在咨询过程中专心倾听、保持安静。

2. 当事人通常会听得非常仔细。

3. 这个短暂的休息给治疗师提供了仔细设计"家庭作业"的机会，这会对当事人产生有益的影响。

典型的焦点解决反馈包括三个重要部分：

1. 赞美，包括关于问题是如何困难的陈述。

2. 建议或"家庭作业"。

3. 第 1 项和第 2 项之间的"桥梁"部分，为当事人提供做这项"家庭作业"的理由。"桥梁"可以简单到使用当事人的语言或想法，也可以包括以下陈述："我同意，是时候尝试一些具体的行动了""因为我已经看到了你是多么希望改变这些事情""很明显，你正在做的事情已经开始起效了"或"既然你觉得你目前正在做的事情并没有起效……"

"家庭作业"（或建议、"实验"）要与当事人的改变意愿相符，可以是被动的、反思性的，也可以是更主动的。一般的反思性或观察性任务包括：

· 注意观察接下来你想要什么。

· 注意观察什么时候情况会有好转。

· 在心里预演你想要的改变。

更主动的任务包括：

· 多做一些已经对你起效的事情。

· 假装你已经做出了自己想要的改变。

· 做一件不一样的事情。

第二次及接下来咨询的方法：EARS

引发（Elicit）积极改变："什么变得更好了？"

扩大（Amplify）积极改变："结果发生了什么？还有呢？"

增强（Reinforce）积极改变："哇！你是怎么知道那样做会有效的？"

重新开始（Start over）："还有什么变得更好了？"

语言的使用

建构解决方案的语言和问题解决的语言是不一样的。

· 焦点解决治疗师使用预设性语言来表达对改变的期待，例如："什么变得更好了？"，而不是"有事情变得更好了吗？"；"**什么时候**你已经达到了目标……"，而不是"**如果**你达到了目标……"。

· 他们使用当事人的语言和概念，而不是改述、重新阐释当事人的语言和概念，或教给当事人新的、治疗性的语言。

· 他们喜欢用"如何"问句，而不是"为什么"问句。

· 他们使用积极推测："**假设**你找到一种不同的方法来处理这件事情……"

总　结

在 SFBT 中，下一个问题几乎总是建立在当事人的前一个回答之上。这使治疗性会谈成为对话，而不是审问或采访。

SFBT：研究支持

SFBT 是"一种强调训练、注重实践的方法，而非仅仅停留在理论上"（de Shazer et al., 2007, p. 1）。焦点解决方法是经过多年对有效的心理治疗方法进行仔细观察、应用和完善的结果。SFBT 基于"实践证据"。"从密尔沃基团队中发展而来的焦点解决短期治疗一开始就是以研究为基础的，它由当事人的反馈驱动，研究哪些治疗元素对当事人达成目标有效。"（MacDonald, 2003, p. 12）

鉴于目前的治疗模型都需要证据支持，新加入的焦点解决实践者需要知道，尽管 SFBT 是一种相对新的模型，其效果评估还面临着方法学的挑战（见附录 B），但能证明焦点解决方法的有效性的文献变得越来越多。目前，也有一些关于焦点解决过程和结果的研究综述（George, Iveson, & Ratner, 1999; Gingerich & Isengart, 2000; MacDonald, 2003, 2007; McKeel, 1996, 1999）。有越来越多的研究成果被发表，还有很多研究正在进行中（Research Committee of the Solution-Focused Brief Therapy Association, 2005）。

附录 B

循证研究的补充：走向共同的好奇

循证实践的幽灵

在没有确凿的理论依据时，我们该怎么办？（White，2004）

大多数治疗师都习惯于和当事人舒适地合作。有些当事人或许会令其他人感到不适，但治疗师却可以在被认为是非常困难的沟通中运用他们的技巧。但是，每当提及要用一些"客观的、科学的证据"来证明我们实践的有效性时，我们中的一些人（包括我在内）都会尖叫着想要逃跑。鉴于焦点解决治疗师是强烈支持循证实践的，这种现象就有些令人费解了。

当然，循证研究的过程和后续效果中存在一些潜在的缺陷。争论的主要焦点是美国心理协会临床心理学部的一份报告（Task Force Report on Promotion and Dissemination of Psychological Practices，1993），报告提出了一套"经过验证的治疗方法"（empirically validated treatments，EVTs）。桑德斯（Saunders）（2004）和利纳斯（Leenaars）（2006a，b）指出，这份报告观点僵化，对该部门大多数成员所采用的行为和认知行为疗法存在偏见，引发了对"方法主义"（Leenaars，2006a，p. 309）和伪科学的质疑。特别是当管控型医疗保险提供者和政府资助机构注意到这份报告之后，桑德斯和利纳斯越来越担心心理治疗会被限制在少数几种模式上，这些模式"类似于药物，适用于医学框架"（Saunders，2004，p.13），心理疗法实践的灵活性和创新性将消失。有一项研究已经证实，治疗方法的"手册化"（获得EBT或EVT过程中的一个必要步骤）会对治疗关系和结果产生消极影响（Duncan & Miller，2005）。将治疗评定为或多或少"基于证据"的模型，更偏向于疗效（严格控制的实验设计），而非有效性（实际应用）研究；更偏向于RCT证据，而非治疗师的专业知识。当事人的经验似乎不会成为其中的一个因素。

然而，循证实践也是具有优势的。首先，我们有理由想要找出什么是有效的，然后做更多的工作。循证实践鼓励治疗师考虑从其他可替代性模型中找到有用的方法，对治疗程序进行更为清晰的描述（Paul，2004），并为消费者提供改进的公共信息。更冷静、更理性的声音也加入进来。例如，循证实践的一个被广泛接受的定义是"最佳的研究证据、临床专业知识与患者价值观的整合"（Sackett，Strauss，Richardson，Rosenberg，& Haynes，2000，p.1）。这一定义强调合作和"不断发展的信息"（Thyer，2004，p.168）。我们建议实践者按照以下五个步骤实施循证实践：

1.把当事人对信息的需要转化成一个可回答的问题。

2.寻找最佳临床证据来回答这个问题。

3.严格评估该证据的效度、临床意义和有用性。

4.将对研究证据的关键评价与个体的临床经验、患者的价值观和具体情况相结合。

5.评估采取上述四个步骤时的有效性和效率，并努力进行自我改进（Thyer，2004，p.168）。

上述五个步骤听起来很耗时，距离以当事人为中心仍然很远，但也不算不合理或过分。

另外，围绕循证实践的争论集中于从业者非常感兴趣的问题，如**临床意义**或**临床效用**的多重含义（Kazdin，1999）：

临床意义是指干预效果的实际价值和应用价值以及重要性，即干预是否在日常生活中对当事人或与当事人互动的其他人产生了真实的（如真正的、可觉察的、实际的、明显的）影响。（p. 332）

这与由此引发的争论让人们愈发认识到将患者对"结果"的认知纳入治疗的重要性，和让患者理解"特定程度的治疗性改变的价值、意义和影响可能在个体和环境中存在很大的差异"（Kazdin，1999，p. 337）的重要性。这也重新激发了人们对个案研究的兴趣（Goldfried & Wolfe，1999）。"共同治疗因素"（Asay & Lambert，1999；Lambert，2004；Maione & Chenail，2000）和（或）"一般改变机制"（Gassmann & Grawe，2006；Smith & Grawe，2005）在心理治疗过程和结果中所起的作用也越来越突出。

最近，一些自杀学先驱强调当事人的看法在循证实践研究中的重要性，他们号召将定性研究，特别是现象学研究作为定量研究的辅助或合作方法，这能让我们进一步理解当事人的观点和需求（e.g.，Links，2004；Platt & Hawton，2000）。林克斯（Links）（2004）报告了关于自杀男性使用危机服务的研究，该研究使用定性研究方法，"在科学证据和临床实践之间架起了一座桥梁"。利纳斯（2006a，b）慷慨激昂地呼吁治疗和研究要以个人（患者或当事人）为中心，而不是以技术为中心。

在循证实践时代，作为一名治疗师，在经历人生的起起落落、正反两面时，我希望能像米尔顿·埃里克森那样，学会"使用多种语言"，正如汤姆·斯特朗（Tom Strong）（2002）描述的那样："虽然他能说当代精神病学的语言，但他的思想并没有被束缚住。"（p. 81）

自杀干预研究：挑战和局限

霍伊特：我认为当一些人感到紧张时，他们会想用精确来代替想象。

伯　格：是的。或者是精确的错觉。

霍伊特：控制。

伯　格：生活中就没有精确，不是吗？（Hoyt, 1996, p. 83）

除了所有应用研究都面临的强劲挑战，有关自杀预防的干预措施研究还因一些特殊问题而变得更为复杂。

·"低基准率"问题（Goldney, 2005），即自杀死亡的情况非常少见，以至于缺少大量的研究被试（总体来说，这是巨大的花费）。这意味着可能真正产生影响的干预措施很难得到验证，因为在更真实的样本量下，效应量不具有统计显著性。

·"即使对于特定的障碍有明确的治疗方法，将调节变量和中介变量纳入考虑会迅速增加潜在预测因子的数量……那么简单研究所需的被试数量就会迅速增加。"（March & Curry, 1996）自杀并不是一种特定的障碍，潜在的调节变量和中介变量的数目更多。

·出于伦理和（或）法律原因（Mishara & Weisstub, 2005），许多有效的自杀干预实验都排除了高风险被试（e.g., 45%, Comtois & Linehan, 2006）。

· 针对抑郁治疗的研究中，排除高自杀风险被试的比例更高（88%，Beasley et al., 1991）。在缺乏更多具体数据的情况下，基于这些研究结果为有自杀风险的人群制定实践指南，是存在一定问题的。

· 排除高风险人群可能会削弱研究结果的统计效力，也就是说，这些人可能正是受益最多的人。

· "事实上，只有一小部分人真正采取了"被提供或推荐的治疗方案，这就限制了"对自杀未遂者的治疗进行评估研究"的解释效力（van Heeringen, Jannes, Buylaert, & Henderick, 1998, p. 215）。

· 定义模糊。在使用如**自杀企图**或**自我伤害**等术语时，不同的研究者可能有不同的理解。

· 尽管自杀想法和行为比自杀身亡更为常见，也因此更应该开展一些RCT（随机控制实验）研究，但结果真的很难解释，原因有两点：第一，定义模糊；第二，自杀想法、自杀行为和死亡之间的关系比较微妙和复杂。

· 在自杀干预领域中，自杀干预效果方面的研究比较少，很好地控制了变量的研究更少（Comtois & Linehan, 2006；Hawton, 2000；Hawton & van Heeringen, 2000；Linehan, 1998, 1999a, b, 2004；Rudd, Joiner, & Rajab, 2001）。

焦点解决短期治疗研究：挑战和局限

与任何相对新的模型一样，焦点解决短期治疗还需要开展更多的研究。首先，积累数据上就有不少挑战。这些挑战中有些与应用临床研究的常见问题有关，有些与以当事人为中心的模型中的测试结果问题有关。例如，尽管一些焦点解决实践者（包括我自己）至少有部分时间在医疗环境中工作，并且将诊断性用语作为第二或第三语言，然而，在没有评估症状和做出诊断的情况下，他们仍能与患有抑郁症的人一起开展有效的焦点解决治疗。SFBT 治疗的目标是具体的，并且与一个独特个体突出、重要和相关的方面有关。这意味着模型的"手册化"并不容易，而且对进展的评估也不是理想地通过标准化测试来衡量的，例如对自杀想法或抑郁症状的标准化测试。当然，这类测量还是可以用于评估焦点解决实践的，事实上它们也经常被使用。这样才便于和其他模型进行对比，任何一种疗法都不应该只用自己的标准来进行评估。多加使用与 SFBT 实践更为一致的评估工具，具有决定性的作用。尤其重要的是，所有关于焦点解决疗法的研究都应该将当事人的反馈纳入其中，并尽一切可能将研究方法和结果结合起来。

易上手的合作循证模型

为了充实心理治疗的循证研究，珍妮特·巴弗拉斯（Janet Bavelas）（2006）提出了一个清晰、易于合作的框架。她认为循证实践应建立在以下四大"基石"之上，即四种与心理治疗相关的研究类型。

1. 传统的效果评估＝随机化、控制实验。

2. 会谈的微观分析＝检查治疗师在治疗中做了些什么。

3. 检验治疗师在实践中使用的重要技术＝使用非治疗性任务和人群。

4. 检验引导治疗实践的假设＝检验基本原则。（Bavelas，2006）

基于如此多样的研究策略，目前已有大量研究成果，但由于研究背景、关注点、研究目的不同，得出的结论也存在一定的差异性，其中也存在一些共同点，而且都与治疗师、当事人以及相关服务机构存在一定的相关性（Bavelas，2006）。

对于治疗师而言，过程方面的研究也很重要（Links, Bergmans, & Cook, 2003）。第二、三、四个基石强调的是治疗过程，而不是结果。对会谈进行微观分析（Bavelas, McGee, Phillips, & Routledge, 2000; McGee, DelVento, & Bavelas, 2005; Tomori & Bavelas, 2007）或话语/沟通分析（Couture & Sutherland, 2004）是很多人都特别感兴趣的内容，因为"这些可以被治疗师用于临床实践，从而打破研究和实践之间的界限"（Couture & Sutherland, 2004, p. 13）。对实验设计的调整，包括个案法和定性/人类学方法，可能更"适合"SFBT，具有更大的临床效用。

实践中的练习

你该怎样开发出一种没有被应用，却在被实践的疗法？……它是由疗法创始人、治疗师和当事人共同创造的。（Audience member 3, in Hoyt, Miller, Held, & Matthews, 2001, p. 87）

共同点

在不考虑模型、理论和研究取向的偏好的情况下，治疗的研究者、提供者和接受者之间的共同点是什么呢？

· 我们希望研究和实践之间存在可操作、有效的联系。

· 我们的总目标是让接受心理治疗的当事人受益。

- 我们希望心理治疗是负责任的。

- 我们希望心理治疗既有效，又高效。

- 我们希望我们的贡献是有意义的。

- 我们希望我们的贡献被欣赏和尊重。

- 我们要感谢和尊重他人的贡献。

- "更多上帝的儿女,尽我们所能。"

一些促进合作的有用问句

- 我们之间的观点有多少相似之处,这又会带来什么样的帮助?

- 我们之间的观点有多少不同之处,这又会带来什么样的帮助?

- 你对你使用的方法的看法,会如何影响我的工作?

- 你对我使用的方法的看法,会如何影响我的工作?

一名治疗师的研究愿望清单

我一直认为在理论和实践之间应该存在适度的张力,这样它们就能够
互利互惠。（Shneidman,1993,p. x）

以下内容可能会丰富我的认识和临床实践。

· 更严格控制和清晰描述的案例研究,特别是那些包含手稿,甚至录音的个案研究(第一手的或被整理过的)。

· 更多在助人关系中有关幸存者和第一援助者的主观体验方面的信息:到底是什么在起效?

· 对自杀治疗性会谈的微观分析,包括焦点解决会谈,引出和增强关于当事人的生存理由、希望和未来等的内容。

· 对 SFBT 基本原则的检验,例如在与当事人进行会谈时,焦点解决治疗师选择使用的焦点解决方法。

· 通过不同的治疗方法,包括焦点解决治疗,对心理治疗(特别是自杀干预治疗)中的共同因素和一般变化机制做进一步研究。

· 对"以当事人和治疗效果为导向"这条基本原则的实际效果,特别是在自杀想法和行为治疗中的实际效果,做进一步研究(e.g.,基于 Jobes, 2006)。

· 将当事人中心疗法和标准化治疗方法的相对成本效益进行比较。

· 对焦点解决工具进行实验室模拟验证研究。

· 关于有自杀想法或试图自杀的个体的复原力、实现希望的途径和生存理由的发散性合作研究(Ungar, 2004)。

· 随机控制研究表明,对自杀想法和自杀行为具有普遍或特殊影响的因素包括:一、评估和干预措施的时间和顺序;二、在治疗性会谈中对生存理由和死亡理由进行比较;三、未来导向的谈话,包括奇迹问句(对未来有影响的因素、奇迹问句引发的互动,以及以未来为导向的思考方式);四、SFBT 作为一种治疗模型和其他治疗模型的比较;五、心理治疗中的积极情绪和认知；六、心理治疗方法和"行为激活"，或当事人在生活中应用治疗所得的程度；七、焦点解决评量问句（一种独特的评量工具）和标准方法（常规工具）的比较，或两者的结合；八、询问会谈前改变；九、将当事人利用已有的能力与发展新技能进行比较。

小　结

詹妮弗·怀特（Jennifer White）既是一名研究人员，也是一名治疗师。她会定期提醒同事：统计研究只是产生有价值的成果的一种形式而已（2004，2005）。她关于**知识体系**发展的观点深深地触动了我。她认为，相关知识是以非层次化的方式被创造出来的（White，2004）。另一种思考方式可能是寻找和建立"共同的好奇"，观察哪些因素发挥了作用以及哪些提问方式是有效的，这为其他人的研究提供了相关信息和支持。

最后，由于开展自杀预防方面的研究是非常困难的 …… 我们无法很自信地表示我们的研究方法一定是有效的 …… 然而，就像当事人时常会做出自杀尝试一样，因为他们感觉到自己"必须采取行动"来应对当前的困难，我们也是一样，为了一个更有意义的目标，即便没有研究数据来证实方法的有效性，我们也感觉"必须做些什么"。只有这样，当事情发生时，我们才可以随时提供帮助。有时，我们甚至敢认为，我们所做的事情确实帮到了当事人。那就是我们一直试图去做的事情。（Dulit，1995，pp. 104-105）

附录 C

迫在眉睫的自杀危机预警信号

Is Path Warm：一份有助记忆的预警信号清单

I：自杀意念（ideation）
S：物质滥用（substance abuse）

P：无目的（purposelessness）
A：焦虑（anxiety）
T：被困（trapped）
H：绝望（hopelessness）

W：孤僻（withdrawal）
A：愤怒（anger）
R：不顾后果（recklessness）
M：情绪变化（mood changes）

（改编自 A.Berman，引自 Rudd，2006）

上述的记忆方法是由艾伦·伯曼（Alan Berman）博士提出的，其中包含最可靠、最有效的可用信息（Rudd, 2006）。这份清单是美国自杀协会全体人员对预警信号调查的成果（Rudd, Berman et al., 2006）。该协会的目标在于总结出一份简洁、以证据为基础的自杀预警信号清单。这份清单可以用来提高公众意识、发现可能的自杀行为以及提醒助人者尽早做出决策。到目前为止，其效度结果良好（Van Orden et al., 2006；Rudd, Mandrusiak, Joiner, Berman et al., 2006）。

清单中的任何一项都应该让助人者警惕自我毁灭性想法或计划实施的可能性，助人者需要询问当事人并考虑可能需要实施的安全计划。治疗师也应该考虑更长远或背景性的风险因素，包括个人过往、精神病史，以及获得自杀工具的渠道，如精神障碍诊断，过去的自杀尝试，物质滥用、丧失或边缘化的经历。

我希望并建议自杀协会人员重新召开会议，查阅保护性因素方面的文献，并将相关信息提炼成类似简单、有用的工具，比如"复原力信号"或"生存信号"。

附录 D

反思性问句

当自杀成为一种担忧，以下问句可以为焦点解决案例反思提供可能的参考框架。

用于回顾案例的反思性问句

· 为了提升当事人的安全感，我能做些什么？

· 什么可以用来减少当事人的痛苦和不安，哪怕只是一点点？

· 如何促进这一点的实现？

· 我能够直接做些什么？

· 当事人会认为哪些人可能是有帮助的？

· 当事人会选择谁来帮助他？

· 我该怎么做才可以让其他人加入这个支持性团体，来维持当事人的安全感？

· 为了当事人,我还可以让谁加入这个团体?

· 我的专业技能如何才能对其他人也有所帮助,让他们能提供支持性帮助,设置合适、必要的界限和限制,聚焦于他们**能**做什么?

· 我现在立马可以打的一个有用的电话是什么?

· 当事人会说什么是有帮助的?

· 如果这个当事人认为除了死别无他法,那么自杀究竟发挥了**什么**作用?

· 当事人想要通过自杀达成什么目标?自杀的作用是什么?

· 有哪些替代性方法?

· 除了自杀,我还可以怎样帮助当事人得到他们想要的东西,哪怕只有一点点?

· 如果已经确定了导致当事人自杀的行为模式,我要怎样打破这个模式?

· 过去是什么阻止了这个模式发挥作用?

· 仔细观察这个模式,一个怎样的小而具体的改变会带来不同?(例如,抚触、安慰、新的技能、契约)

· 对当事人来说,哪种行为/认知/情感技能会发挥作用?(例如,"当我生气时,我能离开那里""喝酒、出去玩,而不是变得更抑郁""当我的男朋友或女朋友似乎喜欢上其他人时,不要太在意")

· 对我来说,针对当事人的需求,什么是实际的或相对可能的应对方法?(例如,仅仅按日程表安排咨询可以吗?电话咨询,提前预约或在事人需要的时候,不论白天/晚上/周末可以吗?)

· 我不在的情况下,还有哪些**可用**的支持资源?

· 我要如何与当事人共同努力,才能使这些替代性方法变得真实、有用,并更容易被接受和使用呢?

· 我可以向谁了解个案的进展?

· 我该如何学着照顾好自己?

· 我该如何让自己对生活保持永不磨灭的希望?

参考文献

Aaronson, S., Bradley, J., & Cristina, P. (1990). Urban areas. In M.J. Rotheram-Borus, J. Bradley, & N. Oblensky (Eds.)(1990), *Planning to live: Evaluating and treating suicidal adolescents in community settings* (pp. 151–167). Norman, OK: National Resource Center for Youth Services, the University of Oklahoma.

Abramson, L.Y., Alloy, L.B., Hankin, B.L., Clements, C.M., Zhu, L., Hogan, M., & Whitehouse, W. (2000). Optimistic cognitive styles and invulnerablility to depression. In Jane Gillham (Ed.), *The science of optimism and hope* (pp. 75–98). Philadelphia, PA: Templeton Foundation Press.

Abramson, L.Y., Metalsky, G.I., & Alloy, L.B. (1989). Hopelessness depression: A theory-based subtype of depression. *Psychological Review*, *96*, 358–372.

Ackerman, D. (1997). *A slender thread: Rediscovering hope at the heart of crisis*. New York: Random House.

Advisory Group on Youth Suicide Prevention (2003). *Acting on what we know: Preventing youth suicide in First Nations*. Ottawa, ON: Health Canada, First Nations and Inuit Health Branch.

Ajdacic-Gross, V., Killias, M., Hepp, U., Gadola, E., Bopp, M., Loubec, C., Schnyder, U., Gutzwiller, F., & Rossler, W. (2006). Changing times: A longitudinal analysis of international firearm suicide data. *American Journal of Public Health*, *96* (10), 1752–1755.

Alexander, D.A., Klein, S., Gray, N.M., Dewar, I.G., & Eagles, J.M. (2000). Suicide by patients: Questionnaire study of its effect on consultant psychiatrists. *British Medical Journal*, *320*, 1571–1574.

Allen, K., Shykoff, B.E., & Izzo, J.L. Jr.(2001). Pet ownership, but not ACE inhibitor therapy, blunts home blood pressure responses to mental stress. *Hypertension*,

38(4), 815–820.

Allgood, S.M., Parham, K.B., Salts, C.J., & Smith, T.A. (1995). The association between pretreatment change and unplanned termination in family therapy. *The American Journal of Family Therapy*, *23*, 277–290.

Allgulander, C. (2000). Psychiatric aspects of suicidal behaviour: Anxiety disorders. In K. Hawton & K. van Heeringen (Eds.), *International handbook of suicide and attempted suicide* (pp. 179–192). Chichester, UK: Wiley.

Ambrose, J. (1996). Assessing and treating suicidal adolescents in context — The family: Part of the problem, part of the solution. Handout for workshop presented at the Canadian Association for Suicide Prevention Conference, Toronto, Ontario, Canada, October 16–19.

Ambrose, J., Ball, P.B., & Fiske, H. (2001). Suicide, family, and the caregiver. Presented at the Canadian Association for Suicide Prevention Conference, St. John's, Newfoundland, Canada, October 24–27.

American Academy of Pediatrics, Committee on Adolescents (2000). Suicide and suicide attempts in adolescents (RE9928). Retrieved July 11, 2002, from http://www.aap.org/policy/re9928.html.

American Foundation for Suicide Prevention and Centers for Disease Control and Prevention (2001). *Reporting on suicide: Recommendations for the media.* New York: Centers for Disease Control and Prevention.

American Psychiatric Association (1994). *Diagnostic and statistical manual of mental disorders* (4th ed.). Washington, DC: Author.

Angst, J., Angst, F., Gerber-Werder, R., & Gamma, A. (2005). Suicide in 406 mood-disorder patients with and without long-term medication: A 40 to 44 years' follow-up. *Archives of Suicide Research*, *9*, 279–300.

Appleby, L. (2000). Prevention of suicide in psychiatric patients. In K. Hawton & K. van Heeringen (Eds.), *International handbook of suicide and attempted suicide* (pp. 617–630). Chichester, UK: Wiley.

Appleby, L., Amos, T., Doyle, U., Tomenson, B., & Woodman, M. (1996). General practitioners and young suicides. *British Journal of Pyschiatry*, *168*, 330–333.

Apter, A. & Freudenstein, O. (2000). Adolescent suicidal behaviour: Psychiatric populations. In K. Hawton & K. van Heeringen (Eds.), *International handbook of suicide and attempted suicide* (pp. 261–273). Chichester, UK: Wiley.

Arensman, E. & Kerkhof, A. (2004). Negative life events and non-fatal suicidal behavior. In D. DeLeo, U. Bille-Brahe, A. Kerkhof, & A. Schmidtke (Eds.),

Suicidal behaviour: Theories and research findings (pp. 93–109). Cambridge, MA: Hogrefe & Huber.

Ash, E. (2007). Puppets, parachutes, and Pandora's box: Solution-focused therapy in action. Presented at the Solution-Focused Brief Therapy Association Conference, Toronto, November 3–4.

Asay, T.P. & Lambert, M.J. (1999). The empirical case for the common factors in therapy: Quantitative findings. In M.A. Hubble, B.L. Duncan, & S.D. Miller (Eds.), The heart and soul of change: What works in therapy (pp. 33–55). Washington, DC: American Psychological Association.

Ashworth, J. (2001). *Practice principles: A guide for mental health clinicians working with suicidal children and youth*. Vancouver, BC: Ministry of Children and Family Development/University of British Columbia. Retrieved from http://www.mheccu. ubc.ca/publications/youth.htm.

Austen, P. (2000). Must we "bake sale" our way to suicide prevention? Presented at the Canadian Association for Suicide Prevention Annual Conference, Vancouver, British Columbia, Canada, October 11–14.

Austen, P. (2003). *Community capacity building and mobilization in youth mental health promotion: The story of the community of West Carleton. How the community helper program developed from a community's experience of youth suicide*. Ottawa, ON: Health Canada. Retrieved October 20, 2005, from http://www.communitylifelines.ca/resources.htm.

Aykroyd, P. (2003). Creating balance. Presented at the Canadian Bar Association Conference, Montreal, Quebec, Canada, August 16–19.

Bachelor, A. (1991). Comparison and relationship to outcome of diverse dimensions of the helping alliance as seen by client and therapist. *Psychotherapy*, *28*, 534–549.

Ball, P.B. (2003a, May 1). Message posted to the Survivor Advocates Listserv. Retrieved from http//www.SurvivorAdvocates@yahoogroups.com.

Ball, P.B. (2003b). Survivors—partners in suicide prevention. Presented at the Canadian Association for Suicide Prevention Conference, Iqlauit, Nunavut, Canada, May 15–18.

Ball, P.B. (2005a). Resetting our sails: Suicide survivors and posttraumatic growth. Presented at the Canadian Association for Suicide Prevention conference, Ottawa, Ontario, Canada, October 16–19.

Ball, P.B. (2005b). Survivor-researcher partnerships. Presented at the Canadian

Association for Suicide Prevention Pre-conference Research Day, Ottawa, Ontario, Canada, October 16.

Ball, P.B. & White, J. (2005). Wonderings and wanderings: Ongoing conversations about suicide prevention. *Visions: B.C.'s Mental Health and Addictions Journal*, *2*(7), 4–5.

Barber, C. (2005). Fatal connection: The link between guns and suicide. *Advancing Suicide Prevention*, *1*(2), 25–26.

Bavelas, J.B. (2006). Research on psychotherapy: A variety of methods. Presented at the Department of Psychology, Free University of Brussels, Brussels, Belgium, March 22.

Bavelas, J.B., McGee, D., Phillips, B., & Routledge, R. (2000). Microanalysis of communication in psychotherapy. *Human Systems: The Journal of Systemic Consultation and Management*, *11*(1), 47–66.

Beasley, C.M.J., Dornseif, B.E., Bosomworth, J.C., Sayler, M.E., Rampey, A.H.J., Heiligenstein, J.H., et al. (1991). Fluoxetine and suicide: A meta-analysis of controlled trials of treatment for depression. *British Medical Journal*, *303*, 685–692.

Beautrais, A. (2004). Global perspectives of suicide prevention strategies. In J.F. Connolly & J.Scott (Eds.), *Suicide prevention: What you can do. Proceedings of the Irish Association of Suicidology ninth annual conference* (pp. 44–50). Castlebar, Ireland: IAS.

Beautrais, A. (2006). Complexity of suicide—Suicide prevention: What we know and don't know. Presented at the Canadian Association for Suicide Prevention Annual Conference, Toronto, Ontario, Canada, October 25–27.

Beck, A.T., Brown, G.K., Berchik, R.J., Stewart, B.L., & Steer, R.A. (1990). Relationship between hopelessness and ultimate suicide: A replication with suicidal inpatients. *American Journal of Psychiatry*, *147*, 190–195.

Beck, A.T., Kovacs, M., & Weissman, A. (1975). Hopelessness and suicidal behavior: An overview. *Journal of the American Medical Association*, *234*, 1146–1149.

Beck, A.T., Rush, A.J., Shaw, B.F., & Emery, G. (1979). *Cognitive therapy of depression*. New York: Guilford.

Berg, I.K. (1989). Solution-focused brief therapy. Workshop, Ontario Institute for Studies in Education, Toronto, Ontario, Canada.

Berg, I.K. (1992). A wolf in disguise is not a grandmother. *Journal of Systemic Therapies*, *13*(1), 13–14.

Berg, I.K.（1994）. *Family based services: A solution-focused approach*. New York: Norton.

Berg, I.K.（2004）. *"I'm glad to be alive ..."*: *Working with a suicidal youth*.（Videotape）. Milwaukee, WI: Brief Family Therapy Center.

Berg, I.K. & de Shazer, S.（1993）. Making numbers talk: Language in therapy. In S. Friedman（Ed.）, *The new language of change: Constructive collaboration in psychotherapy*（pp. 5–24）. New York: Guilford.

Berg, I.K. & de Shazer, S.（1994）. *A tap on the shoulder: Six useful questions in building solutions*.（Audiotape）. Milwaukee, WI: Brief Family Therapy Center.

Berg, I.K. & Dolan, Y.（2001）. *Tales of solutions: A collection of hope-inspiring stories*. New York: Norton.

Berg, I.K. & Miller, S.D.（1992）. *Working with the problem drinker: A solution-focused approach*. New York: Norton.

Berg, I.K. & Reuss, N.H.（1998）. *Solutions step by step: A substance abuse treatment manual*. New York: Norton.

Berg, I.K. & Steiner, T.（2003）. *Children's solution work*. New York: Norton.

Berman, A.L.（2005）. The end of the food chain. *NEWSlink*, *32*（3）, 3.

Berman, A.L, Jobes, D.A., & Silverman, M.M.（2005）. *Adolescent suicide: Assessment and intervention*（2nd ed.）. Washington, DC: American Psychological Association.

Bernagie, K.（2004）. Suicidal and aggressive behavior: Commonalities and differences. Presented at the European Symposium on Suicide and Suicidal Behaviour: Research, Prevention, Treatment and Hope, Copenhagen, Denmark, August 25–28.

Bertolino, B.（1999）. *Therapy with troubled teenagers: Rewriting young lives in progress*. New York: Wiley.

Bertolino, B. & O'Hanlon, W.H.（2002）. *Collaborative, competency-based counselling and therapy*. Boston: Allyn & Bacon.

Bertolino, B. & Schultheis, G.（2002）. *The therapist's notebook for families: Solution-oriented exercises for working with children, adolescents, and families*. Binghamton, NY: The Haworth Press.

Bertolote, J.M., Fleischmann, A., DeLeo, D., & Wasserman, D.（2004）. Psychiatric diagnoses and suicide: Revisiting the evidence. *Crisis*, *25*（4）, 147–155.

Bille-Brahe, U. & Jensen, B.（2004）. The importance of social support. In D. DeLeo, U. Bille-Brahe, A. Kerkhof, & A. Schmidtke（Eds.）, *Suicidal Behaviour:*

Theories and research findings (pp. 197–208.). Cambridge, MA: Hogrefe & Huber.

Bluehouse, P. & Zion, J. (1993). Hozhooji Naat'aanii: The Navaho Justice and Harmony Ceremony. *The Mediation Quarterly, 10*(4), 328–339.

Bohart, A. & Tallman, S. (1999). The client as a common factor: Clients as self-healers. In M. Hubble, B. Duncan, & S. Miller (Eds.), *The heart and soul of change: The role of common factors across the helping professions* (pp. 91–131). Washington, DC: American Psychological Association.

Bolton, I. (1983). *My son, my son*. Atlanta, GA: Link Counseling Centre.

Boorstein, S. (1995). *It's easier than you think: The Buddhist way to happiness*. New York: Harper Collins.

Boronovalova, M.A., Lejuez, C.W., Daughters, S.B., Rosenthal, M.Z., & Lynch, T.R. (2005). Impulsivity as a common process across borderline personality disorder and substance use disorders. *Clinical Psychology Review, 25*, 790–812.

Bornstein, K. (1994). *Gender outlaw: On men, women, and the rest of us*. New York: Routledge.

Bostwick, J.M. (2006). Do SSRIs cause suicide in children? The evidence is underwhelming. *Journal of Clinical Psychology: In Session, 62*(2), 235–241.

Brain, K.L., Haines, J., & Williams, C.L. (2002). The psychophysiology of repetitive self-mutilation. *Archives of Suicide Research, 6*, 199–210.

Brent, D., Baugher, M., Brimaher, B., Kolko, D., & Bridge, J. (2000). Compliance with recommendations to remove firearms in families participating in a clinical trial for adolescent depression. *Journal of the American Academy of Child and Adolescent Psychiatry, 32*, 521–529.

Brent, D., Poling, K., McKain, B., & Slaughter, M. (1993). A psychoeducational program for families of affectively ill children and adolescents. *Journal of the American Academy of Child and Adolescent Psychiatry, 32*, 770–774.

Breton, J.J., Boyer, R., Bilodeau, H., Raymond, S., Joubert, N., & Nantel, M.A. (1998). *Review of evaluative research on suicide intervention and prevention programs for young people in Canada: Theoretical context and results*. Ottawa, ON: Health Canada.

Bridges, F.S. (2004). Gun control law (Bill C-17), suicide, and homicide in Canada. *Psychological Reports, 94*(3, pt.1), 819–826.

Brief Family Therapy Centre (n.d.). Handout on story construction. Milwaukee, WS: BFTC.

Bright Mind (2006). *Advancing Suicide Prevention, II* (I), 13–15.

Brown, G.K., Ten Have, T., Henriques, G.R., Xie, S.X., Hollander, J.E., & Beck, A.T. (2005). Cognitive therapy for the prevention of suicide attempts: A randomized controlled trial. *Journal of the American Medical Association, 294* (55), 563–570.

Brown, J.B. (2001). *Patient-centred collaboration: Core practices.* Ottawa, ON: Health Canada.

Brown, M.Z. (2006). Linehan's theory of suicidal behaviour: Theory, research, and dialectical behavior therapy. In T.E. Ellis (Ed.), *Cognition and suicide* (pp. 91–117). Washington, DC: American Psychological Association.

Butler, W.R. & Powers, K.V. (1996). Solution-focused grief therapy. In S. Miller, M.A. Hubble, & B.L. Duncan (Eds.), *Handbook of solution-focused brief therapy* (pp. 228–247). San Francisco: Jossey-Bass.

Buxton, B. (2004). *Damaged angels.* Toronto: Knopf.

Callahan, J. (1997). Correlates and predictors of grief in suicide survivors. In J.L. McIntosh (Ed.), *The legacy of suicide: Proceedings of the American Association of Suicidology Conference, Memphis* (pp. 40–41). Washington, DC: AAS.

Callcott, A. (2003). Solution-focused assessment and interventions with suicidal or self harming patients. *Journal of Primary Care Mental Health, 7* (3), 75–77.

Campbell, F., Cataldie, L., McIntosh, J., & Millet, K. (2004). An active postvention program. *Crisis, 25* (1), 30–32.

Camus, A. (1983). Return to Tipasa. In *The myth of Sisyphus and other essays* (pp. 193–204). New York: Vintage International. (Original work published 1955.)

Canadian Association for Suicide Prevention (n.d.). *Media guidelines.* Edmonton, AB: Author.

Canadian Association for Suicide Prevention (2005). *Blueprint for a Canadian National Strategy on Suicide Prevention.* Edmonton, AB: Author.

Cantor, C. (2000). Suicide in the Western world. In K. Hawton and K. vanHeeringen (Eds.), *The international handbook of suicide and attemptedsuicide* (pp. 9–28). Chichester, UK: Wiley.

Cantwell, P. & Holmes, S. (1994). Social construction: A paradigm shift for systemic therapy and training. *Australia and New Zealand Journal of Family Therapy, 15* (1), 17–26.

Carroll, L., Gilroy, P.J., & Ryan, J. (2002). Counseling transgendered, transsexual, or gender-variant clients. *Journal of Counseling and Development, 80* (Spring), 131–139.

Carson, R.E. (2002, March). The X-ercise factor: Turning pain into pleasure. Presented at the Southern Coastal International Conference on Addictions and Mental Health, Jekyll Island, Georgia, March 6–10.

Center for Suicide Prevention (2003). *Suicide among Canada's Aboriginal peoples*. SIEC alert number 53. Calgary, AB: Author. Retrieved March 5, 2004, from http://www.suicideinfo.ca/csp/assets/Alert52.pdf.

Chandler, M.J. & Lalonde, C. (1998). Cultural continuity as a hedge against suicide in Canada's First Nations. *Transcultural Psychiatry, 35*(2), 191–219.

Chandler, M.J. & Lalonde, C. (2000). Cultural continuity as a protective factor against suicides in First Nations youth. *Lifenotes, 5*(1), 10–11.

Chang, E.C. & Sanna, L.J. (2001). Optimism, pessimism, and negative affectivity in middle-aged adults: A test of a cognitive-affective model of psychological adjustment. *Psychology and Aging, 16*, 524–531.

Chang, J. (1998). Children's stories, children's solutions: Social constructionist therapy for children and their families. In M.F. Hoyt (Ed.), *The handbook of constructive therapies* (pp. 251–275). San Francisco: Jossey-Bass.

Chang, J. (1999). Collaborative therapies with young children and their families: Developmental, pragmatic, and procedural issues. *Journal of Systemic Therapies, 18*(2), 44–64.

Chevalier, A.J. (1996). *On the counsellor's path: A guide to teaching brief solution-focused therapy*. Oakland, CA: New Harbinger.

Chiarelli, L., Davidson, S., Hutchinson, T., Manion, I., Shapiro, N., & Stewart, E. (2000). Youth in the know: Promoting mental health with a safety net. Presented at Suicide Intervention and Prevention in Adolescents, University of Toronto/Hospital for Sick Children, Toronto, Ontario, Canada, April 26.

Chiles, J.A. & Strosahl, K. (1995). *The suicidal patient: Principles of assessment, treatment, and case management*. Washington, DC: American Psychiatric Press.

Chiles, J.A. & Strosahl, K. (2005). *Clinical manual for assessment and treatment of suicidal patients*. Washington, DC: American Psychiatric Publishing.

Chopin, E., Kerkhof, A., & Arensman, E. (2004). Psychological dimensions of attempted suicide: Theories and data. In D. DeLeo, U. Bille-Brahe, A. Kerkhof, & A. Schmidtke (Eds.), *Suicidal behaviour: Theories and research findings* (pp. 41–60). Cambridge, MA: Hogrefe & Huber.

Clark, D., Donovan, M., & Painter, M. (2003). Co-creating alternative group cultures: Conversations about solution-focused brief therapy. Presented at the Solution-

Focused Brief Therapy Association Conference, Loma Linda, California, November 2–3.

Clark, D.C. & Goebel-Fabbri, A.E. (1999). Lifetime risk of suicide in major affective disorders. In D.G. Jacobs (Ed.), *The Harvard Medical School guide to suicide assessment and intervention* (pp. 270–286). San Francisco: Jossey-Bass.

Clark, S. (2001). Bereavement after suicide—How far have we come and where do we go from here? *Crisis, 22*, 102–108.

Clark, S. & Goldney, R. (1995). Grief reactions and recovery in a support group for people bereaved by suicide. *Crisis, 16*(1), 27–33.

Clark, S. & Goldney, R. (2000). The impact of suicide on relatives and friends. In K. Hawton & K. van Heeringen (Eds.), *International handbook of suicide and attempted suicide* (pp. 466–484). Chichester, UK: Wiley.

Cohen, L. (1992). Anthem. On *The future*. New York: Sony.

Cole, C.M., O'Boyle, M., Emory, L., & Meyyer, W.J. (1997). Comorbidity of gender dysphoria and other major psychiatric diagnoses. *Archives of Sexual Behavior, 26*, 13–26.

Comtois, K.A. & Linehan, M.M. (2006). Psychosocial treatments of suicidal behaviors: A practice-friendly review. *Journal of Clinical Psychology: In Session, 62*(2), 161–170.

Congdon, P. (1996). Suicide and parasuicide in London: A small area study. *Urban Studies, 33*, 137–158.

Conner, K.R., Meldrum, S., Wieczorek, W.F., Duberstein, P.R., & Welte, J.W. (2004). The association of irritability and impulsivity with suicidal ideation among 15- to 20-year-old males. *Suicide and Life-Threatening Behavior, 34*(4), 363–373.

Connors, E.A. (1996). The healing path: Suicide and self-destructive behavior in North American native people. In A. Leenaars & D. Lester (Eds.), *Suicide and the unconscious* (pp. 259–272). London: Jason Aronson.

Cooper, G. (2006). Exercising for mental health, Clinician's Digest. *Psychotherapy Networker 30*(1), 21.

Cooper, S., Darmody, M., & Dolan, Y. (2003). Impressions of hope and its influence: An international e-mail trialogue. *Journal of Systemic Therapies, 22*(3), 67–78.

Corcoran, J. (2002). Developmental adaptations of solution-focused brief therapy. *Brief Treatment and Crisis Intervention, 2*(4), 301–313.

Couture, S.J. & Sutherland, O.A. (2004). Investigating change: Compatible research and practice. *Journal of Systemic Therapies*, *23*(2), 3–17.

Cross, T.L. (1998). Understanding family resiliency from a relational world view. In H.I. McCubbin, E.A. Thompson, A.I. Thompson, & J.E. Fromer (Eds.), *Resiliency in Native American and immigrant families* (pp. 143–157). Thousand Oaks, CA: Sage.

Daigle, M.S. (2005). Suicide prevention through means restriction: Assessing the risk of substitution: A critical review and synthesis. *Accident Analysis and Prevention*, *37*(4), 625–632.

de Groot, M.H., de Keijser, J., & Neeleman, J. (2006). Grief shortly after suicide and natural death: A comparative study among spouses and first-degree relatives. *Suicide and Life-Threatening Behavior*, *36*(4), 418–432.

De Jong, P. & Berg, I.K. (2002). *Interviewing for solutions* (2nd ed.). New York: Brooks/Cole.

De Jong, P. & Berg, I.K. (2007). *Interviewing for solutions* (3rd ed.). Belmont, CA: Wadsworth.

de Man, A.F. (1991). Community support and suicide ideation: An evaluation of two programs. Unpublished research. Sherbrooke, QE: Suicide Intervention Center (CIS).

de Shazer, S. (1984). The death of resistance. *Family Process*, *23*, 79–93.

de Shazer, S. (1985). *Keys to solution in brief therapy*. New York: Norton.

de Shazer, S. (1988a). *Clues: Investigating solutions in brief therapy*. New York: Norton.

de Shazer, S. (1988b). Utilization: The foundation of solutions. In J.K. Zeig & S.R. Lankton (Eds.), *Developing Ericksonian therapy: State of the art*. New York: Brunner/Mazel.

de Shazer, S. (1991a). Foreword. In Y. Dolan, *Resolving sexual abuse: Solution-focused therapy and Ericksonian hypnosis for adult survivors*. New York: Norton.

de Shazer, S. (1991b). *Putting difference to work*. New York: Norton.

de Shazer, S. (1994). *Words were originally magic*. New York: Norton.

de Shazer, S. (1998). *The right path or the other path: Working with a teenage substance misuser*. (Videotape). Milwaukee, WS: Brief Family Therapy Centre.

de Shazer, S. (2004). *I want to want to*. Videotape. Milwaukee, WI: Brief Family Therapy Center.

de Shazer, S., Berg, I.K., & Miller, G. (1995). Solution-focused brief therapy: Advanced supervision seminar, Brief Therapy Center, Milwaukee, Wisconsin,

November 3–5.

de Shazer, S., Dolan, Y., Korman, H., McCollum, E., Trepper, T., & Berg, I.K. (2007). *More than miracles: The state of the art of solution-focused brief therapy.* Binghamton, NY: The Haworth Press.

Dear, G. (2001). Further comments on the nomenclature for suicide-related thoughts and behaviour. *Suicide and Life-Threatening Behaviour, 31*, 234–235.

Dechant, H. (2005, Oct.). Aboriginal youth suicide prevention strategy—Alberta Children and Youth Initiative. Presented at the Canadian Association for Suicide Prevention Conference, Ottawa, Ontario, Canada, October 16–19.

DeLeo, D., Burgis, S., Bertolote, J.M., Kerkhof, A., & Bille-Brahe, U. (2004). Definitions of suicidal behaviour. In D. DeLeo, U. Bille-Brahe, A. Kerkhof, & A. Schmidtke (Eds.), *Suicidal behaviour: Theories and research findings* (pp. 17–39). Cambridge, MA: Hogrefe & Huber.

Denny, D. (2004). Changing models of transsexualism. In U. Leli & J. Drescher (Eds.), *Transgender subjectivities: A clinician's guide* (pp. 25–40). Binghamton, NY: The Haworth Press.

Denton, W.H. & Burwell, S.R. (2006). Systemic couple intervention for depression in women. *Journal of Systemic Therapies, 25*(3), 43–57.

Depression Information Resource and Education Center (DIRECT) (1997). Fact sheets on depression. Retrieved from http://www.fhs.mcmaster.ca/direct.

Dobbs, D. (2006). Turning off depression. *Scientific American Mind, 17*(4), 26–31.

Dolan, Y. (1991). *Resolving sexual abuse: Solution-focused therapy and Ericksonian hypnosis for adult survivors.* New York: Norton.

Dolan, Y. (1994). Solution-focused therapy with sexual abuse survivors—Handout. Workshop, Hincks Institute, Toronto, Ontario, Canada, April 6–7.

Dolan, Y. (2002). The pragmatics of hope. Presented at the Brief Therapy Network Conference, Toronto, Ontario, Canada, April 25–26.

Dolan, Y. (2006). Implicit ways to communicate hope during conversation. Workshop handout, Western Canadian Solution-Focused Conference, Vancouver, British Columbia, Canada, April 26–28.

Donaldson, D., Spirito, A., & Overholser, J. (2003). Treatment of adolescent suicide attempters. In A. Spirito & J. Overholser (Eds.), *Evaluating and treating adolescent suicide attempters: From research to practice* (pp. 295–321). San Diego: Academic Press.

Drye, R.C., Goulding, R.L., & Goulding, M.E. (1973). No-suicide decisions: Patient monitoring of suicide risk. *American Journal of Psychiatry*, *130*, 171–174.

Dulit, E. (1995). Immediately after the suicide attempt. In J.K. Zimmerman & G.M. Asnis (Eds.), *Treatment approaches with suicidal adolescents* (pp. 91–105). New York: Wiley.

Duncan, B., Hubble, M., & Miller, S. (1997). *Psychotherapy with "impossible" cases: The efficient treatment of therapy veterans*. New York: Norton.

Duncan, B. & Miller, S. (Eds.)(2000). *The heroic CLIENT: Doing client-directed, outcome-informed therapy*. San Francisco: Jossey-Bass.

Duncan, B.L. & Miller, S.D. (2005). Treatment manuals do not improve outcomes. Retrieved May, 15, 2006, from http://www.talkingcure.com/reference.

Duncan, B.L., Miller, S.D., Sparks, J.A., Claud, D.A., Reynolds, L.R., Brown, J., & Johnson, L.D. (2003). The session rating scale: Preliminary psychometric properties of a "working" alliance measure. *Journal of Brief Therapy*, *3*(1), 3–12.

Dunne-Maxim, K. (2000). Students against destructive decisions. Presented at the American Association of Suicidology Conference, Los Angeles, California, April 12–15.

Duvall, J. & Rockman, P. (1996). Living a wonderful life: A conversation with Yvonne Dolan. *Journal of Systemic Therapies*, *15*(3), 82–92.

Eagles, J.M., Carson, D.P., Begg, A., & Naji, S.A. (2003). Suicide prevention: A study of patients' views. *British Journal of Psychiatry*, *182*, 261–265.

Edmunds, A. (1994). Creating and implementing support groups. Presented at the Canadian Association for Suicide Prevention Conference, Iqaluit, Northwest Territories, Canada, May 12–15.

Edmunds, A. (1998). My story: Thoughts of a survivor. In A.A. Leenaars, S. Wenckstern, I. Sakinofsky, R.J. Dyck, M.J. Kral, & R.C. Bland (Eds.), *Suicide in Canada* (pp. 369–375). Toronto: University of Toronto Press.

Edmunds, A. (2000). Rituals as a way of remembering and healing. Presented at the Canadian Association for Suicide Prevention Conference, Vancouver, British Columbia, Canada, October 11–14.

Edmunds, H. (2006). The experience of men's grief: A video and print presentation. Presented at the Canadian Association for Suicide Prevention Conference, Toronto, Ontario, Canada, October 25–29.

Egel, L. (1999). On the need for a new term for suicide. *Suicide and Life-Threatening Behavior*, *29*, 393–394.

Eisen, A. (1995). *Good advice for a happy life: A book of quotations*. Kansas City, MO: Andrews and McMeel.

Ekins, R. & King, D. (1997). Blending genders: Contributions to the emerging field of transgender studies. *The International Journal of Transgenderism, 1*(1). Retrieved from http://www.symposion.com/ijt/.

Eliot, T.S. (1969). Ash-Wednesday. In *The complete poems and plays of T.S. Eliot*. London: Faber and Faber. (Original work published 1930.)

Ellenbogen, S. & Gratton, F. (2001). Do they suffer more? Reflections on research comparing suicide survivors to other survivors. *Suicide and Life-Threatening Behavior, 31*, 83–90.

Ellis, T.E. (2000). Therapies for suicidal patients: Common threads. Presented at the American Association of Suicidology Conference, Santa Fe, New Mexico, April 22–26.

Ellis, T.E. & Newman, C.F. (1996). *Choosing to live: How to defeat suicide through cognitive therapy*. Oakland, CA: New Harbinger.

Esposito-Smythers, C., McClung, T.J., & Fairlie, A.M. (2006). Adolescent perceptions of a suicide prevention group on an inpatient unit. *Archives of Suicide Research, 10*, 265–276.

Evans, W., Smith, M., Hill, G., Albers, E., & Neufeld, J. (1966). Rural adolescent views of risk and protective factors associated with suicide. *Crisis Intervention, 3*, 1–12.

Eyler, A.E. & Wright, K. (1997). Gender identification and sexual orientation among genetic females with gender-blended self-perception in childhood and adolescence. *The International Journal of Transgenderism, 1*(1). Retrieved from http://www.symposion.com/ijt./.

Favazza, A. (1989). Why patients mutilate themselves. *Hospital and Community Psychiatry, 40*, 137–145.

Favazza, A. (1996). *Bodies under siege* (2nd ed.). Baltimore: Johns Hopkins University Press.

Feinberg, L. (1998). *Transliberation: Beyond pink or blue*. Boston: Beacon Press.

Figley, C.R. (Ed.)(1995). Compassion fatigue: Coping with secondary traumatic stress disorder in those who treat the traumatized. New York: Brunner/Mazel.

Fiske, H. (1993). *A psychoeducational group program for parents of suicidal adolescents*. Presented at the International Association of Suicide Prevention Conference, Montreal, Quebec, Canada, May 31–June 2.

Fiske, H. (1995). Solution-focused brief therapy in suicide prevention. Presented at the International Association of Suicide Prevention Conference, Venice, Italy, June 4–8.

Fiske, H. (1997). Solution-focused brief therapy in suicide prevention. Presented at the American Association of Suicidology Annual Conference, Memphis, Tennessee, April 23–27.

Fiske, H. (1998a). Applications of solution-focused therapy in suicide prevention. In D. Deleo, A. Schmidtke, & R.F.W. Diekstra (Eds.), *Suicide prevention: A holistic approach* (pp. 185–197). Dordrecht, the Netherlands: Kluwer.

Fiske, H. (1998b). Including parents of suicidal adolescents in the treatment process (summary). Presented at the American Association of Suicidology Annual Conference, Bethesda, MD, April 15–18.

Fiske, H. (2000). Utilizing approaches that fit with adolescent development and priorities. A Y2K special: Three skills building workshops. Presented at the American Association of Suicidology Annual Conference, Los Angeles, California, April 12–15.

Fiske, H. (2001). Clinicians' round rable: Sonya—treating a suicidal 13-year-old. *Lifenotes*, 6(1), 11–12.

Fiske, H. (2002). Reasons for living: Ideas for intervention. Presented at the American Association of Suicidology Annual Conference, Bethesda, Maryland, April 10–13.

Fiske, H. (2003). Reasons for living via the telephone. Presented at the American Association of Suicidology Annual Conference, Santa Fe, New Mexico, April 22–26.

Fiske, H. (2004a). Eliciting and using suicidal callers' reasons for living. Presented at the American Association of Suicidology Annual Conference, Miami, Florida, April 14–17.

Fiske, H. (2004b). Living with a suicidal person: What families can do. In J.F. Connolly & J. Scott (Eds.), *Suicide prevention: What you can do. Proceedings of the Irish Association of Suicidology ninth annual conference* (pp. 130–135). Castlebar, Ireland: IAS.

Fiske, H., Ball, D., Edmunds, H., & Hill, A. (2003). Men's experiences as survivors of suicide. Presented at the Canadian Association of Suicide Prevention conference, Iqaluit, Northwest Territories, Canada, May 15–18.

Fiske, H. & "James" (2002).Working with a suicidal transgendered client: Treatment issues. Presented at the 13th Annual Conference of the Canadian Association for

Suicide Prevention, Saint John, New Brunswick, Canada, October 20–23.

Fiske, H. & "James" (2003). Treating transgendered clients: Suicide risk. Poster presented at the Annual Conference of the American Association of Suicidology, Santa Fe, New Mexico, April 22–26.

Fiske, H. & Zalter, B. (2005). Solution-focused approaches to bereavement. Presented at the Solution-Focused Brief Therapy Association Conference, Fort Lauderdale, Florida, November 3–5.

Frankl, V.E. (1997). *Man's search for ultimate meaning.* New York: Insight Books.

Franklin, C., Corcoran, J., Nowicki, J., & Streeter, C.L. (1997). Using client self-anchored scales to measure outcomes in solution-focused therapy. *Journal of Systemic Therapies, 16*(3), 246–265.

Frederickson, B.L. (2000). Cultivating positive emotions to optimize health and well-being. *Prevention and Treatment, 3,* article 0001a. Retrieved February 20, 2003, from http://www.journals.apa.org/prevention/volume3/pre0030001a.html.

Frederickson, B.L. (2001). The role of positive emotions in positive psychology: The broaden-and-build theory of positive emotions. *American Psychologist, 56,* 218–226.

Frederickson, B.L. & Joiner, T. (2002). Positive emotions trigger upward spirals toward emotional well-being. *Psychological Science, 13,* 172–175.

Freedman, J. & Combs, G. (1997). Lists. In C. Smith & D. Nylund (Eds.), *Narrative therapies with children and adolescents* (pp.147–161). New York: Guilford.

Freud, S. (1959). On psychotherapy. In E. Jones (Ed.), *Collected papers,* (Vol. 1, pp. 249–263). Joan Riviere, trans. New York: Basic Books. (Original work published 1904.)

Furst, J. & Huffine, C.L. (1991). Assessing vulnerability to suicide. *Suicide and Life-Threatening Behavior, 21,* 329–344.

Gallagher, D. & Korman, H. (2006). Some "new" ideas in the treatment of substance abuse with a focus on "relapse." Presented at the Solution-Focused Brief Therapy Association Conference, Denver, Colorado, November 2–4.

Garrison, C.Z., McKeown, R.E., Valois, R.F., & Vincent, M.L. (1993). Aggression, substance use, and suicidal behaviors in high school students. *American Journal of Public Health, 83,* 179–184.

Gassmann, D. & Grawe, K. (2006). General change mechanisms: The relation between problem activation and resource activation in successful and unsuccessful therapeutic interactions. *Clinical Psychology and Psychotherapy, 13,* 1–11.

Geller, J., Brown, K.E., Zaitsoff, S.L., Goodrich, S., & Hastings, F. (2003). Collaborative versus directive interventions in the treatment of eating disorders: Implications for care providers. *Professional Psychology: Research and Practice*, *34*, 406–413.

George, E., Iveson, C., & Ratner, H. (1999). *Problem to solutions: Brief therapy with individuals and families* (Rev. ed.). London: Brief Therapy Press.

Ghul, R. (2005). Introducing solution-focused thinking: A half-day workshop. In T. Nelson (Ed.), *Education and training in Solution-Focused Brief Therapy* (pp. 169–174). Binghamton, NY: The Haworth Press.

Gibbons, R.D., Hur, K., Bhaumik, D.K., & Mann, J.J. (2005). The relationship between antidepressant medication use and rate of suicide. *Archives of General Psychiatry*, *62*, 165–172.

Gingerich, W.J. & Eisengart, S. (2000). Solution-focused brief therapy: A review of the outcome research. *Family Process*, *39*, 477–498.

Goldfried, M.R. & Wolfe, B.E. (1999). Toward a more clinically valid approach to therapy research. *Journal of Consulting and Clinical Psychology*, *66*(1), 143–150.

Goldman, S. & Beardslee, W.R. (1999). Suicide in children and adolescents. In D.G. Jacobs (Ed.), *The Harvard Medical School guide to suicide assessment and intervention* (pp. 417–442). San Francisco: Jossey-Bass.

Goldney, R.D. (2000). Prediction of suicide and attempted suicide. In K. Hawton & K. van Heeringen (Eds.), *International handbook of suicide and attempted suicide* (pp. 585–595). Chichester, UK: Wiley.

Goldney, R.D. (2005). Suicide prevention: A pragmatic review of recent studies. *Crisis*, *26*(3), 128–140.

Gordon, D. & Meyers-Anderson, M. (1981). *Phoenix: Therapeutic patterns of Milton H. Erickson*. Cupertino, CA: Meta.

Gould, M.S., Marrocco, F.A., Kleinman, M., Thomas, J.G., Mostkoff, K., Cote, J., & Davies, M. (2005). Evaluating iatrogenic risk of youth screening programs: A randomized controlled trial. *Journal of the American Medical Association*, *293*(13), 1635–1643.

Grad, O., Clark, S., Dyregrov, K., & Andriessen, K. (2004). What helps and what hinders the process of surviving the suicide of somebody close? *Crisis*, *25*(3), 134–139.

Greenberg, R.P., Constantino, M.J., & Bruce, N. (2006). Are patient expectations still relevant for psychotherapy process and outcome? *Clinical Psychology Review*, *26*, 657–678.

Greene, G.J., Lee, M.-Y., & Trask, R. (1996). Client strengths and crisis intervention: A solution-focused approach. *Crisis Intervention and Time-Limited Treatment*, *3*(1), 43–63.

Greene G.J., Lee, M.L., Trask, R. & Rheinscheld, J. (2000). How to work with clients' strengths in crisis intervention: A solution-focused approach. In A.R. Roberts (Ed.), *Crisis intervention handbook: Assessment, treatment, and research* (2nd ed., pp. 31–55). New York: Oxford University Press.

Greenhill, L.L. & Waslick, B. (1997). Management of suicidal behaviour in children and adolescents. *Psychiatric Clinics of North America*, *20*, 641–666.

Group for the Advancement of Psychiatry, Committee on Adolescence (1996). *Adolescent suicide*. Washington, DC: American Psychiatric Press.

Handron, D.S., Dosser, D.A. Jr., McCammon, S.L., & Powell, J.Y. (1998). "Wraparound" — The wave of the future: Theoretical and professional practice implications for children and families with complex needs. *Journal of Family Nursing*, *4*, 65–86.

Harry, J. (1994). Parasuicide, gender, and gender deviance. In G. Remafedi (Ed.), *Death by denial: Studies of suicide in gay and lesbian teenagers* (pp. 69–88). Boston: Alyson.

Hawkes, D., Marsh, T.I., & Wilgosh, R. (1998). *Solution-focused therapy: A handbook for health care professionals*. Boston: Butterworth-Heinemann.

Hawkins, M.T. & Miller, R.J. (2003). Cognitive vulnerability and resilience to depressed mood. *Australian Journal of Psychology*, *55*, 176–183.

Hawton, K. (2000). General hospital management of suicide attempters. In K. Hawton & K. van Heeringen (Eds.), *The international handbook of suicide and attempted suicide* (pp. 518–537). Chichester, UK: Wiley.

Hawton, K., Rodham, K., & Evans, E. (2006). *By their own young hand: Deliberate self-harm and suicidal ideas in adolescence*. London: Jessica Kingsley Publishers.

Hawton, K. & van Heeringen, K. (2000). Future perspectives. In K. Hawton & K. van Heeringen (Eds.), *International handbook of suicide and attempted suicide* (pp. 713–724). Chichester, UK: Wiley.

Hazell, P. (2000). Treatment strategies for adolescent suicide attempters. In K. Hawton & K. van Heeringen (Eds.), *International handbook of suicide and attempted suicide* (pp. 539–554). Chichester, UK: Wiley.

Healy, D. (2003). Lines of evidence on the risks of suicide with selective serotonin reuptake inhibitors. *Psychotherapy and Psychosomatics*, *72*, 71–79.

Heard, H.L. (2000). Psychotherapeutic approaches to suicidal ideation and behaviour. In K. Hawton & K. van Heeringen (Eds.), *International handbook of suicide and attempted suicide* (pp. 503–518). Chichester, UK: Wiley.

Heisel, M.J. & Flett. G.L. (2000). Meaning in life and the prevention of suicide ideation. Presented at the American Association of Suicidology Annual Conference, Los Angeles, California, April 12–15.

Henden, J. (2005). Preventing suicide using a solution-focused approach. *The Journal of Primary Care Mental Health*, *8* (3), 81–88

Hendin, H., Maltsberger, J.T., Haas, A.P., Szanto, K., & Rabinowicz, H. (2004). Desperation and other affective states in suicidal patients. *Suicide and Life-Threatening Behavior*, *34*(4), 386–394.

Herman, J. (1992). *Trauma and recovery: The aftermath of violence.* New York: Basic Books.

Hjelmeland, H. & Hawton, K. (2004). Intentional aspects of non-fatal suicidal behaviour. In D. DeLeo, U. Bille-Brahe, A. Kerkhof, & A. Schmidtke (Eds.), *Suicidal behaviour: Theories and research findings* (pp. 66–78). Cambridge, MA: Hogrefe & Huber.

Hill, A. (2000). Suicide in the legal profession. *It takes a village: Ontario Suicide Prevention Network Newsletter*, *3* (1), 1–2.

Hill, A., Fox, F., Campbell, F., & Fiske, H. (2004). Men's experience of grief after suicide loss. Presented at the American Association of Suicidology Conference, Miami, Florida, April 14–17.

Hirsch, J.K. & Conner, K.R. (2006). Dispositional and explanatory style optimism as potential moderators of the relationship between hopelessness and suicidal ideation. *Suicide and Life-Threatening Behavior*, *36*(6), 661–669.

Hoff, L.A. (2001). *People in crisis: Clinical and public health perspectives* (5th ed.). San Francisco: Jossey-Bass.

Hoffman, A. (1995). *Practical magic.* New York: Berkley Books.

Holman, G. & Lorig, K. (2000). Patients as partners in managing chronic disease. *British Medical Journal*, *72*(34), 526–527.

Hopson, L. & Kim, J. (2005). A solution-focused approach to crisis intervention with adolescents. *Journal of Evidence-Based Social Work*, *1*(2–3), 93–110.

Howard, K., Kopta, M., Krause, M., & Orlinsky, D. (1986). The dose-response relationship in psychotherapy. *American Psychologist, 41*, 149–164.

Hoyt, M.F. (1996). Solution-building and language games: A conversation with Steve de Shazer [and Insoo Kim Berg]. In M.F. Hoyt (Ed.), *Constructive Therapies 2* (pp. 60–86). New York: Guilford.

Hoyt, M.F. & Berg, I.K. (1998). Solution-focused couple therapy: Helping couples construct self-fulfilling realities. In Michael Hoyt (Ed.), *The handbook of constructive therapies* (pp. 314–340). San Francisco: Jossey-Bass.

Hoyt, M.F., Miller, S.D., Held, B.S., & Matthews, W.J. (2001). A conversation about constructivism ; or, If four colleagues talked in New York, would anyone hear it? *Journal of Systemic Therapies, 20*(1), 78–94.

Humphreys, H. (2002). *The lost garden*. Toronto: HarperCollins.

Idlout, L. & Kral, M.J. (2005). *Katujjiqatigiit: Community models of successful suicide prevention in Nunavut*. Presented at the Canadian Association for Suicide Prevention Conference, Ottawa, Ontario, Canada, October 16–19.

Irwin, C. (1998). *Conquering the beast within: How I fought depression and won ... and how you can, too*. Toronto: Random House Canada.

Isaacson, G. (2000). Suicide prevention: A medical breakthrough. *Acta Psychiatrica Scandinavica, 102*, 113–117.

Isen, A.M. (2002). Positive affect and decision-making. In M. Lewis and J.M. Haviland-Jones (Eds.), *Handbook of emotions* (2nd ed., pp. 417–435). New York: Guilford.

Iveson, C. (2002). Solution-focused brief therapy. *Advances in Psychiatric Treatment, 8*, 149–157.

Iveson (2003). Solution-focused couple therapy. In B. O'Connell & S. Palmer (Eds.), *Handbook of solution-focused brief therapy* (pp. 62–73). London, UK: Sage.

Jamison, K.R. (1995). *An unquiet mind: A memoir of moods and madness*. New York: Knopf.

Janoff-Bulman, R. (1992). *Shattered assumptions: Toward a new psychology of trauma*. New York: Free Press.

Janoff-Bulman, R. (1999). Rebuilding shattered assumptions after traumatic life events: Coping processes and outcomes. In C.R. Snyder (Ed.), *Coping: The psychology of what works* (pp. 305–323). New York: Oxford.

Jenkins, R. & Singh, B. (2000). General population strategies of suicide prevention. In K. Hawton & K. van Heeringen (Eds.), *International handbook of suicide and attempted suicide* (pp. 597–616). Chichester, UK: Wiley.

Jennings, G.L.R., Reid, C.M., Christy, I., Jennings, J., Anderson, W.P., & Dart, A. (1998). Animals and cardiovascular health. In C.C. Wilson & D.C. Turner (Eds.), *Companion animals in human health* (pp. 161–171). Thousand Oaks: Sage.

Jobes, D.A. (1995). The psychodynamic treatment of adolescent suicide attempters. In J. Zimmerman & G.M. Asnis (Eds.), *Treatment approaches with suicidal adolescents* (pp.137–154). New York: Wiley.

Jobes, D.A. (2006). *Managing suicidal risk: A collaborative approach*. New York: Guilford.

Jobes, D.A. & Nelson, K.N. (2006). Shneidman's contributions to the understanding of suicidal thinking. In T.E. Ellis (Ed.), *Cognition and suicide* (pp. 29–49). Washington, DC: American Psychological Association.

Jobes, D.A., Wong, S.A., Conrad, A., Drozod, J.F., & Neal-Walden, T. (2005). The collaborative assessment and management of suicidality vs. treatment as usual: A retrospective study with suicidal outpatients. *Suicide and Life-Threatening Behavior, 35*, 483–497.

Johnson, A., Cooper, J., & Kapur, N. (2006). Exploring the relationship between area characteristics and self-harm. *Crisis, 27*(2), 88–91.

Johnson, C.E. & Goldman, J. (1996). Taking safety home: A solution-focused approach with domestic violence. In M.F. Hoyt (Ed.), *Constructive therapies 2* (pp. 184–196). New York: Guilford.

Johnson, L.D. (1995). *Psychotherapy in the age of accountability*. New York: Norton.

Johnson, L.D. & Miller, S.D. (1994). Modification of depression risk factors: A solution-focused approach. *Psychotherapy Theory Research Practice and Training, 31*, 244–253.

Johnson, L.D., Miller, S.D., & Duncan, B.L. (2000). Session rating scale (SRS V. 3.0). Retrieved June 2, 2004, from http://www.talkingcure.com/bookstore.asp ?id=106.

Johnson, L.N., Nelson, T.S., & Allgood, S.M. (1998). Noticing pre-treatment change and therapy outcome: An initial study. *The American Journal of Family Therapy, 26,* 159–168.

Joiner, T.E. (2005). *Why people die by suicide*. Cambridge, MA: Harvard University Press.

Joiner, T.E., Pettit, J.W., Perez, M., Burns, A.B., Gencoz, T., Gencoz, F., et al.

（2001）. Can positive emotion influence problem-solving attitudes among suicidal adults? *Professional psychology: Research and Practice, 32*, 507–512.

Joiner, T.E., Rudd, M.D., & Rajab, M.H. (1999). Agreement between self- and clinician-rated symptoms in a clinical sample of young adults: Explaining discrepancies. *Journal of Consulting and Clinical Psychology, 67*(2), 171–176.

Jordan, J.R. (2001). Is suicide bereavement different? A reassessment of the literature. *Suicide and Life-Threatening Behavior, 31*, 91–102.

Jordan, J.R. & McMenamy, J. (2004). Interventions for suicide survivors: A review of the literature. *Suicide and Life-Threatening Behavior, 34*(4), 337–349.

Jureidini, J.N., Doecke, C.J., Mansfield, P., Haby, M., Menkes, D., & Tonkin, A. (2004). Efficacy and safety of antidepressants for children and adolescents. *British Medical Journal, 328*, 879–883.

Kast, V. (1994/1991). *Joy, inspiration, and hope*. D. Whitcher, trans. New York: Fromm International.

Katt, M., Kinch, P., Boone, M., & Minore, B. (1998). Coping with northern aboriginal youths' suicides. In A. Leenaars, I. Sakinofsky, R.J. Dyck, M.J. Kral, & R.C. Bland (Eds.), *Suicide in Canada* (pp. 212–226). Toronto: University of Toronto Press.

Kazdin, A.E. (1999). The meanings and measurement of clinical significance. *Journal of Consulting and Clinical Psychology, 67*(3), 332–339.

Kazdin, A.E., & Nock, M.K. (2003). Delineating mechanisms of change in child and adolescent therapy: Methodological issues and research recommendations. *Journal of Child Psychology and Psychiatry, 44*, 1116–1129.

Keeley, H.S., Corcoran, P., & Bille-Brahe, U. (2004). Addiction and suicidal behaviour: Questions and answers in the EPSIS. In D. DeLeo, U. Bille-Brahe, A. Kerkhof, & A. Schmidtke (Eds.), *Suicidal behaviour: Theories and research findings* (pp. 165–184). Cambridge, MA: Hogrefe & Huber.

Kerkhof, A. (2000). Attempted suicide: Patterns and trends. In K. Hawton & K. van Heeringen (Eds.), *International handbook of suicide and attempted suicide* (pp. 49–64). Chichester, UK: Wiley.

Kerkhof, A. & Arensman, E. (2004). Repetition of attempted suicide: Frequent, but hard to predict. In D. DeLeo, U. Bille-Brahe, A. Kerkhof, & A. Schmidtke (Eds.), *Suicidal Behaviour: Theories and research findings* (pp. 111–124). Cambridge, MA: Hogrefe & Huber.

Kidd, S.A. (2006). Risk and resilience among homeless youth. Presented at Suicide

Study Rounds, the Arthur Sommer Rotenberg Chair in Suicide Studies, Toronto, Ontario, Canada, April 10.

Kidd, S.A. & Kral, M.J. (2002). Suicide and prostitution among street youth: Qualitative analysis. *Adolescence, 37*, 411–430.

Kids' Help Phone (1994). *Counselling young people by phone: A Kids Help Phone handbook for professional and volunteer counsellors*. Toronto: Kids Help Phone.

Killias, M., van Kesteren, J., & Rindlisbacher, M. (2001). Guns, violent crime, and suicide in 21 countries. *Canadian Journal of Criminology, 43*, 429–448.

King, C.A., Kramer, A., Preuss, L., Kerr, D.C.R., Weisse, L., & Venkataraman (2006). Youth nomimated support team for suicidal adolescents (version 1): A randomized clinical trial. *Journal of Consulting and Clinical Psychology, 74*(1), 199–206.

King, T. (1990). Introduction. In T. King (Ed.), *All my relations: An anthology of contemporary native fiction*. Toronto: McClelland & Stewart.

King, T. (2003). *The truth about stories: A native narrative*. Toronto: Anansi.

Kirmayer, L., Fletcher, C., & Boothroyd, L.J. (1998). Suicide among the Inuit of Canada. In A.A. Leenaars, S. Wenckstern, I. Sakinofsky, R.J. Dyck, M.J. Kral, & R.C. Bland (Eds.), *Suicide in Canada* (pp. 189–211). Toronto: University of Toronto Press.

Knekt, P. & Lindfors, O. (Eds.)(2004). A randomized trial of the effects of four forms of psychotherapy on depressive and anxiety disorders: Design, methods, and results on the effectiveness of short-term dynamic psychotherapy and solution-focused therapy during a one-year follow-up. *Studies in Social Security and Health, 77*. Helsinki, Finland: KELA The Social Insurance Institution.

Korhonen, M.I. (2006). *Basic counselling skills: Inuit voices, modern methods*. Ottawa: The Ajunnginiq Centre of the National Aboriginal Health Organization.

Korman, H. (2005). Comment on the Solution-Focused Listserv, www.sikt.nu.

Korman, H. (2006). Plenary presentation. Solution-Focused Brief Therapy Association Conference, Denver, Colorado, November 2–4.

Kral, M.J. (2003). Unikkaartuit: *Meanings of well-being, sadness, suicide and change in two Inuit communities*. Final Report to the National Health Research and Development Programs, Health Canada. Ottawa: Health Canada.

Kreider, J.W. (1998). Solution-focused ideas for briefer therapy with longer-term clients. In M.F. Hoyt (Ed.), *The handbook of constructive therapies* (pp. 341–357). San Francisco: Jossey-Bass.

Kronkite, K. (1994). *On the edge of darkness: Conversations about conquering depression.* New York: Doubleday.

Kruesi, M., Grossman, J., Pennington, J., Woodward, P., Duda, D., & Hirsch, J. (1999). Suicide and violence prevention: Parent education in the emergency department. *Journal of the American Academy of Child and Adolescent Psychiatry*, *38*, 250–255.

Kuehl, B.P., Barnard, C.P., & Nelson, T.S. (1998). Making the genogram solution based. In T. Nelson & T. Trepper (Eds.), *101 more interventions in family therapy*. Binghamton, NY: The Haworth Press.

La Cerva, V. (1999). *Worldwords: Global reflections to awaken the spirit.* Cordova, TN: HEAL Foundation Press.

Lam, R.W. & Tam, E.M. (2000). Effects of light therapy on suicidal ideation in patients with winter depression. *Journal of Clinical Psychiatry*, *61*(1), 30–32.

Lamarre, J. (2003). The pearl in the oyster: The trouble that builds something marvellous. Presented at the Solution-Focused Brief Therapy Association Conference, Loma Linda, California, November 2–3.

Lambert, M.J. (1992). Implications of outcome research for psychotherapy integration. In J.C. Norcross & M.R. Goldfried (Eds.), *Handbook of psychotherapy integration* (pp. 94–129). New York: Basic.

Lambert, M. (2004)(Ed.). *Bergin and Garfield's handbook of psychotherapy and behaviour change* (5th ed.). New York: Wiley.

Lambert, M.J., Hansen, M.J., Unphress, V., Lunnen, K., Okiishi, J., Burlingame, G. et al. (1996). *Administration and scoring manual for the Outcome Questionnaire (OQ 45.2)*. Washington, DC: American Professional Credentialing Services.

Lambert, M.J., Okiishi, J.C., Finch, A.E., and Johnson, L.D. (1998). Outcome assessment: From conceptualization to implementation. *Professional Psychology: Research and Practice*, *29*, 63–70.

Lamott, A. (1999). *Traveling mercies.* New York: Anchor Books.

Langer, E.J. (1989). *Mindfulness.* Reading, MA: Addison-Wesley.

Langer, E. (1997). *The power of mindful learning.* Reading, MA: Addison-Wesley.

Laszloffy, T. (2000). Awesome allies: Tapping the wisdom of an adolescent's peers. *Psychotherapy Networker*, January/February, 71–77.

Latham, A.E. & Prigerson, H.G. (2004). Suicidality and bereavement: Complicated grief as psychiatric disorder presenting greatest risk for suicidality. *Suicide and Life-Threatening Behavior*, *34*(4), 350–363.

Lawlor, D.A. & Hopker, G.W. (2001). The effectiveness of exercise as anintervention in the management of depression: Systematic review and meta-regression of randomised controlled trials. *British Medical Journal*, *322*, 763–767.

Lawson, D. (1994). Identifying pretreatment change. *Journal of Counselling and Development*, *72*, 244–248.

Lee, M.Y., Greene, G.J., Mentzer, R.A., Pinnell, S., & Niles, D. (2001). Solution-focused brief therapy and the treatment of depression: A pilot study. *Journal of Brief Therapy*, *1*, 33–49.

Leenaars, A.A. (2006a). Psychotherapy with suicidal people: The commonalities. *Archives of Suicide Research*, *10*, 305–322.

Leenaars, A.A. (2006b). Suicide among indigenous peoples: Introduction and a call to action. *Archives of Suicide Research*, *10*, 103–115.

Leenaars, A.A., Wenckstern, S., Sakinofsky, I., Dyck, R.J., Kral, M.J., & Bland, R.C. (Eds.)(1998). Preface. In A.A. Leenaars, S. Wenckstern, I. Sakinofsky, R.J. Dyck, M.J. Kral, & R.C. Bland (Eds.), *Suicide in Canada*. Toronto: University of Toronto Press.

Leichensring, F. & Leibing, E. (2003). The effectiveness of psychodynamic therapy and cognitive behaviour therapy in the treatment of personality disorders. *American Journal of Psychiatry*, *160*, 123–1232.

Lester, D. (2000). *Why people kill themselves: A 2000 summary of research on suicide*. Springfield, IL: Charles Thomas.

Lethem, J. (2003). Using solution-focused therapy with women. In B. O'Connell and S. Palmer (Eds.), *Handbook of Solution-Focused Therapy* (pp. 118–128). London: Sage.

Letofsky, K. (1998). Trauma and suicide bereavement. Presented at "Helping Suicide Survivors, " Conference sponsored by Council on Adolescent Suicide Prevention in Peel, Mississauga, Ontario, Canada, November 6.

Lev, A.I. (2004). *Transgender emergence: Therapeutic guidelines for working with gender-variant people and their families*. Binghamton, NY: The Haworth Press.

Levy, S. & Fletcher, E. (1998). Kamatsiaqtut, Baffin Crisis Line: Community ownership of support in a small town. In A.A. Leenaars, S. Wenckstern, I. Sakinofsky, R.J. Dyck, M.J. Kral, & R.C. Bland (Eds.), *Suicide in Canada* (pp. 353–366). Toronto: University of Toronto Press.

Levy, S., Idlout, L., Toomasie, L., Borg, C., Kunuk, C., & the Nunavut Embrace Life Council (2005). Embrace Life Council model—Partnerships for Life. Presented at the Canadian Association for Suicide Prevention Conference, Ottawa, Ontario, Canada, October 16–19.

Lewins, F. (1995). *Transsexualism in society: A sociology of male-to-female transsexuals*. Melbourne: Macmillan Education Australia.

Linehan, M.M. (1993a). *Cognitive-behavioural treatment of borderline personality disorder*. New York: Guilford.

Linehan, M.M. (1993b). *Skills training manual for treating borderline personality disorder*. New York: Guilford.

Linehan, M.M. (1998). Is anything effective for reducing suicidal behaviour? or, Treatment of suicidal behaviors: The good news and the bad news. Presented at the American Association of Suicidology Annual Conference, Bethesda, Maryland, April 15–18.

Linehan, M. M. (1999a). On creating a life worth living when suicide seems like the only option. (Dublin Award presentation). Presented at the American Association of Suicidology Annual Conference, Houston, Texas, April 16–18.

Linehan, M.M. (1999b). Standard protocol for assessing and treating suicidal behaviors for patients in treatment. In D.G. Jacobs (Ed.), The *Harvard Medical School guide to suicide assessment and intervention* (pp. 146–187). San Francisco: Jossey-Bass.

Linehan, M. (2004). Treating the suicidal person: An update on the science. Presented at the American Association of Suicidology Annual Conference, Miami, Florida, April 14–17.

Linehan, M.M., Goodstein, J.L., Nielsen, S.L., & Chiles, J.A. (1983). Reasons for staying alive when you are thinking of killing yourself: the reasons for living inventory. *Journal of Consulting and Clinical Psychology*, *51*, 276–286.

Linehan, M.M., Rizvi, S.L., Welch, S.S., & Page, B. (2000). Psychiatric aspects of suicidal behavior: Personality disorders. In K. Hawton & K. van Heeringen (Eds.), *The international handbook of suicide and attempted suicide* (pp. 147–178). Chichester, UK: Wiley.

Links, P.S. (2004). Evidence-based practices: Researching crisis services using qualitative and quantitative methods. Presented at the Canadian Association for Suicide Prevention Conference, Edmonton, Alberta, Canada, October 20–23.

Links, P.S., Bergmans, Y., & Cook, M. (2003). Psychotherapeutic interventions to prevent repeated suicidal behavior. *Brief Treatment and Crisis Intervention*, *3*(4), 445–464.

Links, P.S. & Rourke, S. (2000) Affective lability and suicidal behavior. Presented at the Canadian Association for Suicide Prevention Conference, Vancouver, British Columbia, Canada, October 11–14.

Littrell, J.M. (1998). *Brief counselling in action*. New York: Norton.

Lönnqvist, J.K. (2000). Psychiatric aspects of suicidal behaviour: Depression. In K. Hawton & K. van Heeringen (Eds.), *International handbook of suicide and attempted suicide* (pp. 107–120). Chichester, UK: Wiley.

Luby, J.L., Heffelfinger, A.K., Makrotsky, C., Brown, K.M., Hessler, M.J., Wallis, J.M., & Spitznagel, E.L. (2003). The clinical picture of depression in preschool children. *Journal of the American Academy of Child and Adolescent Psychiatry*, *42*(3), 340–348.

Luoma, J.B., Martin, C.E., & Pearson, J.L. (2002). Contact with mental health and primary care providers before suicide: A review of the evidence. *American Journal of Psychiatry*, *159*, 909–916.

MacDonald, A. (1995). Brief therapy in adult psychiatry. *Journal of Family Therapy*, *16*, 415–426.

MacDonald, A. (1997). Brief therapy in adult psychiatry—Further outcomes. *Journal of Family Therapy*, *19*, 213–222.

MacDonald, A. (2003). Research in solution-focused brief therapy. In B. O'Connell & S. Palmer (Eds.), *Handbook of solution-focused therapy* (pp. 12–24). London: Sage.

MacDonald, A. (2005). Brief therapy in adult psychiatry: Results from 15 years of practice. *Journal of Family Therapy*, *27*(1), 65–75.

MacDonald, A. (2007). *Solution-focused therapy: Theory, research, and practice*. London: Sage.

MacLeod, A.K. & Moore, R. (2000). Positive thinking revisited: Positive cognitions, well-being and mental health. *Clinical Psychology and Psychotherapy*, *7*(1), 1–10.

MacLeod, A.K., Pankhania, B., Lee, M., & Mitchell, D. (1997). Brief communication: Parasuicide, depression and the anticipation of positive and negative future experiences. *Psychological Medicine*, *27*, 973–977.

MacLeod, A.K., Rose, G.S., & Williams, J.M.G. (1993). Components of hopelessness about the future and parasuicide. *Cognitive Therapy and Research*, *17*(5), 441–455.

MacLeod, A.K. & Salaminiou, E. (2001), Reduced positive future-thinking in depression: Cognitive and affective factors. *Cognition and emotion*, *15*(1), 99–107.

MacLeod, W. (1986). Stuffed team members. *Dulwich Centre Review.* Adelaide, Australia: Dulwich Centre.

Maine, S., Shute, R., & Martin, G. (2001). Educating parents about youth suicide: Knowledge, response to suicidal statements, attitude and intention to help. *Suicide and Life-Threatening Behavior*, *31*(3), 320–333.

Maione, P.V. & Chenail, R.J. (2000). Qualitative inquiry in psychotherapy: Research on the common factors. In M.A. Hubble, B.L. Duncan, & S.D. Miller (Eds.), *The heart and soul of change: What works in therapy* (pp. 57–88). Washington, DC: American Psychological Association.

Malinen, T. (2004). The wisdom of not knowing—A conversation with Harlene Anderson. *Journal of Systemic Therapies*, *23*(2), 68–77.

Malinen, T., Cooper, S., & Dolan, Y. (2003). Lighting the smallest candle: A conversation with Yvonne Dolan. *The Brief Therapy Network News*, Spring, 3–7. Retrieved January 30, 2004, from http://www.brieftherapynetwork.com/yvonne. htm.

Malone, K.M. (2000). Protective factors against suicide acts in a major depression: Reasons for living. *American Journal of Psychiatry*, *157*, 1084–1088.

Maltsberger, J.T. & Buie, D.H. (1974). Countertransference hate in the treatment of suicidal patients. *Archives of General Psychiatry*, *30*, 625–633.

Mann, J.J., Apter, A., Bertolote, J., Beautrais, A., Currier, D., Haas, A., Hegerl, U., Lonnqvist, J., Malone, K., Marusic, A., Mehlum, L., Patton, G., Phillips, M., Rutz, W., Rihmer, Z., Schmidtke, A., Shaffer, A., Silverman, M., Takahashi, Y., Varnik, A., Wasserman, D., Yip, P., & Hendin, H. (2005). Suicide prevention strategies: A systematic review. *Journal of the American Medical Association*, *294*(16), 2064–2074.

March, J.S. & Curry, J.F. (1996). Predicting the outcome of treatment. *Journal of Abnormal Psychology*, *26*(1), 39–51.

Marlatt, G.A. & Gordon, J.R. (1989). *Relapse prevention*. New York: Guilford.

Mars, J. (Ed.)(2002). *Zen*. Kansas City: Ariel Books.

Masecar, D. (1998). Suicide prevention in rural communities: "Designing a way forward." In A.A. Leenaars, S. Wenckstern, I. Sakinofsky, R.J. Dyck, M.J. Kral, & R.C. Bland (Eds.), *Suicide in Canada* (pp. 242–255). Toronto: University of Toronto Press.

Masecar, D. (1999). Before the first decade: Children and suicide. Presented at the Canadian Association of Suicide Prevention Conference, Halifax, Nova Scotia, Canada, October 13–16.

Masecar, D. (2006). *Niagara region suicide prevention strategy*. St. Catherines, ON: Niagara Region Suicide Prevention Coalition. Retrieved November 30, 2006, from http://www.communitylifelines.ca/Projects.htm.

Masten, A.S. (2001). Ordinary magic: Resilience processes in development. *American Psychologist*, *56*(3), 227–238.

May, P.A. (2003). A brief overview of the history of suicide epidemiology and research among American Indians. Presented at the American Association of Suicide Prevention Annual Conference, Santa Fe, New Mexico, April 22–26.

May, P.A., Serna, P., Hurt, L., & DeBruyn, L. (2005). Outcome evaluation of a public health approach to suicide prevention in an American Indian Tribal Nation. *American Journal of Public Health*, *95*(7), 238–244.

McGee, D., DelVento, A., & Bavelas, J. (2005). An interactional model of questions as therapeutic interventions. *Journal of Marital and Family Therapy*, *31*(4), 371–384.

McGlothin, J.M. (2006). Assessing perturbation and suicide in families. *The Family Journal*, *14*(2), 129–134.

McIntosh, J.L. (1997). Suicide's aftermath: Development of a curriculum. In J.L. McIntosh (Ed.), *The legacy of suicide: Proceedings of the American Association of Suicide Conference, Memphis, TN* (p. 48). Washington, DC: AAS.

McIntosh, J.L., Allbright, S., & Jones, F.A. (2002). Therapist survivors: An AAS survey. Poster presented at American Association of Suicidology Conference, Bethesda, Maryland, April 10–13.

McKeel, A.J. (1996). A clinician's guide to research on solution-focused brief therapy. In S. Miller, M. Hubble, &B. Duncan (Eds.), *Handbook of solution-focused brief therapy*. San Francisco: Jossey-Bass.

McKeel, A.J. (1999). A selected review of research of solution-focused brief therapy, 1–13. Retrieved June 13, 2003, from http://www.solutions.doc.co.uk/McKeel.htm.

Metcalf, L. (1997). *Parenting toward solutions ; How parents can use skills they already have to raise responsible, loving kids*. Englewood Cliffs, NJ: Prentice-Hall.

Metcalf, L. (1998). *Solution-focused group therapy*. New York: The Free Press.

Michel, K. & Valach, L. (2001). Suicide as goal-directed action. In K. van Heeringen

（Ed.），*Understanding suicidal behavior*（pp. 230–254）. New York: Wiley.

Miller, G.（1997）. *Becoming miracle workers: Language and meaning in brief therapy*. Hawthorne, NY: Aldine de Gruyter.

Miller, G., Gessner, M., & Korman, H.（2006）. Impractical conversation about ideas, language, and meaning. Workshop presented at the 2006 Conference on Solution-Focused Practices, Denver, Colorado, November 2–4.

Miller, M., Azrael, D., & Hemenway, D.（2006）. Belief in the inevitability of suicide: Results from a national survey. *Suicide and Life-Threatening Behavior, 36*（1）, 1–11.

Miller, M.C.（1999）. Suicide prevention contracts: Advantages, disadvantages, and an alternative approach. In D.G. Jacobs（Ed.），*The Harvard Medical School guide to suicide assessment and intervention*（pp. 463–481）. San Francisco: Jossey-Bass.

Miller, S.D., Duncan, B.L., Sorrell, B., & Brown, G.S.（2004）. The Partners for Change outcome management system. *Journal of Clinical Psychology: In Session, 60.* Retrieved May 16, 2006, from http://www.talkingcure.com/documents/LambertInSessionProof.pdf.

Milner, J. & O'Byrne（2002）. *Brief counselling: Narratives and solutions*. New York: Palgrave.

Milton, J.（1990）. Book XI, The argument, paradise lost. In *The Complete English Poems*（Rev. ed., p. 401, line 139）. New York: Random House.

Mishara, B.L.（1998）. Childhood conceptions of death and suicide: Empirical investigations and implications for suicide prevention. In D. Deleo, A. Schmidtke, & R.F.W. Diekstra（Eds.），*Suicide prevention: A holistic approach*（pp. 111–119）. Dordrecht, the Netherlands: Kluwer.

Mishara, B.L., Houle, J., & LaVoie, B.（2005）. Comparison of the effects of four suicide prevention programs for family and friends of high-risk suicidal men who did not seek help themselves. *Suicide and Life-Threatening Behavior, 35*（3）, 329–342.

Mishara, B.L. & Weisstub, D.N.（2005）. Ethical and legal issues in suicide research. *International Journal of Law and Psychiatry, 28*（1）, 23–41.

Mitchell, A.M., Kim, Y., Prigerson, H.G., & Mortimer-Stephens, M.K.（2004）. Complicated grief in survivors of suicide. *Crisis, 25*（1）, 12–18.

Mitchell, A.M., Kim, Y., Prigerson, H.G., & Mortimer-Stephens, M.K.（2005）. Complicated grief and suicidal ideation in adult survivors of suicide. *Suicide and*

Life-Threatening Behavior, 35(5), 498–506.

Montgomery, S.A. (1997). Suicide and antidepressants. *Annals of the New York Academy of Sciences, 286*, 329–336.

Morris, T. (2002). A husband's story. In J. Nunes & S. Simmie (Eds.), *Beyond crazy: Journeys through mental illness* (pp.135–139). Toronto: McClelland & Stewart.

Morrissette, P.J. (1992). Engagement strategies with reluctant homeless young people. *Psychotherapy, 29*, 447–451.

Morrissette, P.J. & McIntyre, S. (1989). Homeless youth in residential care. *Social Casework, 20*, 165–188.

Motto, J.A. & Bostrom, A.G. (2001). A randomized controlled trial of postcrisis suicide prevention. *Psychiatric Services, 52*, 828–833.

Muehlenkamp, J. (2003). Differences between self-injurious behavior and suicide attempts. Presented at the American Association of Suicidology Annual Conference, Santa Fe, New Mexico, April 22–26.

Murphy, G.E. (2000). Psychiatric aspects of suicidal behaviour: Substance abuse. In K. Hawton & K. van Heeringen (Eds.), *International handbook of suicide and attempted suicide* (pp. 107–120). Chichester, UK: Wiley.

Murphy, J.J. & Duncan, B.L. (1997). *Brief interventions for school problems: Collaborating for practical solutions*. New York: Guilford.

Mussell, B. (1997). Considering preventive measures: Balancing community supports and constraints. Presented at the Canadian Association for Suicide Prevention Conference, Thunder Bay, Ontario, Canada, October 29–31.

Myers, M.F. & Fine, C. (2006). *Touched by suicide: Hope and healing after loss*. New York: Gotham/Penguin.

Neeleman, J., Wilson-Jones, C., & Wessely, S. (2001). Ethnic density and deliberate self-harm: A small area study in southeast London. *Journal of Epidemiology and Community Health, 55*, 85–90.

Nelson, T. (Ed.)(2005). *Education and training in solution-focused brief therapy*. Binghamton, NY: The Haworth Press.

Newman, S.C. & Thompson, A.H. (2003). A population-based study of the association between pathological gambling and attempted suicide. *Suicide and Life-Threatening Behavior, 33*(1), 80–87.

Nietzsche, F.W. (1997). *Beyond good and evil*. H. Zimmern, trans. New York: Courier. (Original work published 1886.)

Nock, M.J. & M.K. Prinstein（2005）. Contextual features and behavioral functions of self-mutilation among adolescents. *Journal of Abnormal Psychology, 114*（1）, 140–146.

Nolen-Hoeksma, S.（2000）. Growth and resilience among bereaved people. In J.E. Gillham（Ed.）, *The science of optimism and hope*（pp. 107–127）. Philadelphia: Templeton Foundation Press.

O'Brien, P.J.（2006）. Creating compassion and connection in the work place. *Journal of Systemic Therapies, 25*（1）, 16–36.

O'Carroll, P.W., Berman, A.L., Maris, R.W., Moscicki, E.K., Tanney, B.L., & Silverman, M.M.（1996）. Beyond the Tower of Babel: A nomenclature for suicidology. *Suicide and Life-Threatening Behaviour, 26*, 237–252.

O'Connell, B.（2001）. *Solution-focused stress counselling.* London: Continuum.

Odendaal, J.S.J.（2000）. Animal-assisted therapy: Magic or medicine? *Journal of psychosomatic research, 49*, 275–280.

O'Hanlon, W.H.（1993）. Take two people and call me in the morning: Brief solution-oriented therapy with depression. In S. Friedman（Ed.）, *The new language of change: Constructive collaboration in psychotherapy*（pp. 50–85）. New York: Guilford.

O'Leary, P.（1997）. *The gift.* New York: Tor.

Olfson, M., Marcus, S., Pincus, H., Zito, J., Thompson, J., & Zarin, D.（1998）. Antidepressant prescribing practices of outpatient psychiatrists. *Archives of General Psychiatry, 55*, 310–316.

Olfson, M., Shaffer, D., Marcus, S.C., & Greenberg, T.（2003）. Relationship between antidepressant medication treatment and suicide in adolescents. *Archives of General Psychiatry, 60*, 978–982.

Omer, H.（1996）. Three styles of constructive therapy. In M.F. Hoyt（Ed.）, *Constructive Therapies 2*（pp. 319–333）. New York: Guilford.

Omer, H.（1998）. Using therapeutic splits to construct empathic narratives. In M.F. Hoyt（Ed.）, *The handbook of constructive therapies*（pp. 414–427）. San Francisco: Jossey-Bass.

Ontario Suicide Prevention Network（2005）. Suicide prevention is everybody's business. Press release for Suicide Prevention Week. Retrieved February 1, 2007, from http://www.ontariosuicidepreventionnetwork.ca/Newsletters_and_Documents/WSPW_2005_PR.pdf.

Orbach, I.（1988）. *Children who don't want to live: Understanding and treating the suicidal child*. San Francisco: Jossey-Bass.

Osborn, C.J. (1999). Solution-focused strategies with "involuntary" clients: Practical applications for the school and clinical setting. *Journal of Humanistic Education and Development*, *37*, 169–181.

Overholser, J.C. & Spirito, A. (2003). Precursors to adolescent suicide attempts. In A. Spirito & J.C. Overholser (Eds.), *Evaluating and treating adolescent suicide attempters: From research to practice* (pp. 19–40). San Diego: Academic Press.

Parker, G., Gibson, N., Brotchie, H., Heruc, G., Rees, A-M., & Hadsi-Pavlovic, D. (2006). Omega-3 fatty acids and mood disorders. *American Journal of Psychiatry*, *163*(6), 1098–1102.

Parry, A. & Doan, R.E. (1994). *Story re-visions: Narrative therapy in the postmodern world.* New York: Guilford.

Patton, M. & Meara, N. (1982). The analysis of language in psychological treatment. In R. Russell (Ed.), *Spoken interaction in psychotherapy* (pp. 101–131). New York: Irvington.

Paul, H. (2004). Issues and controversies surrounding recent texts on empirically-based psychotherapy: A meta-review. *Brief Treatment and Crisis Intervention*, *4*(4), 389–399.

Paulson, B.P. & Everall, R.D. (2006). Suicidal adolescents: Helpful aspects of psychotherapy. *Archives of Suicide Research*, *7*, 309–321.

Pearlman, L.A. & Saaktvine, K.W. (1995). *Trauma and the THERAPIST: Countertransference and vicarious traumatisation in psychotherapy with incest survivors.* New York: Norton.

Pearsall, D. (2001). Child and youth suicide. Presented at the Ontario Suicide Prevention Network Conference, Sudbury, Ontario, Canada, June 13–14.

Perez-Smith, A., Spirito, A., & Boergers, J. (2002). Neighborhood predictors of hopelessness among adolescent suicide attempters: Preliminary investigation. *Suicide and Life-Threatening Behavior*, *32*(2), 139–145.

Perret-Catipovic, M. (1999). Suicide prevention in adolescents and young adults: The Geneva University Hospitals' Program. *Crisis*, *20*(1), 36–40.

Perry, J.C., Banon, E., & Ianni, R. (1999). Effectiveness of psychotherapy for personality disorders. *American Journal of Psychiatry*, *156*, 1312–1321.

Pfeffer, C.R. (1986). *The suicidal child.* New York: Guilford.

Pfeffer, C.R. (2000). Suicidal behaviour in children: An emphasis on developmental influences. In K. Hawton & K. van Heeringen (Eds.), *International handbook of suicide and attempted suicide* (pp. 237–248). Chichester, UK: Wiley.

Pfeffer, C.R. (2006). The most vulnerable among us: Our children. *Advancing Suicide Prevention*, *II*(I), 1.

Pfuhlmann, B. & Schmidtke, A. (2002). Pathological gambling and suicidal behavior. *Archives of Suicide Research*, 6, 257–267

Phillips, S.U. (1973). Some sources of social variability in the regulation of talk. *Language in Society*, 5, 81.

Pichot, T. (2007). Looking beyond depression. In T. Nelson and F. Thomas (Eds.), *Handbook of solution-focused brief therapy: Clinical applications* (pp. 117–135). Binghamton, NY: The Haworth Press.

Pichot, T. & Coulter, M. (2007). *Animal-assisted solution-focused therapy: Partnering with animals to create miracles.* Binghamton, NY: The Haworth Press.

Pichot, T. & Dolan, Y. (2003). *Solution-focused brief therapy: Its effective use in agency settings.* Binghamton, NY: The Haworth Press.

Platt, S. & Hawton, K. (2000). Suicidal behaviour and the labour market. In K. Hawton & K. van Heeringen (Eds.), *International handbook of suicide and attempted suicide* (pp. 309–384). Chichester, UK: Wiley.

Popadiuk, N. (2005). Family support: SAFER's Concerned Other Program. *Visions: BC's Mental Health and Addictions Journal*, 2(7), 37–38.

Prochaska, J.O. (1999). How do people change, and how can we change to help many more people? In M. Hubble, B. Duncan, & S. Miller (Eds.), *The heart and soul of change: The role of common factors across the helping professions* (pp. 227–255). Washington, DC: American Psychological Association.

Prochaska, J.O., DiClemente, C.C., & Norcross, J. (1992). In search of how people change: Applications to addictive behaviors. *American Psychologist 47*, 1102–1114.

Quinnett, P. (2000). *Counselling suicidal people: A therapy of hope.* Spokane, WA: QPR Press. Retrieved September 30, 2006, from http://www.qprinstitute.com/counselingbook.htm.

Quinnett, P. (2005). Letter to the editor: A response to Ron Bonner's review of "Autopsy of a Suicidal Mind." *Newslink*, *32*(3), 4.

Ramsay, G. (1996). *Transsexuals: Candid answers to private questions.* Freedom, CA: The Crossing Press.

Rando, T.A. (1996). Complications in mourning traumatic death. In K.J. Doka(Ed.), *Living with grief after sudden loss: Suicide, homicide, accident, heart attack, stroke*（pp. 139–159）. Washington, DC: Hospice Foundation of America.

Reeve, C.（1998）. *Still me*. New York: Ballantine.

Reeve, C.（2002）. *Nothing is impossible*. London: Century/Random House.

Reid, W.J.（1998）. Promises, promises: Don't rely on patients' no-suicide/no-violence "contracts." *Journal of Practical Psychiatry and Behavioral Health*, 4（5）, 316–318.

Reimer, W.L. & Chatwin, A.（2006）. Effectiveness of solution-focused brief therapy for affective and relationship problems in a private practice context. *Journal of Systemic Therapies*, 25（1）, 52–67.

Renberg, E.S., Lindgren, S., & Osterberg, I.（2004）. Sexual abuse and suicidal behaviour. In D. DeLeo, U. Bille-Brahe, A. Kerkhof, & A. Schmidtke（Eds.）, *Suicidal Behaviour: Theories and research findings*（pp. 185–195）. Cambridge, MA: Hogrefe & Huber.

Research Committee of the Solution-Focused Brief Therapy Association（2005）. Research Pre-conference Day. Presented at the Solution-Focused Brief Therapy Association Conference, Fort Lauderdale, Florida, November 3–5.

Research Committee of the Solution-Focused Brief Therapy Association（2005）. *Solution-Focused Therapy Treatment Manual for Working with Individuals*, Revison October 2006. Logan, UT: Solution-Focused Brief Therapy Association.

Roberts, A.R.（2000）. An overview of crisis theory and crisis intervention. In A.R. Roberts（Ed.）, *Crisis Intervention Handbook*（2nd ed., pp. 3–30）. New York: Oxford University Press.

Roberts, A.R.（2002）. Assessment, crisis intervention, and trauma treatment: The integrative ACT intervention model *Brief Treatment and Crisis Intervention*, 2（1）, 1–21.

Roberts, A.R. & Ottens, A.J.（2005）. The seven-stage crisis intervention model: A road map to goal attainment, problem solving, and crisis resolution. *Brief Treatment and Crisis Intervention*, 5（4）, 329–340.

Rosenberg, B.（2000）. Mandated clients and solution-focused therapy: "It's not my miracle." *Journal of Systemic Therapies*, 19（1）, 90–99.

Ross, R.（1992）. *Dancing with a ghost: Exploring Indian reality*. Toronto: Reed Books.

Ross, R.（1996）. *Returning to the teachings: Exploring aboriginal justice*. Toronto: Penguin.

Rotheram-Borus, M.J., Piacentini, J., Cantwell, C., Beline, T.R., & Sone, J.（2000）. The impact of an emergency room intervention for adolescent female suicide attempters. *Journal of Counseling and Clinical Psychology*, *68*(6), 1081–1093.

Rotheram-Borus, M.J., Piacentini, J., Van Rossem, R., Graae, F., Cantwell, C., Castro-Bianco, C., Miller, S., & Feldman, J. (1996). Enhancing treatment adherence with a specialized emergency room program for adolescent suicide attempters. *American Academy of Child and Adolescent Psychiatry*, *35*(5), 654–663.

Royal Commission on Aboriginal Peoples (1995). *Choosing life: Special report on suicide among aboriginal people*. Ottawa: Ministry of Supply and Services Canada.

Rudd, M.D. (1997). What's in a name ... *Suicide and Life-Threatening Behaviour*, *27*, 326–327.

Rudd, M.D. (2004). Rethinking hopelessness and suicide risk. Presented at the American Association of Suicidology Conference, Miami, Florida, April 14–17.

Rudd, M.D. (2006). *Science and suicide prevention: Contributions, challenges, and controversies*. Presented at the Canadian Association for Suicide Prevention Conference, Toronto, Ontario, Canada, October 25–27.

Rudd, M.D., Berman, A.L., Joiner, T.E., Nock, M.K., Silverman, M.M., Mandrusiak, M., Van Orden, K.A., & Witte, T. (2006). Warning signs for suicide: Theory, research, and clinical applications. *Suicide and Life-Threatening Behavior*, *36*(3), 255–262.

Rudd, M.D. & Joiner, T.E. (1998). An integrative conceptual framework for treating suicidal behavior in adolescents. *Journal of Adolescence*, *21*(4), 489–498.

Rudd, M.D., Joiner, T., & Rajab, M. H. (2001). *Treating suicidal behaviour: An effective, time-limited approach*. New York: Guilford.

Rudd, M.D., Mandrusiak, M., & Joiner, T.E. (2006). The case against no-suicide contracts: The commitment to treatment statement as a practice alternative. *Journal of Clinical Psychology*, *62*(2), 243–251.

Rudd, M.D., Mandrusiak, M., Joiner, T.E., Berman, A.L., Van Orden, K.A., & Hollar, D. (2006). The emotional impact and ease of recall of warning signs for suicide. *Suicide and Life-Threatening Behavior*, *36*(3), 288–295.

Ruescu, D. (2004). Aggression-related genes in suicidal behavior: An intermediate phenotype strategy in the search for genetic susceptibility. Presented at the European Symposium on Suicide and Suicidal Behaviour: Research, Prevention, Treatment and Hope, Copenhagen, Denmark, August 25–28.

Rutter, M. (1987). Psychosocial resilience and protective mechanisms. *American Association of Orthopsychiatry*, *57*(3), 316–331.

Rutter, M. (2001). Psychosocial adversity: Risk, resilience and recovery. In J.M. Richman & M.W. Fraser (Eds.), *The context of youth violence: Resilience, risk and protection* (pp. 13–41). Westport, CT: Praeger.

Rynearson, E.K. (2001). *Retelling violent death.* Philadelphia: Brunner-Routledge.

Saaktvine, K.W. & Pearlman, L.A. (1996). *Transforming the pain: A workbook on vicarious traumatization.* New York: Norton.

Sackett, D.L., Strauss, S.E., Richardson, W.S., Rosenberg, W., & Haynes, R.B. (2000). *Evidence-based medicine: How to practice and teach EBM.* London: Churchill Livingstone.

Sakinofsky, I. (1998). The epidemiology of suicide in Canada. In A. Leenaars, I. Sakinofsky, R.J. Dyck, M.J. Kral, & R.C. Bland (Eds.), *Suicide in Canada* (pp. 37–66). Toronto: University of Toronto Press.

Sakinofsky, I. (2000). Repetition of suicidal behaviour. In K. Hawton & K. van Heeringen (Eds.), *The international handbook of suicide and attempted suicide* (pp. 385–404). New York: Wiley.

Santa Minna, E.E. & Gallop, R.M. (1998). Childhood sexual and physical abuse and adult self-harm and suicidal behaviour: A literature review. *Canadian Journal of Psychiatry, 43*, 793–800.

Satcher, D. (2001). Preface. *National Strategy for Suicide Prevention: Goals and objectives for action.* Rockville, MD: U.S. Department of Health and Human Services, Public Health Service.

Saunders, D. (2004). Evaluating ESTs: Nothing more than psychotherapy's power in technique's "clothing." *Psynopsis,* Spring, p. 13.

Schools and suicide (2006). *Advancing Suicide Prevention, II*(I), 17–26.

Segal, Z.V., Williams, J.M., & Teasdale, J.D. (2002). *Mindfulness-based cognitive therapy for depression: A new approach for preventing relapse.* New York: Guilford.

Selekman, M. (1993). *Pathways to change: Brief therapy solutions with difficult adolescents.* New York: Guilford.

Selekman, M. (1997). *Solution-focused therapy with children: Harnessing family strengths for systemic change.* New York: Guilford.

Seligman, M.E.P. (1991). *Learned optimism.* New York: Knopf.

Shakespeare, W. (1954). The tragedy of Romeo and Juliet. In R. Hosley (Ed.), *The Yale Shakespeare.* New Haven, CT: Yale University Press. (Original work published 1599.)

Sharry, J., Darmody, M., & Madden, B. (2002). A solution-focused approach to working with suicidal clients. *British Journal of Guidance and Counselling*, *30*(4), 383–399.

Sharry, J., Madden, B., & Darmody, M. (2003). *Becoming a solution detective: Identifying your clients' strengths in practical brief therapy*. Binghamton, NY: The Haworth Press.

Sheehan, M. (2005). *La prevention du suicide: Est-elle la responsabilité de tous? (Vers une stratégie nationale de prevention du suicide)*. Presented at the Canadian Association for Suicide Prevention Conference, Ottawa, Ontario, Canada, October 16–19. Retrieved February 1, 2007, from http://www.ontario suicidepreventionnetwork.ca/Newsletters_and_Documents/Sheehan.

Shilts, L. & Reiter, M.D. (2000). Integrating externalization and scaling questions: Using "visual" scaling to amplify children's voices. *Journal of Systemic Therapies*, *19*(1), 82–89.

Shneidman, E.S. (1973). *Deaths of man*. New York: Penguin.

Shneidman, E.S. (1985). *The definition of suicide*. New York: Wiley.

Shneidman, E.S. (1993). *Suicide as psychache: A clinical approach to self-destructive behaviour*. Northvale, NJ: Jason Aronson.

Shneidman, E.S. (2005). How I read. *Suicide and Life-Threatening Behavior*, *35*(2), 117–120.

Simon, J. & Nelson, T. (2007). *Solution-focused brief practice with long-term clients in mental health services: I am more than my label*. Binghamton, NY: The Haworth Press.

Sinclair, M. (1998). Keynote presentation at the Canadian Association of Suicide Prevention Annual Conference, Winnipeg, Manitoba, Canada, October 21–24.

Smith, E.C. & Grawe, K. (2005). Which therapeutic mechanisms work when? A step toward the formulation of empirically validated guidelines for therapists; session-to-session decisions. *Clinical Psychology and Psychotherapy*, *12*, 112–123.

Snyder, C.R. (2000). The hope mandala: Coping with the loss of a loved one. In J.E. Gillham (Ed.), *The science of optimism and hope* (pp. 129–142). Philadelphia: Templeton Foundation Press.

Snyder, C.R., Cheavens, J.S., & Michael, S.T. (1999). Hoping. In C.R. Snyder (Ed.), *Coping: The psychology of what works* (pp. 215–231). New York: Oxford.

Snyder, C.R., Michael, S.T., & Cheavens, J.S. (2000). Hope as a psychotherapeutic foundation of common factors, placebos, and expectancies. In M.A. Hubble,

B.S. Duncan, & S.D. Miller (Eds.), *The heart and soul of change: What works in psychotherapy* (pp. 129–200). Washington, DC: American Psychological Association.

Softas-Niall, L. & Francis, P.C. (1998a). A solution-focused approach to a family with a suicidal member. *The Family Journal: Counselling and Therapy for Couples and Families*, *6*(3), 227–230.

Softas-Niall, L. & Francis, P.C. (1998b). A solution-focused approach to suicide assessment and intervention with families. *The Family Journal: Counselling and Therapy for Couples and Families*, *6*, 64–66.

Solomon, A. (2001). *The noonday demon: An atlas of depression*. New York: Touchstone.

Sommer-Rotenberg, D. (2005). Suicide and language. *Visions: B.C.'s Mental Health and Addictions Journal*, *2*(7), 16–17.

Sparks, J. (1997). Voices of experience: Inviting former clients to rejoin the therapy process as consultants. *Journal of Systemic Therapies*, *16*(4), 367–375.

Sparks, J. & Duncan, B.L. (2001). Clients as resources. In B. Duncan & J. Sparks (Eds.), *Heroic clients, heroic agencies: Partners for change* (pp. 132–138). Fort Lauderdale, FL: Nova Southeastern University.

Spiece, J., Duberstein, P.R., Conner, K.R., Eberly, S.W., & Conwell, Y. (2004). Perceived social support and suicide. Poster presented at the American Association of Suicidology Conference, Miami, Florida, April 14–17.

Spielberg, S. (Producer/Director)(1993). *Schindler's List.* United States: Universal Studios.

Stanford, E.J., Goetz, R.R., & Bloom, J.D. (1994). The no harm contract in the emergency room assessment of suicidal risk. *Journal of Clinical Psychiatry*, *55*(8), 344–348.

Steiner, T. (2005). *Eagle and a mouse: Treatment of a fearful boy*. Videotape. Milwaukee, WS: Brief Family Therapy Centre.

Stellrecht, N.E., Gordon, K.H., Van Orden, K., Witte, T.K., Wingate, L.R., Cukrowicz, K.C., Butler, M., Schmidt, N.B., Fitzpatrick, K.K., & Joiner, T.E. (2006). Clinical applications of the interpersonal-psychological theory of attempted and completed suicide. *Journal of Clinical Psychology*, *62*(2), 211–222.

Strong, T.E. (2002). Constructive curiosities. *Journal of Systemic Therapies*, *21*(1), 77–90.

Strosahl, K. (1999). Cognitive and behavioural management of the suicidal patient.

Presented at the Banff Conference on Behavioural Science, Banff, Alberta, Canada, March 14–17.

Strosahl, K., Chiles, J.A., & Linehan, M. (1992). Prediction of suicide intent in hospitalized parasuicides: reasons for living, hopelessness and depression. *Comprehensive Psychiatry*, *33*, 366–373.

Styron, W. (1992). *Darkness visible*. New York: Vintage Books.

Tallman, K. & Bohart, A. (1999). The client as a common factor: Clients as self healers. In M. Hubble, B. Duncan, & S. Miller (Eds.), *The heart and soul of change: What works in therapy* (pp. 91–132). Washington, DC: American Psychological Association.

Talmon, M. (1990). *Single-session therapy*. San Francisco: Jossey-Bass.

Task Force Report on Promotion and Dissemination of Psychological Practices (1993). Training in and dissemination of empirically-validated psychological treatment: Report and recommendations. *The Clinical Psychologist*, *48*, 2–23.

Taylor, L. (2005). A thumbnail map for solution-focused brief therapy. In T.S. Nelson (Ed.), *Education and training in solution-focused brief therapy* (pp. 27–33). Binghamton, NY: The Haworth Press.

Taylor, L. & Fiske, H. (2005). Tapping into hope. In S. Cooper and J. Duval (Eds.), *Catching the winds of change: Proceedings of the Brief Therapy Network Annual Conference* (pp. 82–87). Toronto: The Brief Therapy Network.

Taylor, L., Gallagher, D., Campbell, J., Nelson, T., & Fiske, H. (2005). SFBTA Summer Clinical Intensive Training, Cochrane, Alberta, Canada, June 16–19.

Tedeschi, R., Park, C., & Calhoun, L. (Eds.)(1998). *Posttraumatic growth: Positive change in the aftermath of crisis*. Nahwah, NJ: Lawrence Erlbaum Associates.

Thayer, R. (2003). *Calm energy: How people regulate mood with diet and exercise*. New York: Oxford University Press.

Thyer, B.A. (2004). What is evidence-based practice? *Brief Treatment and Crisis Intervention*, *4*(2), 167–176.

Tkachuk, G.A. & Martin, G.L. (1999). Exercise therapy for patients with psychiatric disorders: Research and clinical implications. *Professional Psychology: Research and Practice*, *30*, 275–282.

Tohn, S.L. & Oshlag, J. (1996). Solution-focused therapy with mandated clients: Cooperating with the uncooperative. In S. Miller, M. Hubble, & B. Duncan (Eds.), *Handbook of solution-focused brief therapy*. San Francisco: Jossey-Bass.

Tomori, C. & Bavelas, J.B. (2007). Using microanalysis of communication to compare solution-focused and client-centered therapies. *Journal of Family Psychotherapy*, *18*(3), 25–43.

Trautman, P.D. (1989). Specific treatment modalities for adolescent suicide attempters. In M.R. Feinleib (Ed.), *Report of the secretary's task force on youth suicide: Volume 3: Practice and interventions in youth suicide* (pp. 253–263). Washington, DC: U.S. Government Printing Office.

Trautman, P. (2000). The keys to the pharmacy: Integrating solution-focused brief therapy and psychopharmacological treatment. *Journal of Systemic Therapies*, *19*(1), 100–110.

Triantafillou, N. (n.d.). When is change really real—An excerpt from a conversation I had on the Internet. Retrieved April 2, 2005, from http://www.brieftherapy network.com/howto.html#change.

Trovato, F. (1998). Immigrant suicide in Canada. In A.A. Leenaars, S. Wenckstern, I. Sakinofsky, R.J. Dyck, M.J. Kral, & R.C. Bland (Eds.), *Suicide in Canada* (pp. 85–107). Toronto: University of Toronto Press.

Turnell, A. & Edwards, S. (1999). *Signs of safety: A solution- and safety-oriented approach to child protection casework*. New York: Norton.

Ungar, M. (2004). *Nurturing hidden resilience in troubled youth*. Toronto: University of Toronto Press.

van der Kolk, B.A., Greenberg, M.S., Orr, S.P., & Pittman, R.K. (1989). Endogenous opioids and stress induced analgesia in posttraumatic stress disorder. *Psychopharmacology Bulletin*, *25*, 108–119.

Van Heeringen, C., Jannes, C., Buylaert, W., & Henderick, H. (1998). Risk factors for non-compliance with outpatient aftercare: Implications for the management of attempted suicide patients. In D. De Leo, A. Schmidtke, & R.F.W. Diekstra (Eds.), *Suicide prevention: A holistic approach* (pp. 211–218). Dordrecht, the Netherlands: Kluwer.

Van Orden, K.A., Joiner, T.E., Hollar, D., Rudd, M.D., Mandrusiak, M., & Silverman, M.M. (2006). A test of the effectiveness of a list of suicide warning signs for the public. *Suicide and Life-Threatening Behavior*, *36*(3), 272–287.

VanDenBerg, John & Grealish, Mary E. (1996). Individualized services and supports through the wraparound process: Philosophy and procedures. *Journal of Child and Family Studies*, *5*(1), 7–21.

Vaughn, K., Young, B.C., Webster, D.C., & Thomas, M.R. (1996). Solution-focused work in the hospital: A continuum-of-care model for inpatient treatment. In S. Miller, M.A. Hubble, & B.L. Duncan (Eds.), *Handbook of solution-focused brief therapy*, (pp. 91–127). San Francisco: Jossey-Bass.

Vieland, V., Whittle, B., Garland, A., Hicks, R., & Shaffer, D. (1991). The impact of curriculum-based suicide-prevention programs for teenagers: An 18-month follow-up. *Journal of the American Academy of Child and Adolescent Psychiatry*, *30*, 811–815.

von Kibed, M.V. & de Shazer, S. (2003). Plenary Parts I & II: "A conversation on Wittgenstein." Presented at the Conference on Solution-Focused Practices 2003, first annual conference of the Solution-Focused Brief Therapy Association, Loma Linda, California, November 2–3.

Wade, A. (1997). Small acts of living: Everyday resistance to violence and other forms of oppression. *Contemporary Family Therapy: An International Journal*, *19*, 23–29.

Wade, A. (2004). *Social responses to victims of violence: A brief summary of recent research.* Handout for "Violence, language and responsibility," workshop presented at the Western Conference on Solution-Focused Brief Therapy, Vancouver, BC, April 26–28, 2006.

Wade, A. (2006a). Response-based practice with victims of violent crime. Presented at the Western Conference on Solution-Focused Brief Therapy, Vancouver, British Columbia, Canada, April 26–28.

Wade, A. (2006b). Violence, language and responsibility. Presented at the Western Conference on Solution-Focused Brief Therapy, Vancouver, British Columbia, Canada, April 26–28.

Walsh, B.W. (2002). Understanding, managing and treating self-injury. Preconference workshop presented at the American Association of Suicidology Annual Conference, Bethesda, Maryland, April 10.

Walsh, B.W. (2005). *Treating self-injury*. New York: Guilford

Walsh, B.W. & Rosen, P.M. (1988). *Self-mutilation: Theory, research and treatment*. New York: Guilford.

Walter, J.L.& Peller, J.E. (1992). *Becoming solution-focused in brief therapy*. New York: Brunner-Mazel.

Walter, J.L. & Peller, J.E. (1994). "On track" in solution-focused brief therapy. In Michael F. Hoyt (Ed.), *Constructive therapies* (pp. 111–125). New York: Guilford.

Warren, B.E., Blumenstein, R., & Walker, L. (1998). Appendix: The empowerment of a community. In D. Denny (Ed.), *Current concepts in transgender identity* (pp. 427–430). New York: Garland Publishing.

Webb, W. (1999). *Solutioning: Solution-focused interventions for counselors.* Philadelphia, PA: Taylor & Francis.

Weiner-Davis, M., deShazer, S., & Gingerich, W.J. (1987). Building on pretreatment change to construct the therapeutic solution: An exploratory study. *Journal of Marital and Family Therapy, 13*, 359–363.

Wernecke, U., Turner, T., & Priebe, S. (2006). Complementary medicines in psychiatry: Review of effectiveness and safety. *British Journal of Psychiatry, 188*, 109–121.

What's in a Name? (2006). *NEWSlink, 32*(4), 10.

White J. (2004). *Preventing suicide in youth: Taking action with imperfect knowledge.* Vancouver, BC: University of British Columbia. Retrieved April 30, 2005, from http://www.sfu.ca/publications/documents/RR_9_05_finalreport.pdf.

White, J. & Jodoin, N. (1998). *"Before the fact" interventions: A manual of best practices in youth suicide prevention.* Vancouver, BC: Suicide Information and Resource Centre of British Columbia.

White, J. & Jodoin, N. (2004). *Aboriginal youth: A manual of promising suicide prevention strategies.* Calgary, AB: Center for Suicide Prevention.

White, M. (1991). Deconstruction and therapy. *Dulwich Centre Newsletter, 3*, 1–22. (Reprinted in S. Gilligan & R. Price [Eds.], *Therapeutic conversations* [pp. 22–61]. New York: Norton, 1993.)

White, M. (1996). *Narrative therapy workshop.* Toronto: Brief Therapy Centers International.

White, M. & Epston, D. (1990). *Narrative means to therapeutic ends.* New York: Norton.

Wieman, C. (2006). Addressing suicide in aboriginal communities: Advancing the research agenda. Presented at the Canadian Association for Suicide Prevention Conference, Toronto, Ontario, Canada, October 25–27.

Wiesel, E. (2006). *Night.* M. Wiesel, trans. New York: Douglas & McIntyre. (Original work published 1958.)

Wingate, L.R., Burns, A.B., Gordon, K.H., Perez, M., Walker, R.L., Williams, F.M., & Joiner, T.E. (2006). Suicide and positive cognitions: Positive psychology applied to the understanding and treatment of suicidal behaviour. In T.E. Ellis (Ed.),

Cognition and suicide (pp. 29–49). Washington, DC: American Psychological Association.

Wittgenstein, L. (1968). *Philosophical investigations* (3rd ed.). G.E.M. Anscombe, trans. New York: MacMillan.

Wittgenstein, L. (1980). *Culture and value*. G.H. von Wright, Ed. P. Finch, trans. Chicago: University of Chicago Press.

Wolfsdorf, B.A., Freeman, J., D'Eramo, K., Overholser, J., & Spirito, A. (2005). Mood states: Depression, anger, and anxiety. In A. Spirito & J.C. Overholser (Eds.), *Evaluating and treating adolescent suicide attempters: From research to practice* (pp. 53–88). San Diego: Academic Press.

Worden, J.W. (2002). *Grief counseling and grief therapy* (3rd ed.). New York: Springer.

World Health Organization (1993). *The ICD-10 classification of mental and behavioural disorders: Diagnostic criteria for research*. Geneva, Switzerland: World Health Organization.

World Health Organization (2000). *Preventing suicide: A resource for media professionals*. Geneva, Switzerland: Author.

Wright, J. & Patenaude, S. (1998). Crisis intervention: Distress-Centre model. In A.A. Leenaars, S. Wenckstern, I. Sakinofsky, R.J. Dyck, M.J. Kral, & R.C. Bland (Eds.), *Suicide in Canada* (pp. 325–341). Toronto: University of Toronto Press.

Yapko, M.D. (2006). Treating depression systemically: A guest commentary. *Journal of Systemic Therapy*, *25*(3), 73–77.

Yeager, K.R. (2002). Crisis intervention with mentally ill chemical abusers: Application of brief solution-focused therapy and strengths perspective. *Brief Treatment and Crisis Intervention*, *2*(3), 197–216.

Yeager, K.R.& Gregoire, T.K. (2000). Crisis intervention application of brief solution-focused therapy in addictions. In A.R. Roberts (Ed.), *Crisis Intervention Handbook: Assessment, treatment, and research* (pp. 275–306). New York: Oxford University Press.

Young People In Crisis: A film and training program (1990). Presented by Youth Suicide Prevention and the American Association of Suicidology in consultation with the Harvard Medical School. Cambridge, MA: Youth Suicide Prevention.

Young-Eisendrath, P. (1996). *The resilient spirit*. Cambridge, MA: Perseus.

Zalter, B. & Ash, E. (2006). Solution-focused brief therapy in action. Presented at the Solution-Focused Brief Therapy Association conference, Denver, Colorado, November 2–4.

Zanarini, M.C., Frankenburg, F.R., Hennen, J., & Silk, K.R. (2003). The longitudinal course of borderline psychopathology: 6-year prospective follow-up of the phenomenology of borderline personality disorder. *American Journal of Psychiatry, 160*, 274–283.

Zimmerman, J.K. (1995). Treating suicidal adolescents: Is it really worth it? In J.K. Zimmerman & G.M. Asnis (Eds.), *Treatment approaches with suicidal adolescents* (pp. 3–16). New York: Wiley.

Zimmerman, J.K., Asnis, G.M., & Schwartz, B.J. (1995). Enhancing outpatient treatment compliance: A multifamily psychoeducational intake group. In J.K. Zimmerman & G.M. Asnis (Eds.), *Treatment approaches with suicidal adolescents* (pp. 106–134). New York: Wiley.

Zlotnick, C., Mattia, J.I., & Zimmerman, J.K. (1999). Clinical correlations of self-mutilation in a sample of general psychiatric patients. *Journal of Nervous and Mental Disease, 187*, 296–301.

图书在版编目（CIP）数据

行动孕育希望：焦点解决会谈在自杀和危机干预中
的应用 /（加）希瑟·菲斯克 (Heather Fiske) 著；骆
宏等译 . -- 宁波：宁波出版社，2025.3
书名原文：Hope in Action: Solution-Focused
Conversations About Suicide
ISBN 978-7-5526-5054-9

Ⅰ . ①行… Ⅱ . ①希… ②骆… Ⅲ . ①精神疗法
Ⅳ . ① R749.055

中国国家版本馆 CIP 数据核字 (2023) 第 121721 号

版权合同登记号：图字：11-2023-267 号

行动孕育希望：焦点解决会谈在自杀和危机干预中的应用
[加] 希瑟·菲斯克 著
骆 宏 杜 奕 倪牧宇 林颖悠 译

出版发行	宁波出版社（宁波市甬江大道 1 号宁波书城 8 号楼 6 楼 315040）
策划编辑	陈 静
责任编辑	刘思雨
责任校对	邵晶晶
装帧设计	金字斋
印 刷	宁波白云印刷有限公司
开 本	710mm×1000mm 1/16
印 张	27
字 数	385 千
版次印次	2025 年 3 月第 1 版 2025 年 3 月第 1 次印刷
标准书号	ISBN 978-7-5526-5054-9
定 价	78.00 元

如有缺页等印装问题，请与出版社或印刷厂联系调换。
电话：0574-87248279（出版社）
　　　0574-87328764（印刷厂）

更多焦点解决图书

《焦点解决治疗：理论、研究与实践（第二版）》

［英］阿拉斯代尔·詹姆斯·麦克唐纳　著

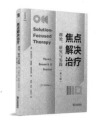

本书介绍了焦点解决短期治疗的基本精神与技术，清楚地说明了如何帮助各种精神疾病患者以及如何在医院范围内工作，其中包含许多有价值的危机干预案例与原则。本书在第一版的基础上新增了焦点解决短期治疗的最新研究成果。

《焦点解决短期治疗培训手册》

［英］阿拉斯代尔·J.麦克唐纳　著

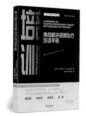

本书介绍了焦点解决短期治疗的要点和发展历史，同时提供了 109 个练习活动，供焦点解决短期治疗培训带领者自我学习、自我督导，并在实务工作中将相关关键技术灵活"用出来"。

《尊重与希望：焦点解决短期治疗》

许维素　著

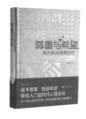

焦点解决短期治疗亚洲地区代表人物之一许维素教授力作！融实操于焦点解决短期治疗的重要理论架构，是焦点解决短期治疗入门的必备手册。

《对话的力量：焦点解决取向在青少年辅导中的应用》　［美］杰拉尔德·B.斯克拉尔　著
《发现儿童优势：焦点解决游戏治疗》　［美］帕梅拉·K.金　著
《建构解决之道：焦点解决短期治疗》　许维素　著

关注宁波出版社微信公众号
获取更多图书资讯

进入宁波出版社微店
购买更多焦点解决好书